二十一世纪"双一流"建设系列精品教材

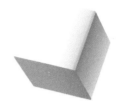

健康治理学导论

JIANKANG ZHILIXUE DAOLUN

主　编　徐　程

副主编　王梦潇　何　欢　任杨玲

熊　尧　高昱晨　宋森安

西南财经大学出版社

中国·成都

图书在版编目(CIP)数据

健康治理学导论/徐程主编;王梦潇等副主编 . —成都:西南财经
大学出版社,2023. 2
ISBN 978-7-5504-5189-6

Ⅰ.①健…　Ⅱ.①徐…②王…　Ⅲ.①医疗保健事业—教材
Ⅳ.①R199. 1

中国国家版本馆 CIP 数据核字(2023)第 022078 号

健康治理学导论
主　编　徐　程
副主编　王梦潇　何　欢　任杨玲
　　　　熊　尧　高昱晨　宋森安

策划编辑:杨婧颖
责任编辑:杨婧颖
责任校对:雷　静
封面设计:墨创文化
责任印制:朱曼丽

出版发行	西南财经大学出版社(四川省成都市光华村街 55 号)
网　　址	http://cbs. swufe. edu. cn
电子邮件	bookcj@ swufe. edu. cn
邮政编码	610074
电　　话	028-87353785
照　　排	四川胜翔数码印务设计有限公司
印　　刷	四川五洲彩印有限责任公司
成品尺寸	185mm×260mm
印　　张	15
字　　数	337 千字
版　　次	2023 年 2 月第 1 版
印　　次	2023 年 2 月第 1 次印刷
印　　数	1— 2000 册
书　　号	ISBN 978-7-5504-5189-6
定　　价	39. 80 元

序

随着世界范围内健康问题的不断增加和卫生健康体系复杂性的不断增强，各国将关注点聚焦于如何开展科学合理的健康治理，如何建立系统的理论和方法来指导国内外健康治理实践。在全球范围内，城镇化、社会化与人口老龄化等带来人类社会结构的重大变化，流行病暴发、疾病谱改变与生活方式多样化等众多因素的相互作用显著影响了居民的健康状况，社会与个体因素的双重作用使得影响健康的因素与机制呈现出复杂性、动态性的特征，给各国的健康治理带来更严峻的考验和提出更高标准的要求。

近年来，我国将建设"健康中国"提升至国家战略高度，并从国家层面制订整体性解决方案，将促进健康理念融入公共政策制定与实施的全过程，以实现健康与经济社会良性协调发展。尽管自新医改以来，我国在医药卫生领域取得突破性进展，但现阶段仍面临一系列严峻的挑战，要求我们探索一条新的健康治理路径。

目前国内外尚未出版专门的《健康治理学》学术著作或教材。本书结合了公共管理学、健康经济学、公共政策科学以及系统科学等多种交叉学科前沿的理论和方法，针对全球卫生健康系统面临的问题，在重点介绍健康治理的内涵、理论和方法的基础上，结合当前国内外健康治理的模式与实践，深入分析和探讨围绕全生命周期健康和人类福祉开展跨政府层级和部门的健康治理，以及整合全社会力量共同参与的健康治理。全书结构与主要内容如下：第一篇为概述篇，包含第一章、第二章，主要介绍健康新时代的基本内涵，梳理健康治理与健康治理学的发展现状。第二篇为理论与方法篇，包含第三章、第四章，主要介绍健康治理的经典理论与健康治理领域的常规和前沿研究方法。第三篇为应用篇，包含第五章、第六章、第七章，主要介绍健康治理中的政府职能、全社会参与主体的融合，以及覆盖全生命周期的治理内容与手段的融合。每章节均设置案例及思考题，以便读者结合相应案例，将理论知识与实践相结合。

本书是国内外第一本关于健康治理的教材，适用于卫生事业管理、公共管理以及应用经济学等专业的本科及研究生学习，也适用于各级各类卫生健康管理人员的在职培训。本书旨在帮助学生奠定深厚的理论知识，以理论指导实践，引导学生从更广泛的视角认识健康治理，构建完整的逻辑结构和框架体系。

为做好本书的组织撰写工作，除了本书的主编和副主编外，北京师范大学刘世勇教授也为本书的编写工作提出了宝贵的指导意见。此外，西南财经大学公共管理学院的部分研究生也参加了本书的研讨、资料收集与撰写工作，他们分别是：李云、王浩先、王艺燕、王敬贤、徐汉梁、陈晨、钟婧雯、孟珊珊、龚园园、彭园鸿、罗楚枫、陈雅然、向海荣、郭盼、许明超、康婷、曾新悦。本书的撰写和出版得到了西南财经大学出版社工作人员的专业指导与大力支持。

本书的撰写凝聚了编者们大量的心血和教学中的宝贵经验。但由于时间和水平有限，书中不足和疏漏之处，恳请专家和读者们在阅读和使用本书的过程中提出宝贵的意见。

教材编写组

2022 年 10 月

目　录

第二篇　理论与方法篇

第三章　健康治理的理论基础 …………………………… (51)

第三篇 应用篇

4

健康治理学导论

第一篇　概述篇

第一章
健康新时代

- -

本章要点内容：

1. 复习与了解健康的内涵及演变；

2. 理解与掌握全球和中国健康治理面临的挑战；

3. 深入思考健康新时代下各国应如何推进健康治理。

随着全球化、工业化、城镇化、人口老龄化、疾病谱和生态环境的变化，人类健康问题变得日益严峻和复杂，给全球治理带来一系列新的挑战。与此同时，21 世纪国际社会医学模式的转变和全球健康治理的开展，也迫切要求我们探索一条新的路径来全面有效地促进和维护人类健康。本章系统梳理了新的健康理念与新的技术发展，在此基础上，系统分析了现阶段面临的挑战及其对健康治理提出的新要求。

第一节 新的健康理念

一、健康的内涵及演变

传统的健康观通常将"健康"定义为"机体处于正常运作状态，没有疾病"。在近代时期编纂的《辞海》中，"健康"被定义为："人体各器官系统发育良好、功能正常、体质健壮、精力充沛且具有良好劳动效能的状态。"这种概念与"健康就是没有疾病"的说法相比相对完善，在生物医学模式时代被公认是正确的。然而，这一概念仍是将人作为生物有机体来对待，而不是社会人。在现代人的健康观中，健康是整体的健康，是个体在身体、精神和社会层面良好状态的统一，具体而言：

3

一方面指主要脏器无疾病，人体各系统具有良好的生理功能，有较强的身体活动能力和劳动能力；另一方面指对疾病的抵抗能力较强，能够适应环境变化。前者是对健康最基本的要求，后者则对健康提出更高的要求。

现代健康的含义源于世界卫生组织（World Health Organization，WHO）在 1946年的解释：健康是一种在身体上、心理上和社会上的完满状态，而不仅仅是没有疾病和虚弱的状态。WHO 对健康的解释较为完整和科学，它把人的健康从传统的生物学意义扩展到精神和社会关系的健康状态，涵盖了个体的身心、家庭及社会生活的健康状态。总体而言，现代健康的含义具有多元性和广泛性的特征，包括生理、心理和社会适应能力三个方面。其中，社会适应能力取决于个体生理和心理状况，心理健康是身体健康的精神支柱，身体健康是心理健康的物质基础，身体和心理是紧密依存的两个方面。一般而言，身体状况的改变可能带来相应的心理问题，生理上的缺陷与疾病，往往会使人产生烦恼、焦躁、抑郁等不良情绪，产生不正常的心理状态；而良好的情绪状态则可以使人的生理功能处于最佳状态。

21 世纪以来，健康理念更加强调人类如何在生理、心理、社会适应、环境适应等各因素的复杂作用下获得整体健康，人与环境（也就是我们的生活方式）的不匹配成为公共卫生的一大挑战，这需要复杂的生态思维。生态思维的力量就在于它接受复杂的、多层次的联系，将复杂性理论化，这也是现代健康理念的一个关键特征。21 世纪的生态公共健康必须解决四个维度中的内在复杂性，包括：第一，物质维度，也就是存在的物质和能量基础（物质、能量、水），以及生命赖以存在的物质基础；第二，生物层面，即生物生理过程和要素，包括所有动植物物种和微生物；第三，文化维度，即人们如何思考，通过哪些心理模式思考，以及人际关系、社区、群体和家庭传统的领域；第四，社会维度，即人们之间建立的制度，并以法律、社会安排、习俗和日常生活框架的形式表现出来，通常不受个人控制。

二、医学模式及其发展

医学模式又叫医学观，是人们考虑和研究医学问题、认识健康和疾病及其相互转化时所遵循的总的原则和哲学观点。它包括健康观、疾病观、诊断观、治疗观等，对特定时期医学工作的思维及行为方式具有重要影响，使之产生具有一定倾向性、习惯化的风格和特征。医学模式的内涵是在医学模式的科学发展和医学实践活动过程中逐渐形成的，用以观察和处理医学领域问题的基本思想和主要方法。

在医学模式的演变中，先后出现了五种医学模式。按时间顺序为：神灵主义医学模式、自然哲学医学模式、机械论医学模式、生物医学模式以及"生物—心理—社会"医学模式。神灵主义医学模式形成于原始社会时期，它认为人的生命与健康是上帝神灵所赐，治疗主要依赖求神问卜。自然哲学医学模式把健康、疾病与人类生活的自然环境、社会环境联系起来观察和思考，是朴素的辩证的整体医学观念。机械论医学模式以机械唯物主义观点，用机械运动来解释一切生命现象的医学观和方法论，把医学引向实验医学时代。生物医学模式形成于20世纪70年代，以个人和群体为中心，从生物学角度认识健康和疾病，是反映病因、宿主和自然环境内在联系的医学观和方法论。"生物—心理—社会"医学模式是指从生物、心理和社会等方面观察、认识、分析并处理人类健康和疾病问题的观念与方法。

"生物—心理—社会"医学模式揭示了医学观的动态性，它全方位、立体式探求影响人类健康的因果关系，肯定了生物因素和生物医学的价值，确定了心理和社会因素在医学中的地位，使医学从传统的自然科学转变为自然科学和社会科学相结合的应用性学科。因此，"生物—心理—社会"医学模式也被称为现代医学模式。现代医学模式的演变轨迹主要包括三个阶段：第一阶段，从单纯的生物医学模式转变为"生物—社会"医学模式；第二阶段，从"生物—社会"医学模式发展为"生物—心理—社会"医学模式；第三阶段，从"生物—心理—社会"医学模式转变成"生物—社会—生态"医学模式。此后的医学模式则更加重视对整体医学观和有关复杂系统的研究，也就是"环境—社会—心理—工程—生物"的医学模式。这种模式除了重视心理和社会的因素外，还开始关注与自然生态的关系，而不单单是医药卫生领域局部的问题，因此也被视为系统的工程。在这种背景下，相关的处方也必须从晚期的医学诊疗转变为早期的健康维护和促进，因而我们也亟须从个体和群体的健康出发，形成健康城市和健康国家等多维度、多层次视角，全面系统地分析和解决人类面临的健康问题，开展全方位的健康治理。

以上模式各有优缺点，但更多关注人类健康，生态思维的优势在于它将复杂性理论化，这是现代健康概念的一个关键特征。这里提到的复杂性有三个特点，第一，健康是由一系列的生物、心理和社会因素共同作用的结果；第二，复杂的状况是慢性的，维持健康状态的因素可能随着时间的推移改变，因此需要关注从疾病的预测、预防到治疗的系统过程；第三，复杂的健康状况在不同个体之中的表现和维持方式不相同。因此，基于复杂性科学的生活方式改变干预的新范式，应旨在通过最简单的行为改变，同时对每个病人的复杂和动态的生物、心理与社会病因产生最大影响。新的范式对从事健康服务的科研和工作人员提出更高要求，而这种强调行为改变的趋向也催生出新的理论与经验——非线性动态系统（nonlinear dynamical systems, NDS）。

非线性动态系统关注生物、心理和社会因素随着时间的推移可能产生的复杂互动，并提供相关技术（时间序列分析、状态空间网格、灾难建模和网络建模），使从业人员能够使用由此产生的证据来改善病人健康护理。非线性动态系统给行为改变与健康治理带来两个方面的影响和创新。第一，基于非线性动态系统来理解健康、疾病、复原力和"生物—心理—社会"动态的干预，将观察到的互动关系扩展到个体治疗层面。第二，实现上述从观察到治疗的过程，其关键在于识别构成"生物—心理—社会"复杂系统网络互动关系的关键作用点，这也是基于循证治疗的核心。

三、健康国家理念与战略

（一）中国的实施情况

2016 年，全国卫生与健康大会在北京召开。本次会议强调把人民健康放在优先发展战略地位，确立了新时代卫生与健康工作方针。随后，中共中央、国务院印发《"健康中国 2030"规划纲要》，发出建设健康中国的号召，指出健康中国的核心是以人民健康为中心，坚持以基层为重点，以改革创新为动力，预防为主，中西医并重，把健康融入所有政策。在新时代中国健康事业的发展进程中，健康中国已上升为提高保障和改善民生水平、加强和创新社会治理的重要国家战略。《"健康中国 2030"规划纲要》确定了"共建共享、全民健康"的战略主题，分别提出了到 2020 年、2030 年和 2050 年的近期和远期战略目标，并指出在人民健康水平、健康危险因素、健康服务能力、健康产业和促进健康的制度体系方面的具体目标，基于上述各方面的具体目标，确定了各个领域的主要指标，如反映健康水平的人均预期寿命、反映健康生活的居民健康素养水平、反映健康服务与保障的每千常住人口执业（助理）医师数等。此外，《"健康中国 2030"规划纲要》也从普及健康生活、优化健康服务、完善健康保障和建设健康环境方面提出具体的健康建设指南和策略。

健康中国作为国家战略，具有明确的目标和清晰的路线图，推进健康中国战略就是从国家层面对国民健康面临的结构性矛盾提供解决方案，将"大卫生、大健康"的理念融入政策的制定中，落实到机构的设置和职能分配中，体现在民生的改善中，并倡导生态绿色、环境友好的经济增长方式。大健康是时代发展的产物，具有全局性，是基于社会需求、健康及相关产业发展新阶段所具有的特征而提出的健康概念，也是对"健康"认识的升华，它强调的全面健康包含身体、精神、心理、生理、社会、环境等方面，围绕人的生老病死全过程，关注各类影响健康的危险因素，提倡自我健康管理和健康环境管理，从而降低疾病风险，促进人民健康水平的提升。在健康中国战略的推进中实现全民健康，体现了人民生活方式和国家发展模式的统一。因此，维护人民群众健康、进行健康治理不仅是新时代中国特色社会主义的题中应有之义，也是实现中华民族伟大复兴的必然要求。

（二）美国的实施情况

2010 年，美国卫生福利部颁布了《健康人民 2020》。《健康人民 2020》作为改善美国全体国民健康的十年目标规划，沿袭了其于 1980、1991、2000 年制定的国家健康战略目标，致力于制定健康促进和疾病预防的总体目标、优先领域及行动框架，从而指导和提升美国国民健康。

《健康人民 2020》综合了公共卫生、各级政府官员、组织机构和美国民众的评论与意见，旨在创造所有国民都能健康长寿的社会，消除健康不平等，提升人生各阶段的健康和生活质量。为了确保这些目标的实现，相应的评估措施也分别围绕一般健康状况、公平性、健康的社会决定因素、健康相关生命质量和主观幸福感展开。与以往战略不同的是，《健康人民 2020》强调健康公平，关注和改善人生各阶段的健康，并形成全面综合的国民健康促进目标与指标。此外，在确立的优先领域中指定 12 个最主要的优先领域（医疗服务可及性、预防服务、环境质量、心理健康、社会因素等），并给出相应的健康指标（参加医保人数、高血压控制情况、空气质量指数、青少年抑郁、学生教育和学历等）。《健康人民 2020》的颁布和实施体现了美国政府将健康视为与经济、政治、社会稳定同等重要的国家战略规划，对美国全体国民的健康促进产生积极影响。

（三）欧盟的实施情况

2003 年，欧盟颁发第一版《欧盟健康规划》（2003—2007 年）。此后，欧盟又先后颁布了第二版（2008—2013 年）、第三版（2014—2020 年）和第四版（2021—2027 年）的健康规划，其中，2008—2013 年的规划旨在建立健康指标体系，加强医疗保健基础性工作；2014—2020 年的规划旨在推动欧盟内部医疗资源的共享，以改善其公平健康状况；2021—2027 年的健康规划旨在增强欧盟有效应对未来卫生领域各种威胁的能力。

尽管各个阶段的规划目标有所不同，但这几版的规划都确定了主要目标、优先关注领域、评估和监测体系。比如，第三版的健康规划确立的优先领域为促进健康、营造健康生活方式的支持环境，保护公民免受跨区域健康威胁，促进建立可持续的卫生体系，提供更好、更安全的医疗服务，相应的具体关注的内容分别包括健康生活方式，应对健康威胁的能力建设与合作，卫生技术评价与信息化系统建设、患者安全和医疗质量等。最新的《健康欧盟规划》（2021—2027 年）为了提升欧洲的创新能力，强调对健康议题的研究，试图通过研究和投资创新以期为社会面临的挑战提供最新解决方案。具体而言，为改善欧洲公民的生活方式和健康状况，这一版的健康规划提出了六大议题，包括为有特定健康需求的公民提供更好的健康方案；了解和减轻环境与社会因素对健康的影响；强调研究与处理非传染性和罕见疾病；重视传染性疾病的预防与保护措施；大数据相关的诊断；卫生系统改革与整合。

第二节　新的技术发展

一、医疗技术的发展

（一）新技术与医疗

随着科技发展，医疗科技也随之进步，促进人类实现健康和长寿。这些技术包括传感技术、人工智能、机器人技术、微纳米技术、基因技术等。在新技术的帮助下，医疗发展呈现出更准确、更精细、更快捷和更个性化的特征。准确是指提高诊断准确度，降低误诊或疑难杂症出现的概率；精细是精确地定位病灶且进行精细化的靶向性治疗；快捷是指可以缩短从诊断到治疗再到治愈的时间，这是医疗发展的必然方向；个性化是指可以根据不同人的不同病症表现采取特异化的措施。

同时，新技术还可能改变医疗本身。一方面，我们可以借助新技术增加对自身的了解，从而提供新的治病思路；另一方面，世界范围内更便捷的合作，可以有效缓解因医疗资源在世界范围内的巨大差异而带来的矛盾。具体而言，人体信息分析技术由传感技术和人工智能主导，可以让我们更加了解身体的不同细胞、组织、器官以及各个部分的状态。机器人技术结合微纳米技术可以实现不同功能的机器人在各种纳米尺度进行医疗操作，结合对各个物种基因的了解以及可控范围内的基因编辑，我们甚至可以从根本上杜绝一些疾病的发生。基因工程同样为人类的健康作出巨大贡献，利用基因治疗将正常的基因转入患者的细胞中，替代病变的基因或作为缺乏部分的补充，以达到治疗某种疾病的目的。与此同时，医疗技术的发展，也在促进基因更加多样化，更能适应优胜劣汰的自然环境。

（二）新技术在医疗领域的应用

随着科技的迅速发展，新兴科技在医疗领域的应用越来越广泛，涵盖了医疗传感、医学成像、智能诊断、人工智能、远程医疗和个性化医疗等。下文将选取几种典型技术进行具体介绍：

（1）医疗传感。获取身体信息是开展医疗活动的基础，传感器件可将个体生理信息转换为与其有确定函数关系的电信息，基于这一医疗传感技术，以往需要医生进行诊断的定性感觉得以转换为快速准确、实时的定量监测信息。对于人体日常生理的表征，如体温、脉搏、血压，测量技术已从接触式测量发展到了非接触式测量，从物理式测量进化到电子式测量。至于像抽血这样的检查活动，现阶段的电子腕表就可以实现对血氧、心率监测等健康数据进行实时监测和记录的功能，从而将侵入性检查转变为无创测量。

（2）医学成像。医学成像，尤其是对大脑的成像技术发展迅速，一方面可以快速、准确获取从人体表面无法直接观测的信息；另一方面，相应的测量仪器也越来越便携。比如，近几年推出的可以全身超声扫描的便携式 B 超仪器，可以自动提升扫描质量，它是基于超声芯片进行超声波的发射和接收，同时通过图像识别和增强现实技术，对用户控制探头活动进行实时指导。

（3）人工智能。人工智能在医疗领域的应用越来越广泛且深入，贯穿医疗活动始末。在问诊阶段，机器人可以直接跟患者对话，甚至完成患者病症的评估和诊断，帮助医生作出转诊判断，助力分级诊疗。比如，基于最基本的图像分类系统，人工智能对电子计算机断层扫描（CT）等医学图像进行分类分析，依据图像和病历信息判断病症的严重和缓急程度，从而给出诊断结果。在诊疗阶段，需要高精尖技术辅助完成的大手术，手术机器人可以把多个设备（如内窥镜、手术刀、缝合器械等）集成在机械臂上，在医生操控下完成切除和缝合等动作，这样的操作更精准、快速，患者手术创口也更小。除了医疗服务活动，人工智能在公共卫生服务方面也大有作为，比如，通过机器人进行的环境监测和消毒清洁可以降低相关人员的感染风险。人工智能在医学方面和健康治理领域的运用，不仅提高了健康的效率和社会效益，也潜移默化地改变着医疗服务甚至整个卫生体系。

（4）远程医疗。随着高速率、低时延和大连接的新一代移动通信技术的发展和应用，远程手术这类需要人、机、物互联的技术逐渐成为现实。在医疗资源分配不均衡、优质资源大量集中在城市大型医院等现实背景下，作为新兴技术的远程医疗为基层群众提供了更可靠、可持续性的解决方案。远程医疗利用互联网技术，提供安全舒适的医疗服务，针对部分常见病、慢性病进行在线诊疗，患者可在家中或医疗机构接受远程专家会诊，医患双方在线上实现医疗数据的实时传达和诊断，有利于突破地域的限制与改变医疗资源配置失衡的现状，实现患者分流、合理利用资源并大幅提高健康治理效率。

（5）个性化医疗。个性化医疗是通过对患者的病历、基因、蛋白质、代谢等多方面信息综合考察，为病人量身定制治疗方案的医疗方法。比如，同样是肺癌，不同的病人可能有完全不同的发病表现和发病原因，我们通过收集和整合患者的个体和环境信息数据，并结合制药过程中对各个有效成分的分析，可以对症给药，使不同特征患者都能获得最适宜的治疗方案和特效药。除此之外，个人的康复理疗也可以实现定制化，从而提升康复训练的效率。

二、数字技术的发展

信息科技的发展，量子计算机的出现，算法和算力的提高，为大数据的收集和运算、开展分析健康和健康治理问题提供了技术基础。大数据时代及环境下应用医疗健康大数据治理体系，以期提高医疗健康大数据质量和规范、完善大数据在健康治理领域的实际应用。计算机算法的升级和发展，促进了医疗技术进步，使得更多的身体数据更容易地被人类知晓，提供了快捷、便利的同时，也减少了人们改善健康的成本，还助力了医疗技术普及及医疗技术的进一步商业化。

随着网络技术的高速发展，互联网早已进入了大众生活的各个领域，许多领域都因此发生重要变革，医疗健康领域也不例外。其中，互联网医疗是以互联网为载体、以信息技术为手段（包括移动通信技术、云计算、物联网、大数据等），与传统医疗健康服务深度融合而形成的一种新型医疗健康服务业态。互联网与大数据结合的应用在医疗领域已发展多年。互联网医疗具代表性的模式主要有：

（1）数字健康服务模式。在信息技术的高速发展时期，网络速度日益加快，数字健康服务模式为线上实时就诊服务创造了可能性，有基本医疗服务需求的患者可以通过电脑、手机等通信设备与医生快速取得联系，获得相应的医疗和健康管理服务。信息时代数据传输速度和数据库云计算能力的提升，使现有数据库信息共享、分析更加迅速，相关信息和数据处理更加高效，获得的数据和信息也更具时效性，既可以提升与改善医疗服务的效率与质量，也可以改善患者就医体验，同时促进不同级别、不同类型医疗机构间医疗资源上下贯通、信息互通共享、双向转诊等服务的推进。

（2）智慧医疗辅助模式。智慧医疗辅助是指其服务不涉及具体诊疗行为，主要提供医疗健康相关信息的互联网医疗服务，包括就诊服务、健康咨询、健康保健咨询、网上药店、医学行业咨询等。具体而言，智慧医疗辅助为患者提供预约挂号服务，在线寻医问药等服务，在互联网上合法销售非处方类药品等，减轻人工就诊压力，减少患者等待时间，提高就诊效率、提升就诊质量，有助于构建覆盖诊前、诊中、诊后的线上线下一体化的医疗服务模式。

三、技术发展与变化

（1）技术发展增加了健康治理的复杂性。以互联网、人工智能、云计算等信息技术为载体的大数据时代所带来的信息浪潮和技术革命已经来临，越来越多的信息化手段被探索和广泛应用于健康治理领域。随着数据体量的剧增、类型复杂多样，高速动态变化等数据特征的逐渐显著，加上医疗大数据价值广泛性等特征，随之产生的数据主权、数据共享、数据监管、数据安全问题也不断增加。在实践中，这些因素制约了健康数据的共享以及增加了对这些数据进行治理的复杂性。

（2）技术发展对健康治理体系提出更高要求。医疗技术与数字技术的发展提升了医疗机构的医疗服务能力、推动了传统医疗模式的转变，线上线下相结合、覆盖诊前诊中诊后的医疗健康服务模式对传统健康治理体系提出更高要求，具体表现在：需要保障居民对个人健康信息的自主决定权与控制权，需要制定健康数据使用和共享的合作、约束及监管机制，需要加强对医疗健康与大数据方面融合人才的培养。

（3）技术发展更强调多元合作共治。在互联网与健康服务不断发展与结合的过程，健康医疗大数据的来源包括但不限于基本医疗服务、公共卫生服务、健康管理服务等。数据的表现形式包括但不限于以医嘱为代表的文本型、以生理数据为代表的数字型、以影像检查为代表的图像型，乃至以个体健康行为与活动为代表的场景型。在提供医疗和健康服务时涉及的主体除了传统的医生、患者、医疗机构之外，还增加了医疗健康数据的生产者、使用者和管理者等，在这种情况下，更强调各个参与主体的主观积极性的发挥与能力建设的加强，推动多元合作共治。

第三节　面临的新挑战

随着全球化、工业化、城镇化、人口老龄化的发展以及疾病谱和生态环境的变化，人类健康问题变得日益严峻和复杂，给全球治理带来一系列新的挑战。21 世纪国际社会医学模式的转变和全球健康治理的开展，也迫切要求我们探索一条新的路径全面有效地促进和维护人类健康。

一、健康与健康状况

人类健康问题不仅具有复杂性，还具有动态性和系统性的特征。首先，健康具有复杂性，影响健康的因素是复杂多样的，1992 年 WHO 的报告指出影响个人健康与寿命的诸多因素，由遗传因素（15%）、社会环境因素（10%）、医疗因素（8%）、气候因素（7%）及自我保健因素（60%）构成，其中由自我保健的影响最大；其次，健康具有动态性，是一个动态平衡、循序渐进的过程，没有一直健康或一直不健康的状态。根据 WHO 的调查结果，真正符合健康定义的人群仅占 5%，约 20% 的人群是需要诊治的病人，其余 75% 的人群处于亚健康状态，即健康与疾病的中间状态；最后，健康具有系统性，生理、心理以及社会层面的健康相辅相成、相互依赖，对身体机能的伤害会导致一系列的心理健康问题，如抑郁症、躁郁症，心理以及生理上的健康问题也会对社会层面的健康问题产生影响，影响到个体的社交、社会参与度，进而又反过来造成个体一系列的心理问题。

中国与世界上其他大多数国家一样，人口和疾病模式已经从高出生率、高死亡率、传染性疾病和营养不良为主向低出生率、低死亡率、慢性病为主转变。特别自改革开放以来，随着中国快速的经济增长、社会发展，以及人口结构变化等，与生活方式和人口转型相关的疾病和危险因素成为最重要的健康问题。在主要健康指标方面，尽管居民的平均期望寿命有所增长，但地区差异较大，比如：国家发改委等多部门发布的数据显示，2020 年，北京居民平均期望寿命 82.4 岁，西藏平均期望寿命 70 岁，经济欠发达地区居民的平均期望寿命与经济发达地区的居民平均期望寿命相差超过 10 岁。5 岁以下儿童死亡率与孕产妇死亡率也表现出与人均期望寿命类似的特征，即这两个指标都有所降低，但在地区之间差异较为明显。在死因构成方面，恶性肿瘤、脑血管疾病和心脏病等疾病的死亡率不断增加，城乡居民的死因构成顺位趋向一致。此外，慢性病已成为我国城乡居民死亡的主要原因和主要疾病负担。其中，以心脑血管疾病、癌症、慢性呼吸系统疾病、糖尿病为代表的慢性病导致的死亡人数占总死亡人数的比例远超85%，导致的疾病负担占总疾病负担比例达70%以上。另外，新发传染病仍然是不容小觑的公共卫生问题。自2020年年初新冠疫情发生以来，重点传染病的暴发暴露了中国预防医疗体系的薄弱和短板，健全和完善重大疫情防控救治体系，补齐短板成为当务之急。

二、老龄化与疾病谱转变

WHO的数据显示，2019年全球60岁及以上的老龄人口为10亿。到2030年，这一数字将增加到14亿，到2050年，这一数字将增加到21亿。这一增长正在以前所未有的速度发生，并将在未来几十年加速，特别是在发展中国家表现明显。世界上每个国家的所有人都应该有机会健康长寿地生活。然而，联合国人口司预测，到2045—2050年，在发达国家，新出生人口的平均寿命将达到83岁，而在发展中国家这一数值为74岁。与此同时，在全球范围内，超过46%的60岁及60岁以上的人口有残障，到2030年，老年人出现中度至重度残障的人数将进一步增加，同样增加的还有全球老年痴呆症的人数，预计为6 570万。除了老龄人口总数多、发达国家与发展中国家差距明显、慢性病的负担不断加重之外，老年人之间健康与社会背景状况的差异悬殊，使老年人面临的不公平的问题同样不容忽视。全球人口老龄化趋势要求各行各业对社会结构变革的方式做出适应，比如，医疗和护理、交通和住房等。

自2000年中国进入老龄化社会以来，人口老龄化趋势愈加明显。一方面，国家统计局数据显示，2020年，我国60岁及以上人口达2.64亿人，占全国人口的18.7%，其中65岁及以上人口1.91亿人，占全国人口的13.5%。另一方面，国家卫生健康委、全国老龄办发布的《2020年度国家老龄事业发展公报》显示，全国（不含港澳台）老年人口抚养比高达19.70%，10年间提高了7.80个百分点。快速老龄化、老龄人口绝对数增加、新生人口比例持续降低，为我国老年人健康治理、健康老龄化带来重大挑战。另外，中国疾病预防控制中心研究者发表的调查数据表明，我国60岁及以上老年人群中，绝大多数人被至少1种慢性病困扰，这部分人群所占比例高达75.8%。在被调查的60岁及以上人群中，患有高血压的老年人达58.3%，患有糖尿病的老年人达19.4%，血脂异常的老年人达37.2%。慢性病也已成为我国老年人群疾病负担的主要原因。除此之外，随着老年人从工作岗位退休其

13

生活状态和环境等的变化，老年人出现心理健康和精神问题的情况相对比较普遍，他们比一般人群更易产生抑郁和焦虑等心理问题。新形势下我国老年人口的健康治理面临着一系列更为严峻的健康挑战。

三、经济发展与社会转型

伴随着工业化和城市化的发展，传统的社会结构、价值观念、生活方式发生巨变，随之产生的贫富差距、犯罪率增加、城市混乱等问题在全球众多国家出现，对居民的健康产生影响。比如，19 世纪美国经历的快速城市化发展和社会转型使得传统家庭功能衰退，社会风险增加，家庭面临的危机使得很多家庭无力承担抚养儿童的责任，青少年犯罪问题突出，处于这种困境的青少年的心理和生理健康受到严重影响。

在中国，自 1978 年改革开放以来，依靠人口红利、市场化改革、劳动力价格优势等基础，中国经济处于持续快速增长阶段。然而，在经济快速发展的同时，地区之间经济发展不平衡日益凸显，城乡间、地区间和人群间收入水平差距逐渐拉大，尽管国家和政府已经发现并开始重视解决这些问题，城镇化、人口迁移流动、老龄化、中国人口红利的消失等为中国的健康治理场景带来深刻变化，也为中国的健康治理带来挑战。随着中国城镇化进程的加快，城市人口的数量和结构持续发生改变。根据国家统计局的数据，2020 年年末我国城镇常住人口达 9.02 亿人，我国常住人口城镇化率达到 63.89%，比 2010 年提高了 14.21%，流动人口 3.75 亿人。一方面，伴随着工业化和城市化水平的提升，农民工的数量剧增，他们面临着工作强度大、居住环境差等问题，其健康状况与卫生服务利用状况都不容乐观；另一方面，社会转型、城乡差异引起社会心态、价值标准的变化，进而影响青少年心理健康，如人口流动产生了留守儿童等社会问题，留守儿童由于生活在脆弱环境，更容易出现心理问题。2021 年，中国科学院心理研究所发布《中国国民心理健康发展报告（2019—2020）》，报告显示，我国青少年抑郁检出率达 24.6%。已有研究发现，相较于城区青少年，郊区青少年抑郁水平更高。青少年是未来社会的接班人，青少年人群中各种心理障碍患病率、发病率持续增高，对社会经济造成的损失不可估量。

城镇化和工业化问题是一个世界性问题，发达国家和发展中国家都需要面对和解决。近几十年，工业化快速发展造成的环境污染对全球众多人口的健康产生巨大影响。2022 年，联合国在世界卫生日的报道显示，全世界每年有超过 1 300 万人死于可避免的环境因素。这些因素包括加速的气候危机，这是人类面临的最大健康威胁，同时还包括空气污染、卫生设施和清洁水不足、接触化学品和辐射，以及不安全的城市环境。在全球每年死于可避免的环境因素的人中，欧洲占了近 11%，达 140 万人。而在西太平洋国家，气候变化给这些国家带来广泛的健康风险，包括气温升高导致的疟疾、登革热等疾病范围扩大等。

四、卫生体系与全球卫生治理

一个国家的卫生体系受到国内外环境的影响，卫生体系是保证体系内的卫生保健组织能利用卫生资源，提供卫生服务，提高人民的健康水平。WHO 于 2007 年将医疗卫生服务体系划分为六大基本模块，即医疗卫生服务供给（health service supply）、健康人力资本（human resources）、筹资与支付（raise cash）、信息共享（information sharing）、决策与管理（decision and supervision）、卫生产品与技术（medical products）。21 世纪以来，各国政府加大对健康领域的投入，对卫生体系的结构进行改革。21 世纪以来，全球医疗卫生改革都围绕着建立全民医保体系、强化政府职能、引入市场化竞争机制、医疗服务支付方式改革、医疗服务治疗量提升等展开。

毫无疑问，21 世纪以来的医疗体制改革在改善医疗服务可及性方面取得重大进展，然而，医疗费用的快速增长、疾病经济负担不公平、医疗服务质量不高等问题始终没有得到有效解决。此外，随着全球化进程的加快，卫生问题日益全球化，解决这一问题不仅需要单个国家内部的有效治理，还需要区域内部甚至整个全球范围内各个国家的通力合作。比如，欧盟内部通过颁布健康规划，重视对卫生系统的加强与整合，除了重点关注对健康数据、数字工具和服务、医疗保健的数字化转型的强化之外，还要注意促进卫生服务可及性以及内部各国卫生系统之间的整合。

在全球医疗卫生改革与治理进行的同时，中国的卫生体系也进行了全面而深刻的变革。经过几十年的发展，2009 年国家启动新医改以来，政府加大对基础建设和基层医疗卫生的财政投入，到 2018 年，中国的医保覆盖率已经稳定在 95% 以上，基本药物制度建立，医疗服务体系与公共卫生体系得到加强。但是，在医疗服务体系、公共卫生服务体系、医疗保障体系和药品供应保障体系仍然有待进一步改善。具体而言，在医疗服务体系方面，我国的医疗资源配置和医疗流程设计始终以大医院为重点、以疾病为导向，既没做到以健康为中心，也没实现以患者为中心。尽管国家从 2012 年开始在全国范围内力推分级诊疗政策，但经过多年的探索与实践，分级诊疗尚未真正发挥作用，基层医疗卫生服务能力薄弱始终是形成规范有序就医格局的重大阻碍，逐渐成为医改的痛点和难点。在公共卫生体系方面，新冠疫情的暴发暴露了中国预防医疗体系的薄弱，我国公共卫生体系在有效应对突发公共卫生事件、在疫情发生前后对疫情进行全过程管理方面仍然有待加强。在医疗保障体系方面，尽管2016年国务院要求全国各地整合城镇居民医疗保险和新农合医疗保险，但医保报销政策在不同保险之间、地域间有所差异，报销政策始终赶不上居民卫生服务需求的增长，我国参保居民就诊时实际自付医疗费用比例仍然很高。在药品供应保障体系方面，基本药物目录规定药品与临床用药习惯不一致，基本药物制度对医生处方行为的引导作用不明显，基层门诊患者对基本药物制度的知晓度较低等问题没有得到根本解决。

　　医改中出现的各种问题表明了卫生体系的复杂性与医改的艰难程度，正在进行的医改对卫生体系与健康治理提出新的更高的要求。与此同时，人工智能、大数据与互联网的发展既为医疗体系与健康治理带来机遇，也为传统的医疗服务内容、服务模式、支付方式的与时俱进带来挑战。对于中国的医疗服务体系和医疗改革，我们还需要进行深入的经验研究。

本章案例——全球新冠疫情下的健康治理

　　2020年伊始，一场突如其来的新冠疫情席卷全球，新冠疫情的大流行，对各国人民的生产生活产生了持久性、连锁式的影响。自2020年上半年新冠疫情开始肆虐，短短近三年的时间内，新冠病毒在全球范围内迅速产生了多种变异毒株。其中，WHO明确定义了几种变异株：阿尔法（Alpha）、贝塔（Beta）、伽马（Gamma）、德尔塔（Delta）和奥密克戎（Omicron）。根据Our World in Data[1]的统计数据，截至2021年12月31日，新冠疫情已经波及212个国家和地区，全球新冠疫情累计死亡人数超过544万例，累计确诊人数超过2.8亿。新冠疫情迅速演变为一场全球公共卫生危机，不仅对人类生命安全和身体健康产生了巨大威胁，也使全球经济受到重创，全球各个国家比任何时候更需要团结一致、共克时艰，这对全球健康治理无疑是一场严峻且艰巨的考验。

　　一、新冠疫情与全球健康治理

　　就现代人类世界而言，全球化是标志性的时代特征。尽管人们对全球化的关注

---

　　① Our World in Data 是由英国牛津大学的 Leszell 创建的网站。

多集中于经济领域，但传染性疾病没有地域之分，流行速度之快、影响范围之广超过以往任何时期，严重威胁人们的生命安全和身体健康，冲击全球经济，对所有国家都是一场重大考验。正因如此，也有学者提出，新冠疫情将成为像公元前、公元后那样的历史分界点。

作为公共卫生和健康问题，新冠疫情影响的领域广、涉及的利益主体多，相应的全球健康治理也具有多方面和多层次的特征。日内瓦全球公共卫生项目主任指出，全球公共卫生领域的治理应分为三个层面："推动公共卫生的全球治理"（global governance for health），即以其他领域问题为主导但对促进全球公共卫生产生直接或间接影响的全球健康治理，如以联合国（the United Nations，UN）为代表的国际组织对全球公共卫生问题的治理；"公共卫生问题全球治理"（global health governance），即以全球公共卫生为主导而开展的全球治理，如以 WHO 为代表的国际组织在卫生领域开展的治理；"支持全球公共卫生的治理"（governance for global health），即不同地区和国家为促进全球健康而采取的治理行动或活动。尽管联合国是世界最大、最具权威和最具普遍性的全球多边机构，在全球治理方面发挥重要作用，但公共卫生和健康领域的治理议题并不是它的主要议题。因此，下文介绍的全球健康治理实践将围绕其余两个层面展开，即以 WHO 为代表的国际组织与各地区或国家参与全球健康治理的活动。

二、新冠疫情与各方应对——WHO

WHO 在参与全球健康治理的作用主要体现在其应对疫情所发挥的指导和协调功能。WHO 成立于 1948 年，成员国多至 194 个，属于联合国系统内专门负责国际卫生问题的指导和协调机构，支持国家协调政府多个部门以及双边和多边机构、基金和基金会、民间社会组织和私营部门等合作伙伴的努力，以实现国家卫生目标和支持落实国家卫生政策和战略。

在新冠疫情暴发后，中国依据《世界卫生组织条例》积极向 WHO 通报情况，并分享疫情病原学鉴定取得的初步进展。2020 年 1 月 5 日，WHO 通过所有成员国均可查阅的《国际卫生条例（2005）》事件信息系统分享了关于新冠疫情病例的详细信息，随后为各国发布了一套涵盖与新型疾病疫情管理有关的综合性指导文件。2020 年 1 月 30 日，WHO 将此次新冠疫情宣布为最高警戒级别，将其定为国际关注的突发公共卫生事件。2020 年 2 月 11 日，WHO 将新冠病毒命名为"COVID-19"。2020 年 3 月 11 日，WHO 声明可将新冠疫情定为"大流行病"。2020 年 7 月 31 日，WHO 指出新冠疫情是百年一遇健康危机。2020 年 10 月 1 日，WHO 呼吁 COVID-19 疫苗生产商表明意向，以申请预认证和/或应急使用清单批准。2020 年 11 月 9—13 日，

WHO 成员国认识到在 COVID-19 大流行疫情前线的数百万卫生保健工作者的奉献和牺牲，一致同意指定 2021 年为"国际卫生保健工作者年"。2020 年 11 月 20 日，WHO 发布了一份关于治疗学和 COVID-19 的指南，为临床医生提供了新的信息。

2021 年，为了支持最脆弱的群体，WHO 发起了新冠疫苗全球获取机制，这是历史上响应最快、协调最好、也是最成功的全球抗击疾病的倡议，同年 9 月 14 日，全球接种疫苗超过 57 亿剂。2021 年 11 月底，在 WHO 世界卫生大会特别会议上，各国同意制定一项新的预防疫情全球公约。2022 年 9 月 20 日，WHO 总干事谭德塞博士在纽约举行的联合国大会上指出，现阶段每周死亡人数继续下降，世界三分之二的人口已接种了疫苗，许多国家已经取消了限制，生活状况与大流行之前很像，尽管大流行尚未结束，但终点已经在望。

作为一个专业性机构，WHO 充分利用自己的专业优势，促进和支持所有国家和地区挽救生命，与全球成千上万的专家学者合作，收集、分析和综合最有力的科学证据，并基于此形成对各国的指导意见。当然它还致力于同各国合作，将这种指导意见转化为具体行动，协调国家防范和应对相关计划并加以实施，同时，在必要时向各国派出增援小组，用以加强监测，并就感染预防、患者治疗、数据管理等专业、具体问题提供建议。WHO 的努力和协调工作在应对新冠疫情的全球健康治理中发挥了关键的作用，为新冠疫情的全球治理做出不可磨灭的贡献。

三、新冠疫情与各方应对——部分国家和地区

（一）中国

第一，2019 年 12 月 26 日下午，一位表现出发烧、呼吸困难、咳嗽等症状的六旬老太太住进了湖北省中西医结合医院的住院部，经检查，老人的肺部 CT 影像与流感和普通肺炎影像完全不同。27 日下午两点呼吸与重症医学科主任向医院的公共卫生科、医务部、业务院长以及武汉市江汉区疾控部门进行第一次上报；27—29 日，又陆续有来自华南海鲜市场的四名肺部 CT 影像高度相似的病人来到医院，在连续出现七名情况类似的病人之后，他再度向医院进行上报。2020 年 1 月 1 日，武汉的发热病例快速增加，国家卫健委成立疫情应对处置领导小组，随后，中国开始向 WHO 和其他国家及地区通报疫情信息。

第二，中国在应对疫情的实践中，采取了"全政府、全社会"行动，取得了疫情防控的积极效果。中国应对与参与全球健康治理的措施与特征表现在两个方面。第一，遵循"人类命运共同体"的指导原则。中国始终秉持和践行人类命运共同体理念，积极支持全球抗疫，为全球抗疫和经济复苏做出巨大贡献。疫情发生后，中国积极向 WHO 及相关国家及地区通报新冠疫情、主动分享病毒基因序列信息、发

布和分享多版翻译后的诊疗和防控方案。疫情在全球多国肆虐时，中国积极主动协助其他国家及地区的疫情防控行动，在抗疫物资援助和疫苗支援方面免费向国际组织和众多国家提供支持，尤其是发展中国家。第二，通过发挥集中领导的权威性，推动"全政府"行动的协调性和"全社会"参与的主动性，不断加强防控措施的科学精准性和信息公布的透明性，最终探索出一条新冠疫情治理的行动指南，并为具有相似特征的国家或地区在新冠疫情治理方面提供支持和分享成功经验。这一行动指南具体体现为：首先，中国始终坚持自上而下、由中央到地方的集中统一指挥和研究部署疫情防控工作，极大地提高了新冠疫情防控的反应速度和工作效率。其次，中国政府各职能部门遵循健康融入一切政策的理念，形成应对新冠疫情联防联控工作机制，打破部门间壁垒，使不同部门在积极发挥各自作用的同时紧密配合与协同疫情防控工作。再次，通过社会动员，居民、社区、社会组织和企业等积极参与群防群控的集体行动，充分发挥各自优势，尤其是最贴近居民的社区。另外，中国综合运用大数据技术，根据疫情风险程度，确立了分阶段、分区域、分层次精准的"动态清零"政策，最大限度地减少新冠疫情对人民生命健康与日常生产生活的影响。最后，中国每日发布全国疫情最新通报和防控进展，建立多层次、多渠道及多平台的信息发布机制，为人民群众理性参与突发公共卫生应急治理提供了途径和基础。

（二）欧洲

在欧洲，疫情首先从意大利开始暴发，继而横扫整个欧洲。2020 年 1 月 31 日，意大利成为欧盟第一个作出进入 6 个月紧急状态决定的国家，随后，关闭国内所有公共场所，以遏制新冠疫情蔓延。2020 年 3 月 11 日，欧洲求助中国抗疫专家；应意大利紧急求助，中国专家组启程支援。疫情在欧洲蔓延的初期，英国情况远好于意大利等国家，但却在数周内局面骤变，确诊人数激增，这也与英国政府初期的防治政策有关，如疫情初期，英国政府不建议大家戴口罩。英国时任首相认为，"阻止病毒传播的最好方法是洗手"，并在提出"群体免疫"后彻底推翻"群体免疫"策略等。

在全球治理参与方面，欧洲遭受到新冠疫情冲击后，2020 年 3 月 2 日，欧洲疾病预防和控制中心（ECDC）发布了有关新冠疫情的《快速风险评估》，欧盟委员会成立"新冠疫情反应小组"，用以协调遏止新冠疫情的传播，这是欧盟委员会领导和协调抗疫的最高机构。10 日，欧盟国家领导人召开电话会议，确定了一套统一的抗议规范，也标志着"欧盟 27 个国家元首和政府首脑、欧洲理事会、欧盟委员会一直在呼吁采取的协调一致行动中的重要一步"。2022 年，随着新冠病毒死亡病例数的降低，欧洲多国逐步放松防疫措施，逐步回归新冠疫情前的生活。

在欧洲，英国、挪威、瑞典等国在新冠疫情防控过程从开始的追求"群体免疫"走向温和防御，属于"与新冠疫情共处"的策略。具体包括：第一，以持续性管理为基础，接受政府无法阻止疫情的事实，减小疫情对社会的冲击，若家庭中有成员确诊，整个家庭被隔离；第二，资源优先支持医护人员与脆弱人群，主要救助重症患者，政府表面上不再作为，社区自助抗疫；第三，政府征用和协调私人医院床位，缓解公立医疗服务机构的压力，出台相关的法案与限制聚集措施，敦促企业对医疗资源的建设与投入。

欧洲的疫情防控表现出的特点主要有：第一，政府用有限资源完成重点任务；第二，政府根据疫情严重程度，调整和升级防控级别；第三，有选择地接收病人，实现有限医疗资源的利用，使医疗体系不至于崩溃；第四，通过医疗资源的分配和救助重点的确立，规避政府执行力及民众配合度较弱的问题。

（三）美国

2020 年 3 月，美国确诊病例激增，白宫发出警告，督促民众保持社交距离。3 月 27 日，美国成为全球新冠肺炎确诊病例最多的国家。4 月 21 日，美国新冠肺炎患者累计确诊破 80 万。5 月，美国多地进行大规模"反种族歧视"示威活动，许多示威者不戴口罩、没有保持社交距离，大规模示威加剧了疫情蔓延。6 月，美国多州疫情出现反弹，多州已宣布暂停或推迟经济重启计划。10 月 30 日，美国疾病控制和预防中心网站发布的数据显示，全美 10 月 29 日新增新冠确诊病例 90 155 例，创该国疫情暴发以来单日新增确诊病例数最高。11 月 6 日，全美 11 月 5 日报告新增新冠确诊病例 117 988 例，创全球范围内一国单日新增确诊病例数最高纪录。12 月 10 日，全美报告新增新冠肺炎确诊病例达 231 396 例，新增死亡病例达 3 411 例，两项指标均创疫情暴发以来新高。

在全球治理参与方面，尽管美国是 WHO 的创始成员国，连续多年是 WHO 的支持者和第一资金资助国。但在新冠疫情期间，美国决定减少对国际组织的支持和参与，提出暂停向 WHO 缴纳所承担的费用，除此之外，还专门成立调查组用来调查 WHO 总干事在应对新冠疫情防控过程中的"失职"行为。在美国一系列行动的影响下，WHO 多年来树立的权威和影响力被削弱。2020 年 7 月，美国宣布于一年后正式退出 WHO；2021 年 1 月美国新一届政权宣布重新参加 WHO，并恢复对其资金和人员支持，也承诺将为全球有需要的人提供疫苗和治疗方法。美国退出、重返 WHO 的行动，反映出大国对全球多边合作组织的影响，也暴露出 WHO 作为全球专门应对公共卫生与健康问题的国际组织的无奈与局限性。

在美国，政府主导有限目标，减缓疫情传播速度，为疫苗、药物等争取时间，兼顾"消灭"和"共处"策略。美国政府的疫情防控策略呈现动态性变化、调整特点，具体策略包括：第一，政府下放部分权力到地方政府及社会组织，以增强整体能力；第二，政府有选择性地重点关注高风险社区和人群；第三，搭建临时隔离医院；第四，实施宵禁、旅游限制等防范措施；第五，政府通过法律法规促进私营企业对医疗物资的生产与投入。此外，为应对疫情冲击，美国国会出台经济纾困法案，为低收入群体发放现金支票，并为受疫情影响严重的中小企业提供相应的金融支持。同时，作为全球第一大经济体，美国起初开启无上限量化宽松货币政策，宽松的货币政策和激进的财政政策使需求得到极大扩张，通胀迅速走高引发市场高度关注和忧虑。

总体上，美国的疫情防控表现出以下主要特点：第一，政府总体把控疫情防控态势，把有限资源配置于重点、紧急区域；第二，政府有一定的准备和执行力，但在物资保障、快速诊断与治疗方面的应对缓慢；第三，疫情防控强调个体责任，政府与民众各自防御，政府在促进民众配合防疫工作方面遭遇较大阻力；第四，具有消耗战的特点，抗疫战线拉长；第五，在全球化背景下，全球产业联系程度高，美国与其他国家防疫、抗疫目标、原则、措施不同，容易形成利益冲突。

四、问题与思考

1. 分析新冠疫情下不同国家应对策略和效果的异同。
2. 阐述发展中国家和发达国家参与全球健康治理的方式与策略。
3. 全球新冠疫情为健康治理提出了哪些挑战和要求？

参考文献

[1] 曹洪欣，李保金. 曹洪欣：每个人都是健康第一责任人 [EB/OL]. (2021-09-08) [2022-10-20]. http://www.counsellor.gov.cn/2021/09/08/c_1211364493.htm.

[2] 常朝娣，陈敏. 大数据时代医疗健康数据治理方法研究 [J]. 中国数字医学，2016 (9)：2-5.

[3] 陈少敏，陈爱民，梁丽萍. 医疗大数据共享的制约因素及治理研究 [J]. 卫生经济研究，2021，38 (9)：18-20，24.

[4] 陈伟光. 后疫情时代的全球化与全球治理：发展趋势与中国策略 [J]. 社会科学，2022 (1)：14-23.

［5］傅小兰，张侃，陈雪峰.心理健康蓝皮书：中国国民心理健康发展报告2019—2020［M］.北京：社会科学文献出版社，2021.

［6］高启胜，陈定湾，刘盼盼.美国《健康人民2020》概述［J］.中国健康教育，2012，28（7）：579-580.

［7］高乔.疫情之下，人类命运共同体理念更加深入人心［N］.人民日报海外版，2021-09-06（1）.

［8］顾昕.全球性医疗体制改革的大趋势［J］.中国社会科学，2005（6）：121-128.

［9］海青山，金亚菊.大健康概念的内涵和基本特征［J］.中医杂志，2017，58（13）：1085-1088.

［10］何传启.建立新的生活方式和发展模式［J］.中国卫生，2016（10）：30-31.

［11］何雪松，罗力.互联网医疗的应用现状和发展趋势［J］.中国卫生政策研究，2018，11（9）：71-75.

［12］满清龙.四川省分级诊疗制度实施效果研究［D］.蚌埠：安徽财经大学，2018.

［13］孟庆跃，杨洪伟，陈文，等.转型中的中国卫生体系［M］.日内瓦：世界卫生组织，2015.

［14］孟群，尹新，梁宸.中国"互联网+健康医疗"现状与发展综述［J］.中国卫生信息管理杂志，2017，14（2）：110-118.

［15］容丽瑶.5G网络发展背景下"互联网+医疗健康"的应用与创新［J］.科技风，2019（24）：114.

［16］申曙光，曾望峰.健康中国建设的理念、框架与路径［J］.中山大学学报（社会科学版），2020，（01）：168-178.

［17］申曙光，吴庆艳.健康治理视角下的数字健康：内涵、价值及应用［J］.改革，2020（12）：132-144.

［18］施小明.新形势下我国老年人口面临的主要公共卫生挑战［J］.中华医学杂志，2021，101（44）：3613-3619.

［19］世界卫生组织.阿拉木图宣言［E］.国际初级卫生保健大会，1978.

［20］世卫组织应对COVID-19疫情时间表［EB/OL］.（2020-04-24）［2022-10-20］.https://www.who.int/zh/news-room/detail/08-04-2020-who-timeline---covid-19.

［21］宋全成，崔瑞宁. 人口高速老龄化的理论应对：从健康老龄化到积极老龄化［J］. 山东社会科学，2013，（4）：36-41.

［22］王东昂. 医疗的未来：当新兴科技用于医疗实践［EB/OL］.（2021-08-13）［2022-10-20］. https://www.mouser.cn/blog/cn-medical-new-technology-future.

［23］王丽敏，陈志华，张梅，等. 中国老年人群慢性病患病状况和疾病负担研究［J］. 中华流行病学杂志，2019，40（3）：277-283.

［24］徐畅，杨渊，刘雅茹，等. 欧盟健康规划对健康中国建设的启示［J］. 中国卫生经济，2020，39（9）：65-68.

［25］许培海，黄匡时. 我国健康医疗大数据的现状、问题及对策［J］. 中国数字医学，2017，12（5）：24-26.

［26］张清敏. 新冠疫情考验全球公共卫生治理［J］. 东北亚论坛，2020，29（4）：43-59，127.

［27］张艳萍. 习近平关于健康治理的重要论述研究：以马克思主义健康理念为视角［J］. 治理现代化研究，2021，37（5）：19-26.

［28］张志荣. 5G 技术在医疗服务领域中的应用［J］. 医学信息，2021，1：31-32.

［29］朱利军，张晓东. 加强医学人文教育 构建和谐医患关系［J］. 中国药物与临床，2013，13（9）：1237-1238.

［30］LANG T, GEOF R. Ecological public health：the 21st century's big idea? An essay by Tim Lang and Geof Rayner［J］. BMJ, 2021, 345（7872）：17-20

［31］EU4Health programme 2021—2027 - a vision for a healthier European Union［EB/OL］.（2022-09-12）［2022-10-22］. https://health.ec.europa.eu/funding/eu4health-programme-2021-2027-vision-healthier-european-union_en.

［32］THOMAS L FRIEDMAN. Our new historical divide：B. C. and A. C.：The world before corona and the world after［EB/OL］.（2020-03-21）［2022-10-20］. https://www.nytimes.com/2020/03/17/opinion/coronavirus-trends.html.

［33］UNITED NATIONS. World Health Day 2022［EB/OL］.（2022-04-07）［2022-10-20］. https://news.un.org/zh/story/2022/04/1101612.

［34］World Health Organization. Aging［EB/OL］.（2022-10-27）［2022-10-30］. https://www.who.int/zh/health-topics/ageing#tab=tab_1.

第二章
健康治理与健康治理学

本章要点内容：

　　1. 全面了解健康治理的发展背景；

　　2. 理解与掌握健康治理的内涵；

　　3. 熟悉健康治理学研究的核心内容。

第一节　健康治理的发展背景

一、全球健康问题及世界各国医改困境

　　有史以来疾病就一直威胁着人类的生存与发展。从 14 世纪中期欧洲黑死病和鼠疫的大流行到 1918 年席卷全球的流感，疾病夺去了数千万人的生命。从 19 世纪开始，随着国际贸易的日益发达，各国开始协调相关的卫生事务，通过国际卫生条例和会议等形式开展国际卫生合作，并于 1948 年正式成立了世界卫生组织，建立了多边卫生合作体制。随着全球化的进一步深化与推进，全球健康问题层出不穷，尤其是伴随着艾滋病、甲型 H1N1 流感以及新冠疫情的广泛传播，全球健康问题越来越受到世界各国的重视和关注。

　　全球化不仅导致超越国界的健康风险问题增加，更重要的是导致各国政府单独行动或与其他国家合作应对国际健康问题挑战的政治权威和实际解决这些问题的能力相对减弱。同时，越来越多的非政府组织参与到解决这些国际健康问题中来，包括国际规则和议程的制定、资源的调动和分配以及解决争端等。这些非政府主体包

括民间社会团体、全球社会运动、私人公司、咨询公司、智库等。一方面，它们的权力和影响力在逐步增大。另一方面，这些非政府组织之间以及它们和各国政府之间形成了越来越复杂的关系。而早期的国际健康治理结构已经无法解决这些问题。我们需要在全球范围内建立一套新的制度和体系，以便解决全球化带来的日益增长的健康问题。

另外，随着人们健康意识的增强和医学模式的发展，以及老龄化和疾病谱变化等问题的出现，各国都在对现有的卫生系统进行部分改革或利益调整。然而，这些医药卫生体制的改革都面临巨大的挑战。例如，美国针对医疗总费用迅速增长和非连续的医疗服务等问题，开展了一系列提高医保覆盖率和探索整合型卫生服务模式的改革。英国也由于遭遇财政压力过大、卫生系统效率低下等问题，试图通过改革推动卫生服务内部的整合、加强公共卫生和医疗服务的支付方式和全科医生执业模式以提升卫生系统的可持续性。日本为了应对人口老龄化社会带来的严峻挑战，不断拓展和完善长期护理保险制度，先后做过三次调整来实现制度目标，满足国民的护理需求。但是这些改革都没有取得预期的效果。同样，中国的新医改虽然取得了巨大的成效，但看病难看病贵的问题尚未从根本上解决，卫生系统仍然面临三医联动机制不足、公平和效率不平衡等问题。

总之，面对全球健康问题的日益增加以及各国医改的困境，卫生健康领域的学者和领导者们都在不断探索如何从多学科的理论和实践中总结进一步解决复杂健康问题的理念与方法。

二、健康治理的发展阶段

（一）初级卫生保健与跨部门行动

1978 年的《阿拉木图宣言》（以下简称《宣言》）呼吁所有政府、所有卫生及发展工作者及国际社会采取紧急行动，以保护和促进世界人民的健康。《宣言》也呼吁制定一项全面的卫生战略，不仅提供卫生服务，还要确认导致人们健康问题的社会经济和政治等的各种原因。《宣言》同时提出把初级卫生保健作为实现 2000 年人人享有卫生保健目标的基本途径和基本策略，除了卫生部门，其他部门也要协力推广、发展并坚持初级卫生保健。这一关于加强卫生合作的呼吁是国际社会第一次系统性地强调卫生部门与其他部门共同合作的重要性。目前，跨部门健康行动已经被广泛用于表示卫生部门以及非卫生部门之间的各种合作。跨部门健康行动一方面强调卫生部门的领导作用，另一方面也强调卫生部门需要与社会其他部门进行合作以共同改善健康状况。

（二）健康促进与健康公共政策（Healthy Public Policy，HPP）

20 世纪 80 年代，健康促进运动逐渐兴起，响应了让非卫生部门参与健康治理的呼吁。1986 年，第一届国际健康促进会议召开并发表了《渥太华健康促进宪章》（以下简称《宪章》），进一步提出跨部门协作除了卫生服务提供部门、卫生行政部门等传统行为主体外，还需要非政府组织、私营企业、慈善机构、民间联合机制等部门在卫生领域共同工作。卫生部门需要下放权力，积极开放卫生部门与其他社会部门之间的渠道。同时，《宪章》还系统性提出了健康的公共政策与创造支持性环境、加强社区行动、发展个人能力技能和重新定位卫生服务是健康促进的五大行动纲领。在接下来的 1988 年和 1997 年的健康促进大会又进一步提出了健康促进的优先领域和战略计划。与第一阶段相比，这一时期人们更加认识到了健康问题的复杂性以及做健康决策时必须考虑各利益主体的利益、价值观和既定立场。同时，各国也开始关注与健康有关的生活方式和社会环境，组织建立公共政策健康审查制度，提倡各部门拟订公共政策时必须就该政策对健康的影响问题广泛征求意见和建议。

（三）健康融入所有政策（Health in All Policies，HiAP）

由于健康的社会决定因素涉及广泛的经济、环境和文化，因此仅由卫生部门实施政策来控制是远远不够的，还需要相关部门在制定所有公共政策时，将解决健康问题充分考虑进去以提高政策效力。在跨部门行动和健康公共政策理念的基础上，2010 年世界卫生组织在《健康融入所有公共政策的阿德莱德声明》中进一步提出了新的治理形式，强调所有部门应该把健康和福祉作为政策制定的关键组成部分，在政府内部、跨部门以及各级政府之间应该形成联合领导。这也进一步推动了世界卫生组织各成员国和区域对于健康治理的实践和探索。目前 HiAP 已经在欧盟中的多个国家开展，为各国领导人和决策者在制定、实施和评价各项政策和服务时综合去考虑健康、福祉和公平性提供参考。

（四）让健康服务于所有政策（Health for All Policies，HfAP）

2019 年年底爆发的新冠疫情进一步促使各国政府加强不同部门间的合作与协同，一方面促使所有领域的政策为应对疫情和保障人民健康服务，同时全民的健康也反过来成为所有部门制定政策的基础，以应对疫情给各个部门带来的挑战，包括社会保障部门、交通部门、商业部门、教育部门以及外交部门等。因此，在将健康融入所有政策的基础上，有学者提出了让健康服务于所有政策（health for all policies）的健康治理理念，这种理念不仅蕴含了卫生部门从其他部门政策中受益的单向关系，还体现卫生部门与其他部门在政策中共同受益的双向关系，加强健康政策和改善健康产出也会让其他部门有重大的、切实的共同利益。

<h2 style="text-align:center">第二节　健康治理的内涵</h2>

健康治理是一个系统工程，侧重从系统整体的角度研究整合政府职能、市场机制和社会力量等多元参与主体围绕健康问题进行的综合治理的行为。健康治理除了强调卫生健康系统中政府的领导、管理、监督功能外，还强调社会组织和私立机构自发形成的网络合作治理。

一、健康治理的概念

随着系统科学和治理等理论的不断发展以及人们对健康内涵认识的不断扩展和深入，各国学者针对卫生健康系统的整体性、复杂性和动态性开展了大量研究。虽然学术界对健康治理的概念尚没有达成共识；但总体而言，健康治理可以分为广义和狭义两个部分。

（一）狭义的健康治理（health governance 或 governance in health system）

在 2000 年的《改善卫生系统绩效》健康报告中，WHO 将健康监管（stewardship）、服务提供、投入生产/资源生产、筹资作为健康系统功能的重要组成部分。不仅如此，报告还强调卫生系统的监管主要由卫生部门负责，卫生部门代表政府监督和指导国家卫生行动的工作和发展，是四大功能中最重要的一项。由于影响其他经济部门的卫生行动者的行为，以及确保为卫生系统培养充足的人力资源，这些可能已超出了卫生部门的职能范围，为确保各部门之间政策、行动的连贯性和一致性，政府在必要时应进行全面改革。

2007 年 WHO 将健康监管职能（stewardship）拓展到健康治理（governance）。再次重申卫生系统的领导和治理（leadership and governance）是卫生系统中最复杂但最关键的组成部分。它涉及政府在卫生方面的作用以及政府与其他影响卫生活动的行为者的关系。虽然最终是政府的责任，但这并不意味着所有的领导和治理职能都必须由卫生部门来完成。健康治理的目标是实现权力下放和增加对政策规划过程和资源的掌握权，加强卫生系统的治理和管理主体的领导作用是改善卫生系统的一个重要步骤。

上述的健康治理定义，在侧重卫生系统内部治理的同时，强调政府在卫生系统中的治理职能。健康治理主要是围绕政府、卫生服务提供者以及服务受益者等主要利益主体，在明晰他们之间的关系及其在卫生系统中的权利和责任的基础上，通过制定相应的规则和制度，最终实现卫生系统效能的优化，以使患者获得优质服务、提高医疗服务满意度和实现公平筹资等目标。

(二) 广义的健康治理

近年来，将所有政策融入健康以及跨部门协作的实践越来越丰富。健康治理不再仅仅是卫生部门的职责，而是全社会的共同职责。它以围绕人类健康和福祉为目的，倡导以跨部门、跨层级、跨行业的全社会共同参与到健康发展的战略、政策和干预措施的制定和实施中。广义的健康治理（governance for health）实际上蕴含了一切治理的机制和行动都是为了健康的内涵，更加强调我们必须重视和评估卫生系统外的其他部门和组织在维护和促进健康以及人类福祉的重要作用。广义的健康治理更强调传统的卫生部门应该与多部门、多领域实现共同合作，以系统性地解决健康问题，通过良好的治理实现健康目标和其他可持续发展目标。

2012 年，在 WHO《21 世纪健康治理》（governance for health in the 21st century）报告中，健康治理被定义为政府或其他行为者试图通过覆盖全政府或全社会的方法，引导社区、国家将健康作为福祉的组成部分来追求。健康治理通过卫生和非卫生部门、公共和私营行为者以及公民采取联合行动以实现各利益主体的共同利益，这种联合行动需要一套能够发挥协同作用的政策，从而为卫生部门、非卫生部门等开展健康治理行动提供合法性。

在中国，健康治理被定义为："政府不同部门、卫生服务提供者、企业与社会组织、医疗服务使用者、公众等众多利益主体，为保障其健康共识和一致性行动目标的达成，而制定的一系列正式和非正式制度和规则，以推动协调一致的健康政策、政策落实以及解决公众健康问题的联合行动过程。"也有学者提出"健康治理是运用一系列的政治、法律与制度手段，以正式与非正式相结合的网络化方式，分配健康治理参与者的权与责，体现公平、尽责、透明、开放、合作等基本价值准则，达到改善健康、促进健康、维持健康的连续过程"。

二、健康治理的特性

（一）健康治理问题的复杂性和整体性

首先，健康治理所要解决的"大健康"的问题，而影响大健康的因素包括遗传、个人行为和心态，以及家庭、社会和自然环境等，涵盖了人类活动的衣、食、住、行等诸多方面。其次，健康领域的信息不对称性以及需求的差异性等诸多特点，也提高了健康治理的复杂性与难度。最后，健康治理需要通过各国政府、市场和社会等多方互动管理，形成横纵联合的治理网络，以覆盖广泛的健康治理对象和范围。不仅如此，健康治理超越了国家和政府的范畴，涉及国际诸多事务，进一步加剧了健康治理相关问题的复杂性与广泛性。

（二）健康治理主体的多元性与广泛性

健康治理强调政府不再是唯一的治理主体，需要广泛的公众参与，平衡和协调各利益相关主体之间的利益。不仅需要政府在宏观层面开展健康治理，而且社会组织和企业机构要形成有效的合作协调机制，提高健康治理的效率。同时，健康是全体人民共同的追求，每个人都需要获得健康保健的知识和技能，个人拥有履行自身健康责任的能力和义务，共同解决健康不公平性、健康资源供给不足，以及日益增长的卫生健康费用等问题，有效促进和维护健康。

（三）健康治理的层次性和内容的丰富性

由于健康包括个体和群体在身体、心理，以及社会等诸多维度，因此健康治理是多维度的，不仅涵盖卫生健康系统的健康运行、调节多元主体利益关系、协调卫生健康系统内部以及与其他社会系统的关系等，还涵盖解决健康和人类福祉的诸多方面的社会问题。同时，健康治理不仅有地区层面的健康治理和国家层面的健康治理，还有区域和全球层面的健康治理。因此健康治理是多维度和多层次的，体现了健康治理内容的丰富性与复杂性并存。

（四）健康治理手段的综合性与整体性

影响大健康因素的复杂性，不仅造成健康治理的难度较大，同时也决定健康治理手段的综合性和整体性。具体表现为除法律和行政等正式制度规则外，更强调在各主体间的自愿平等合作以及保障公民权益的基础上，不断加强和推进社会化、信息化以及系统化等手段，建立不同形式的网络治理以及各种正式或非正式的纵向和横向社会化和信息化协作治理机制。

（五）健康治理机制的系统性与协同性

卫生健康系统不仅包括传统的医疗服务、药品保障、公共卫生、医疗保障、人力资源、医疗卫生信息以及监督管理等多个子系统，也包含食品安全以及环境保护等和健康息息相关的诸多子系统。因此它不仅具有复杂系统的自组织和自适应等特性，同时还具有社会系统的目标性、人为性、广泛性及利益性等。因此，健康治理机制的构建需要在全面了解和有效运用相关规律的基础上，设计协同网络等治理机制和平台。

（六）健康治理过程的动态性和时空性

人的健康在不同生命周期中的表现形式有所不同。同时，无论是群体还是个体的健康也随时空的变化而变化。因此健康治理过程中，无论是治理的结构、治理手段还是治理机制都要随着治理系统以及系统外部环境的变化而不断进行动态的调整，才能更有效地提高治理的效果。所以，健康治理过程体现了时空的动态变化。

（七）健康治理标准的模糊性和测不准性

健康的状态是动态变化的，卫生健康服务产出也在很大程度上具有不确定性。不仅如此，健康治理过程中的目标和功能不会是一成不变的，也不是完全可以预知的，因此健康治理的评价标准很难控制，并且评价标准会随不同时代的社会和政治背景下的价值取向的变化而变化。

三、健康治理的原则

健康治理的原则可以概括为以下四个方面：

（一）多元参与和共识导向

健康治理要求建立广泛和多元参与的治理结构和机制。虽然政府不再是唯一的权威机构，但仍需要起决定性作用，包括宏观设计、战略计划、组织协调以及法律法规的保障等核心工作。同时，所有民众都应直接或通过代表其利益的合法中间机构间接在卫生决策中有发言权，这种广泛的参与建立在结社和言论自由以及建设性参与能力的基础上。健康治理需要对不同利益进行调解，就群体利益以及卫生健康政策和程序达成广泛共识。

（二）制度保障

健康治理需要有一套完善高效的法治和规制体系，维护健康治理机制能够行之有效。健康治理的所有主体，无论是政府还是社会相关主体，都应在法律和制度的条件下实施各自的职能活动或社会行为，其行为受法律和规则的约束，与卫生有关的法律法规应公平公正地执行，特别是其中与人权有关的卫生法律。但是缺乏动态灵活的体制设计，会加剧治理结构与卫生健康系统功能之间的张力，不利于应对健康治理过程中各项紧急、重大、临时性的任务。因此，制度完善与法治保障对于健康治理体系和治理能力提高具有重要的意义。

（三）问责机制

健康治理的参与主体需要对民众和利益相关方负责，这种义务取决于组织以及决策是在组织内部还是在组织外部。问责制是指健康治理主体对其管辖范围内应承担相应的职责和义务，并要求其承担后果的一种责任追究制度。这个制度能够提升相关治理主体的责任感和组织纪律性，区分了不同利益相关者的不同责任，强调谁的责任由谁来承担。同时，问责制重点追问的是负有直接领导责任的领导者，问责制追究的是健康治理过程中具体问题的过错，是真正的赏罚分明，能够在一定程度上减少腐败问题和权力的滥用。透明度则建立在健康事务信息自由流动的基础上。进程、机构和信息应直接面向有关人员，并提供足够的信息以了解和监测健康问题。

（四）公平与效率

健康治理要遵循公平与效率的原则，以促进卫生资源优化配置和提高治理效率作为目标，能够满足人们日益增加的健康需求。公平是相对于效率而言的，所有民众都应有机会改善或保持其健康，遵循公平与效率的原则，旨在让社会成员之间的利益和权利分配能够合理化。我们希望通过健康治理能够最大限度地改善人们卫生服务利用的公平、卫生筹资公平、健康分布及健康水平等方面的公平，从而提高整个社会的公平性。只有兼顾公平与效率，正确处理公平与效率的关系，才能提升健康治理水平。

第三节　健康治理学

一、健康治理学的概念

迄今为止，国内外尚没有形成一套完整的健康治理学科体系。虽然目前的医学、自然科学和社会科学研究都在认识和解决危害人类健康的问题上开展了深入探索，尤其是卫生事业管理学和健康经济学等相关学科也都在卫生健康资源配置问题上取得了一定的进展，但是学术界尚缺乏系统的具有针对性的健康治理方面的内容，尤其是人类社会经济复杂环境中卫生健康系统所面临的不确定性、动态性、政策的社会排斥以及多元利益主体之间的合作和制衡问题。

本书将健康治理学定义为：运用系统科学、管理科学以及经济学等交叉学科前沿的理论和方法，以围绕人类全生命周期健康和福祉面开展的跨政府层级和部门以及全社会参与的健康治理为研究对象，以分析社会经济复杂系统下健康与社会、政治、经济、文化的复杂关联关系为手段，以建立整合全社会力量共同参与的健康治理体系、模式和机制设计为载体，进而以指导健康治理实践，解决人类卫生健康系统面临的问题和提高人类福祉为目的的一门理论和应用学科。

健康治理学的本质是以生命规律、社会规律以及自然规律为基础，通过分析构成卫生健康系统的要素和子系统的结构、功能以及与系统外环境之间的复杂关联关系，揭示卫生健康复杂系统的形成、发展和演化的规律。健康治理学研究在强调多元参与主体间的责任、权力和利益分配的同时，重点研究健康治理过程中多元参与主体、制度规则和治理手段的协同效应，以及相关的网络关系以及治理体系的演变动力、过程和结果等。

二、健康治理学研究的主要内容

由于健康治理是一个复杂的系统工程，因此需要合理的治理理念与价值目标、完善的治理结构、有效的治理模式和机制以及具体的治理工具和体系的支撑。健康治理学的研究内容主要包括健康治理的目标和功能、体系、机制、模式与工具等内容。这些内容一方面有助于我们了解和分析健康治理的复杂性、动态性、层次性和适应性等，另一方面对更好地指导健康治理实践也尤为重要。

（一）健康治理的目标和功能

由于卫生健康系统及其外在环境的复杂性，以及不同国家的政治制度和经济发展水平的差异，健康治理的目标和功能也是动态变化的。一方面，健康治理主要以全民健康的改善、促进与维持为目标，健康治理是希望每个人都能在其身处的社会系统中能够同时达到生理、心理、社会层面的理想状态，更好地治理和完善卫生系统；另一方面，健康治理需要以尊重宇宙和生命规律为前提，创造条件以保障特定的促进和维护健康活动的开展，最终服务于全面提升人类长远的健康和福祉。

另外，从不同的学科视角来看，健康治理的功能也有所不同。例如，从公共管理的视角来看，健康治理的功能侧重政府的组织框架以及相关机构的运行通过政策的制定来实施和管理；从政策的视角来看，健康治理的功能是塑造政府机构如何制定分配利益和成本的政策、规制措施，并对冲突和争端进行裁决；从政治的视角来看，健康治理的功能能够塑造政府部门如何结合利益以促进政策的实施，在这过程中实现政府部门对公民需求的回应；从公民社会的视角来看，健康治理的功能在于塑造公民了解和参与公众关注问题的方式。

（二）健康治理的体系

健康治理体系是围绕健康治理的目标和功能，以健康事务为主要内容的治理体系。为了更有效地建构系统、整体、协同的治理格局，健康治理需要构建和完善的制度体系、组织体系、运行体系、评价体系以及保障体系这五大体系。与传统的医药卫生系统不同，健康治理的内容不仅包括传统针对疾病的预防与诊疗，如公共卫生、医疗服务、医疗保障、药品保障等；还包括与之相关的教育、体育运动、环境、饮食、法规、生态等方面。因此健康治理体系涵盖的内容也更加丰富，甚至涵盖与健康相关的社会体系和生态体系。

另外，健康治理中汇集了不同的主体，包括国家、政府、社会组织、公民个人，甚至国际组织等，这些多元的参与主体不仅本身体系庞大，而且主体之间也形成了复杂的主体网络体系。例如，政府组织不仅包括不同的政府职能部门以及不同层级的组织体系，而且这些职能部门与社会组织体系、商业机构体系以及社区和家庭之间的网络结构也复杂多样。因此，在静态分析健康治理体系的基础上，我们还需要全面分析构成健康治理体系的网络体系及其动态变化。同时，健康治理各体系也不是相互独立的，而是相互依存、相辅相成的。健康治理体系及其要素之间的关系是健康治理机制构建的重点。

（三）健康治理的机制

机制主要是指事物各相关因素之间的动态作用与关联关系。健康治理机制主要是卫生健康系统和构成系统的要素和子系统之间的复杂反馈等的关联关系，以及与系统外在的社会和经济环境等制约条件和影响因素所引起的形成和演化的作用联系。健康治理机制总体上可以划分为微观和宏观两方面的机制。

从微观角度研究健康治理的机制，主要是厘清健康治理系统内部的子系统及其要素与外部环境之间存在联系的其他因素的关系，在健康治理的目标和功能的前提下做出全面和系统的分析。微观的健康治理机制主要有制度运行机制、管理监督机制、执行和评估机制等。同时，决策机制、参与机制、沟通协调机制、激励机制、共享机制以及网络谈判等机制在健康治理中也尤为重要。从宏观角度研究健康治理的机制，主要是研究健康治理体系的外在环境，包括宏观经济社会制度的变迁和变迁过程，卫生健康体系息息相关的不同系统以及不同层级的子系统，政治、经济和文化所形成的群体和组织机构之间的机制。具体包括市场机制、监管机制、反馈机制、保障机制以及各种制约和障碍机制等。

健康治理机制的研究除了针对复杂系统动态性、自组织性、适应性和涌现等特性进行研究外，还针对社会机制的目标性、人为性、广泛性、利益性等特性进行研究。因此，我们更需要通过深入全面机制的研究，发现并有效运用规律，提出优化策略，并通过调整结构、要素以及改变外部环境等来构建和完善机制。

（四）健康治理的模式与工具

健康治理的模式按照权力的划分可以分为集权、分权以及建立同盟网络等不同模式；按照治理的形成划分，它可以是自上而下或自下而上的治理模式；还可以按照治理的时间段划分为常规或运动式等。另外，我们也可以将健康治理模式划分为在正式和非正式的制度下开展的纵向层级和横向协作等治理模式。其中，纵向层级的治理是指地方和中央政府等各层级部门在体制框架、法律法规以及相关政策等方面进行整合；横向治理是指政府内部各部门和机构功能的整合。由于世界各国的国情和文化差异，逐渐形成了各具特色的健康治理模式，因此有学者按照不同国家来划分，较为典型的有芬兰以立法干预为主的治理模式、新西兰的分权治理模式、英国的准契约化治理模式以及南澳大利亚的整体政府治理模式。

同样，健康治理工具也是多种多样的。治理工具可以按照治理的维度和功能划分。例如，可以通过绩效合同以及公平竞争选举等手段建立问责制度；在部门间设立专门的健康管理委员会或协同机构，以及建立跨部门信息系统等方法促进合作伙伴关系；或者通过政策和协议等方法共同制定健康发展战略规划等。除此以外，健康治理工具也可以按照参与者之间的不同的关系类型或网络来划分。例如，通过正式的法律或行政规则开展指挥和控制；通过建立共同的价值观、目标或共同利益来建立协调关系等。

三、健康治理学与相关学科的关系

（一）与卫生事业管理学的关系

卫生事业管理是按照卫生事业的特点，对卫生资源进行优化配置，对卫生事业的组织体系、系统活动和社会措施进行管理。卫生事业管理学是研究卫生事业发展规律和宏观卫生发展规划，寻求最佳卫生服务，科学合理地配置和使用卫生资源，最大限度满足人们医疗预防保健需求的一门学科。

卫生事业管理学与健康治理学的学科特点较为相似，两者都强调理论性和实践性，需要学习和借鉴多门学科的理论、方法和知识，并交叉应用，同时还需要在实践中不断发展这些理论、方法和知识，其目的也都是推动卫生事业健康发展和使人民健康水平得到提高。但二者也有一定的差别。

在研究内容上，卫生事业管理学更加侧重于研究卫生事业发展规律，主要是围绕整体卫生系统内部的运行、发展、改革而展开，探寻卫生系统如何能够提供最优质的卫生服务，优化配置和使用卫生资源，最大限度地满足人们对医疗卫生服务的需求；但健康治理学的研究内容更加广泛，不局限于卫生系统，还包括卫生系统以外的所有和健康问题相关的系统，揭示卫生健康复杂系统的形成、发展和演化的规律，着重研究搭建新的健康治理模式和实施全民健康战略。在研究方法上，卫生事业管理学的研究方法主要是运用自然科学和社会科学的研究成果对卫生事业进行管理，主要是借鉴管理学、社会学以及卫生统计学等学科的理论以及方法；而健康治理学的研究方法更为丰富和多样，除了借鉴管理学、社会学等传统学科之外，还结合了数学、物理和计算机等理科的方法，会从整体论和还原论相结合的视角去分析和模拟系统。

（二）与健康管理学的关系

健康管理是以人的健康为中心，长期连续、周而复始、螺旋上升的全人、全程、全方位的健康服务。它主要是针对健康需求和健康资源进行计划、组织、指挥、协调和控制的过程，也就是对个体和群体健康进行全面监测、分析、评估，提供健康咨询和指导及对健康危险因素进行干预的过程。

健康管理虽然与健康治理只有一字之差，但是相关学科的研究内容却大不相同。健康管理学主要是基于流行病学、临床医学、医学统计、循证医学以及健康教育等相关学科的理论和方法。而健康治理学则是更侧重于系统科学、经济学和公共管理学的理论与方法。健康治理学更侧重于宏观理念和制度框架等方面的研究，以围绕人类健康和福祉为目的，确保一切政策、策略和行动都在应对和解决健康问题。而健康管理学更偏向研究微观的健康管理工具和技术问题，研究以健康体检为前提、健康评估为手段、健康促进为目的的相关问题。另外，二者的行动参与主体也有所不同，健康治理强调多元参与的主体，而健康管理主体主要侧重于机构和企业。

（三）与健康经济学的关系

健康经济学是运用经济学的原理调整健康经济活动和经济关系，以实现卫生健康资源的优化配置的一门学科。健康经济学主要研究健康及其衍生服务的供给与需求，并运用经济学的研究方法分析健康的价值以及产出效率等问题，为日常生活中人们的健康行为提供经济学分析方法，并通过经济方面的政策效应影响大众践行更加丰富的健康行为。

从总体的学科研究内容来看，健康治理学与健康经济学均是围绕卫生健康资源配置，协调产业发展，以及解决人类健康问题而展开研究的学科。但是在学科研究的理论与方法上，健康治理更具有交叉学科的属性，而健康经济学则具有明显的经济学特征。另外，健康治理学突破了健康经济学中供给与需求、政府与市场之间的二元对立的研究范式，以卫生健康复杂系统为研究对象，除了传统的卫生部门和机构之外，还研究各类与健康相关的非卫生部门组织和机构间的动态关联关系和制度演化。

本章案例——三明医改

三明市是福建省下辖地级市，曾经其医疗领域的深层次乱象频发，医疗系统不堪重负。2011年年底，原任福建省药监局副局长、福建省医改办副主任的詹积富，调任三明市副市长并主持医改工作。

一、三明医疗改革背景

（一）改革背景制度

2009年，中共中央、国务院向社会发布了《国务院关于深化医药卫生体制改革的意见》，该意见中提到要有效减轻居民就医费用负担，切实缓解"看病难、看病贵"的近期目标，以及"建立健全覆盖城乡居民的基本医疗卫生制度，为群众提供安全、有效、方便、价廉的医疗卫生服务"的长远目标，这标志着新一轮医疗改革正式启动。虽然国家及政府已出台支持性政策，然而在最初医疗改革实施的那几年，重构医疗服务体系走得十分艰难，全国各地医疗改革都在摸着石头过河，公立医院改革也进展缓慢。

（二）三明市基本情况

三明市地处内陆山区，其地理和自然条件优异，拥有丰富的矿产资源和土地资源，凭借其得天独厚的自然条件，三明市在历史发展中成为一座工业城市。

2011年年末，三明市常住人口为251万人，0~14岁人口为405 997人，占16.22%；15~59岁人口为1 757 586人，占70.21%；60岁及以上人口为339 805人，占13.57%，其中65岁及以上人口为239 642人，占9.57%。在医疗卫生资源方面，其拥有各类卫生机构801个，其中医院33个，卫生院122个，疾病预防控制中心13个，妇幼保健院（所、站）11个；拥有病床总数10 842张，卫生技术人员12 701人，全市医疗总费用为16.9亿元，其中药品耗材费用10.2亿元，医务性收入6.7亿元，职工医保统筹基金收不抵支2亿余元，欠付全市22家公立医院医药费1 748万余元[①]。

（三）三明市医疗系统面临的问题

首先，三明市是一座因三线建设而兴起的工业城市，是福建省的老牌工业基地

---

① 数据来源：三明市第六次全国人口普查主要数据公报。

之一。但随着新经济发展，三明市的青壮年人口外流情况突出，导致"未富先老"现象明显，城镇职工医保赡养比远远超过风险线。2011 年，城镇职工赡养比为2.06∶1，医保基金欠付全市 22 家公立医院医药费 1 700 多万元，医保基金严重收不抵支，面临医保基金"穿底"的风险，这是三明市不得不进行医疗改革的主要原因，这是一场倒逼的改革。

其次，"以药养医"模式积弊已久。2011 年，全市 22 家县级以上的医院合计医疗总费用为 16.9 亿元，其中药品耗材费用为 10.2 亿元，医务性收入为 6.7 亿元，较 2000 年增长了 4.4 倍①。由于当时三明市药品仍实行 15%加成率，药商用"高定价、大回扣"等方式进入药品目录，医院则采购进价高的药，导致药价虚高，医疗费用每年呈现两位数增长，年均增幅为 17.92%。

最后，此时的公立医院改革缓慢、效果并不明显。三明市先后有八个公立医院院长被查出涉及贪污腐败，医院院长存在部分责任缺失。公立医院公益性功能减弱，患者抱怨看病难、看病贵等问题使得三明市的医疗系统濒临崩溃。

二、三明医改的基本历程

詹积富，福建省尤溪县人，中央党校本科行政管理专业毕业。先前担任过福建省食品药品监督管理局副局长、三明市药品监督管理局局长。2011 年年底，詹积富作为三明任副市长主动提出要主抓医改，并得到时任市长邓本元的支持。

詹积富表示："医药行业很特殊，水很深，是要去斗争的。要我分管可以，必须满足几个条件：第一，不要让我管农业农村，我集中精力抓医改；第二，医疗、医保、医药、人社和卫生等跟医改有关的部门，都要由我一个人来分管；第三，医改是一场没有硝烟的战争，所有医改的事由我詹积富一个人来承担；第四，如果决策错了，责任我来承担，并及时纠正。如果有成效，那是市委市政府的正确领导。"邓本元同意了詹积富的要求，并且财政里关于医保基金的部分都由詹积富一并管理，从而改变了"九龙治水"的局面。

（一）2012—2013 年，三明市重整旗鼓，堵住"以药养医"

2012 年 2 月，詹积富组织召开第一次医改动员会，三明市发改委、卫生局、人社局、财政局等代表出席，会上他提出三明医改顶层设计的"三回归"原则——公立机构回归到公益性质，医生回归到看病角色，药品回归到治病功能。经此次会议后，三明市深化医药体制改革领导小组办公室全面统筹改革工作，把涉及公立医院改革的有关医药、医保、医疗等职能部门归口管理，形成了高效的改革决策和推进

---

① 数据来源：国家医疗保障局. "星星之火"燎原神州后，三明医改再出发 [EB/OL]. (2021-03-30) [2022-08-30]. http://www.nhsa.gov.cn/art/2021/3/30/art_14_4789.html.

机制。这些标志着三明医改正式启动，同时也奠定了三医联动的基础。

詹积富最开始聚焦于药品流通领域的乱象，并主导三明医改的第一次破冰。2012 年 4 月，三明市将福建省第八批药品集中采购中标药品目录的 129 种辅助性、营养性且历史上疑似产生过高额回扣的药品品规，列为第一批重点跟踪监控对象，同时发布规定：凡采购使用这 129 种品规的全市 22 家公立医院，需医院院长审批签字、开具处方医生签字备案且公布采购数量。出乎意料的是这个规定实施后，仅监控当月，药品费用支出后就下降了 173 万元。统计报表显示，全市 22 家公立医院药品费用环比下降 1 673.03 万元，占整个三明市月用药金额的 20% 左右，一年约节省 2 亿元。

在对用药品种进行重点监控取得一定效果后，三明市决定在 2013 年全面取消药品加成，实行县级以上医院药品零差率销售，决定切断医院与药品、医生与医药代表之间的利益链条，建立医药费用管控机制。2013 年 6 月，三明要求严格执行药品"两票制"，即按照"药品生产企业—配送企业—医疗机构"模式，减少药品中间的流通环节。2013 年 10 月，三明市实行"一品两规"，对各医院使用的辅助性、营养性药品使用情况实时监控，对各级医院次均门诊、住院费用进行控制，对普通门诊一次处方用量进行限制；对各级医院大型设备检查阳性率实行下限控制，对医疗设备检查费用占医疗总费用的比重明确上限要求。

由于挤压了药品耗材价格虚高水分，节约了医保支出，医保有空间进行医疗服务的调整，于是三明市在医疗服务方面推出了一系列措施：建立公立医院政府投入机制，明确政府承担提供公共卫生和基本医疗卫生的责任；政府负责公立医疗机构基础建设和大型设备购置；实行医院院长年薪制，即公立医疗机构的书记、院长、总会计师的工资由政府进行考核并发放，医院职工诊查、护理、手术、治疗、药事服务费等专业服务在收入计算中的比例得以提升。另外，要求严格监控医务人员执业行为，建立治理医药购销领域商业贿赂院长负责制，严格控制"大检查"和"大处方"等。

2013 年 7 月，三明市成立医疗保障基金管理中心，并且实行市级统筹，城乡居民医保实现参保范围、缴费标准、待遇水平、基金管理、经办服务、信息管理"六统一"；职工医保和居民医保实现用药目录、诊疗目录、服务标准"三统一"。推翻事实上处于中心位置的医保过去只能被动支付的现实，解决长期以来重复参保、政策执行不一致、管理成本较高、资金使用效益低等问题，重新确定医保在"三医"中的位置。

（二）2014—2015 年，引起高层积极重视，三明医改开启新篇章

在三明医改正式实施前，詹积富聘请时任福建财政厅社保处处长余增长担任三明市深化医药卫生体制改革工作的首席顾问。他们收集整理了三明市公立医院三年以来的财务报表，摸清全市的公立医院情况，推出公立医院综合改革实施方案。几个月后改革成效显现，余增长将三明医改的材料汇报到中央，引起了国家高层的重视。詹积富在国务院进行工作汇报，领导对他的汇报颇感兴趣。时任国务院副总理刘延东前往三明市考察并随机挑选医院进行调研，肯定了三明医改采取的措施和取得的成效。

三明医改的阶段性成功，引起了全国各地广泛的关注和讨论。2014 年，各地到三明市进行调研、考察、采访医改工作的团队数累计 300 余批次，三明市安排医改团队 20 多批赴重庆、天津等地作医改工作经验专题报告。

2015 年，三明市的医改迎来新的挑战。由于三明市自身社会、经济、人口等发展状况等自身因素影响医改持续推进，在改革发展与推动过程中，逐渐暴露和显现了一些问题，如药品耗材议价能力十分有限、薪酬改革或导致"以医养医"、医保控费功能尚需完善、以质量为导向的分级诊疗体系值得探索、医改可持续发展的动力尚需挖掘等。

为进一步推进医改工作，三明市印发《中共三明市委、三明市人民政府关于进一步深化医药卫生体制改革工作的意见》，这标志着三明医改进入系统性升级阶段，三明市将医改重点围绕体制、药品、医院和医护人员等展开。其通过建立巡诊培训制度、组建医疗联合体、推进医师多点执业和家庭医生基层签约服务等，进一步落实分级诊疗制度。与以往相比，首先，继续理顺医疗服务价格，降低检查化验等物化性价格，提高诊察护理、手术治疗等医务性价格，使医院收入的结构更加科学合理。其次，鼓励各级医疗卫生机构与养老院等养老机构、社区和家庭签订健康服务协定，定期上门为老年人提供包括健康咨询、检查、诊治、护理、康复及临终关怀等一系列服务。最后，在继续做好药品限价采购的基础上，坚持"为用而采、去除灰色、价格真实"的采购原则，对全市医疗卫生机构临床使用的医用耗材全部实行集中招标采购。

2015 年 6 月，由世界卫生组织西太区主任申英秀、世界卫生组织驻华代表施贺德、世界卫生组织驻华代表处负责人马丁组成的专家团到三明市调研医改，世界卫生组织的代表们与三明市政府相关负责人进行座谈，并考察三明市医疗保障基金管理中心、三明市第一医院、尤溪县医院等单位。申英秀表示，三明的医改领导有方，改革有力度、有创新，成效很显著，对中国医改很有借鉴意义，也为其他地区深化

医改探索出宝贵的经验。

（三）2016—2017 年，三明市新一轮医改，体制再次突破创新

2016 年 8 月，全国卫生与健康大会召开。此时三明市正探寻下一步的改革方向，国家提出的大健康观念为三明市未来的改革提供了新的思路——迈入"治未病、大健康"阶段。三明医改进入关注"医防融合"的阶段，逐步推动医疗卫生服务的重心由后端治疗转向前端预防，强化全生命周期卫生健康服务。

2016 年年中，詹积富改任福建省新成立的医疗保障管理委员会办公室主任、福建省财政厅副厅长。离开三明市前，詹积富推动成立三明市医疗保障局。原有的医疗保障基金管理中心改为医疗保障局，使得医保系统变成独立的行政机构，将分设在人社、卫计、财政、医保管理中心等部门的职责进行整合，同时将药品采购职能并入医保管理中心，这也是后来成立的国家医保局的原型。

三明市还在国务院医改办、原国家卫生计生委的指导下成立"三明联盟"，即药品联合采购，三明市与宁波、乌海、玉溪、珠海等城市建立药品采购联盟。这是最早探索药品集采跨区域联合的采购平台，构建涵盖药品、耗材、中药饮片等相关采购服务，实现联采、交易、结算与监管全流程一体化，为此后国家层面推动的"4+7"药品集采积累了经验。

2017 年，三明市拓展改革路径，以组建总医院为载体，全面建设紧密型医联体，将市县两级医院医护人员的收入和下基层坐诊情况挂钩。县乡村医疗卫生机构人员整合之后，医疗服务体系对慢病患者开展一体化的管理，有效推动医疗资源下沉和分级诊疗落到实处。此外，三明市将医保资金、财政投入按人头打包给医共体，总额包干、超支不补、结余留用。三明市在总医院的架构下，专门设立由医院、疾控、妇幼等单位人员组成的医防融合办公室，负责普及健康知识、加强健康管控、推进健康干预等公共卫生服务工作。

三明市全面推行医疗处方、运动处方和健康处方"三处方"制度，打破公共卫生和医疗服务条块分割、脱节的局面，将健康服务重心由后端的治疗向前端的预防转移。

（四）2019—2022 年，三明继续奋力前行，全国深入推广实践

2019 年，三明市将疾病诊断相关分组（Diagnosis Related Groups，DRGs）的相关指标纳入医联体考核，直接和院长的薪酬挂钩，绩效考核奖励资金从 2018 年的 5 000 万元提高到 7 000 万元，纳入总医院工资总额用于分配，有效促进医院主动加强管理；同时加强 DRGs 智能审核软件建设，优化 DRGs 患者院内出院业务流程，患者出院可当日结算并依需要提供住院清单；调整 DRGs 收付费政策，规定超过病

种标准个人自付部分由医院承担，实际医疗费用低于病种组标准的，差额的个人自付部分由基金承担，让政策更加人性化、合理化。

2021年3月，习近平总书记视察福建省三明市时强调健康是幸福生活最重要的指标，三明医改经验体现了人民至上、敢为人先，其经验值得各地借鉴。2021年9月，三明市委市政府印发《三明市实施"六大工程"推进医改再出发行动方案》，通过实施全民健康管护体系完善工程、公立医疗机构薪酬制度完善工程、卫生健康人才培养工程、医疗服务能力提升工程、医防融合提升工程及中医药健康促进工程，让三明医改继续在全国医改中走前头、做示范，为人民健康提供可靠保障。

2022年5月，国务院办公厅印发《深化医药卫生体制改革2022年重点工作任务》（以下简称《任务》），明确全面推进健康中国建设，深入推广三明医改经验，深化医疗、医保、医药联动改革，持续推动从以治病为中心转变为以人民健康为中心，持续推进解决看病难、看病贵的问题。

三、三明医改的成效

通过不懈努力，三明市医改初步取得患者、医院、医生、医保基金等多方共赢的成效。主要表现在：一是健康上水平得到提高，人均预期寿命由2010年的75.29岁提高至2021年的80.02岁；二是群众得实惠，城镇职工医保住院患者次均费用实际报销比例由2011年的72.26%提高到2021年的75.02%，城乡居民医保住院患者由2011年的46.25%提高到2021年的67.56%；三是医生受激励，三明公立医院的工资总额由2011年的3.82亿元增加到了2021年的19.56亿元，10年来增长了4.1倍，同时医务人员平均年薪从5.65万元增加到16.93万元；四是医院得到发展，三明市县级以上公立医院总收入由2011年的16.9亿元增加到了2021年的35.3亿元，10年来增长了1.1倍，医疗服务性收入占比从18.4%提高到2021年的43.1%（图2-1），10年来增长了24.7个百分点，药品耗材收入占比从60.08%下降到2021年的30.4%，体现医疗服务质量和医疗服务水平的关联指标稳中向好，新技术、新项目大幅增长；五是医保可持续，在赡养比逐年下降的情况下，全市城镇职工医保连续8年保持盈余，累计结余7.14亿元①。

---

① 数据来源：张自然.三明医改10年 | 5图深度剖析［EB/OL］.（2022-10-12）［2022-10-13］. https://mp.weixin.qq.com/.

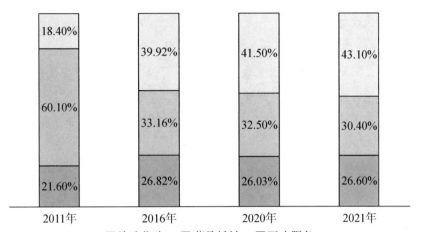

图 2-1　2011—2021 年三明市医院收入结构变化

表 2-1 为三明市二级以上公立医院医务人员年薪发放情况。

表 2-1　三明市二级以上公立医院医务人员年薪发放情况

项目	2011 年	2016 年	2019 年	2021 年
工资总量/亿元	3.82	9.83	14.06	19.56
平均年薪/万元	4.22	9.45	12.52	19.34

　　此外，围绕增加医疗卫生资源供给，优化医疗资源配置和布局，三明市通过建设紧密型城市医联体、县域医共体（图 2-2），在每个县组建总医院，整合医疗卫生资源，发挥资源最大配置效率，推动了卫生工作重心下移、资源下沉，改革取得了积极成效。但是总体来看，三明市在医疗服务能力、医院管理水平、人才队伍建设等方面还有很大的提升空间，特别是在扩大优质医疗资源供给方面，还需要在下一阶段的改革中加大力度，重点解决"不充分"的问题。图 2-3 为三明医改的主要内容。

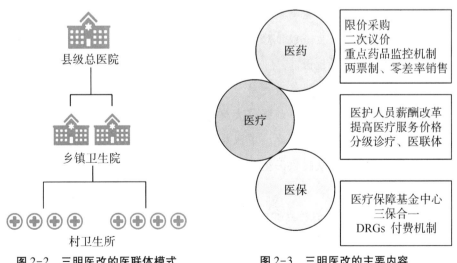

图 2-2　三明医改的医联体模式　　　　图 2-3　三明医改的主要内容

四、三明医改的实施经验

（一）建立医改责任机制，为改革和改革者担当

在改革中，三明市要求各级党政"一把手"下基层调研必看医改的点、必问医改的事、必解医改的难，特别是对重大改革方案，要亲自组织调研，大胆拍板决策。同时，医改领导小组从实际出发，大胆试、大胆闯，医保"九龙治水"局面被破除，不断拓展改革的深度和广度。

（二）抓住医改关键环节，敢啃体制机制"硬骨头"

三明市成立市医疗保障基金管理中心，实行基金市级统筹，市县机构垂管。以此为基础，福建省第一个成立了市医疗保障管理局，为福建全省改革提供了有益借鉴。

三明多措并举挤压药价虚高水分。一是建立跨地区药品采购"三明联盟"，通过区域联合采购优势以量换价。二是严格执行"两票制""一品两规"，遏制流通领域灰色交易。三是建立严格药品监管机制，规范诊疗行为，减少大处方、大检查。

三明市还创新制定了工资总额核定办法、院长目标年薪制、医院全员目标年薪制、年薪计算工分制，并向公立医院派驻总会计师等，在制度上规范医疗行为，同时，利用"治药"空间调整医疗服务价格，提高医疗劳务技术收入。

（三）改革永远在路上，向全民健康再出发

三明市建立内部管理高度统一的医联体，整合县域内所有公立医疗机构，打破行政、财政、人事等方面的壁垒，赋予总医院办医自主权；将医保资金、财政投入和基本公共卫生经费等，捆绑作为总医院的经费，并建立"总额预付、超支不补、结余留用"的机制。

在人才下沉上，建立医师定期驻乡驻村制度，把医生到基层服务的时间和成效作为年度考核、职称评定的重要依据。在病种下沉上，合理确定县乡村三级医疗机构诊疗病种目录，下派医生一般诊疗费按下级机构标准收，差额部分由医保基金全额补足，引导群众到基层就医。

三明市统筹推进居民健康促进行动、"全民健康四级共保"试点、家庭医生签约服务、居民健康档案等工作，加强重大疾病防控，增加健康服务供给，同时实施中医振兴发展工程，提高中药饮片、中医非药物疗法及康复门诊医保报销比例，建立基层中医服务区，为群众提供卫生与健康服务。

五、问题与思考

1. 结合本章健康治理的特点和功能，分析三明医改具体举措的优缺点。

2. 基于健康治理学研究的核心内容，提出未来推广三明医改需要开展哪些相关研究。

参考文献

[1] 柏杨，祝贺，马晓晨，等. 美国卫生体系整合模式探索及其对我国的启示 [J]. 中国卫生政策研究，2020，13（2）：46-52

[2] 成都市人民政府. 关于印发成都市长期照护保险制度试点方案的通知 [Z]. 成府函〔2017〕22 号. 2017-02-13.

[3] 成都市医疗保障局. 关于建立长期照护保险照护服务人员规范化培训制度的通知 [Z]. 成医保办〔2020〕38 号. 2020-5-28.

[4] 付梦雪，林琴，张夏梦，等. 成都市失能老年人口结构及对长期护理服务模式的启示 [J]. 世界最新医学信息文摘，2019，19（22）：225，228.

[5] 郭姣，王培玉，孙金海，等. 健康管理学 [M]. 北京：人民卫生出版社，2017.

[6] 郭林，杨植强. 奥巴马医疗保障制度改革综论 [J. 江汉论坛，2013（3）：125-129

[7] 国家统计局. 第七次全国人口普查公报 [R]. 2021.

[8] 国务院. 国务院关于引发"十四五"国家老龄事业发展和养老服务体系规划的通知 [Z]. 国发〔2021〕35 号. 2022-02-21.

[9] 国务院办公厅. 关于深化医药卫生体制改革 2022 年重点工作任务的通知 [Z]. 国办发〔2022〕14 号. 2022-05-22.

[10] 李昶达，韩跃红. 国外健康治理研究综述 [J]. 昆明理工大学学报（社会科学版），2017，17（6）：54-60

[11] 李汉卿. 协同治理理论探析 [J]. 理论月刊，2014（1）：138-142.

[12] 李鲁，吴群红，郭清，等. 社会医学 [M]. 5 版. 北京. 人民卫生出版社，2017.

[13] 李鲁. 社会医学 [M]. 4 版. 北京：人民卫生出版社，2012.

[14] 李琦，袁蓓蓓，何平，等. 英国"购买与提供分开"下的健康服务整合改革及启示 [J]. 中国卫生政策研究，2020，13（9）：22-26

[15] 梁万年. 卫生事业管理学 [M]. 北京：人民卫生出版社，2017

[16] 刘丽杭. 国际社会健康治理的理念与实践 [J]. 中国卫生政策研究，2015，

45

8（8）：69-75.

［17］鲁新，方鹏骞. 全球健康治理［M］. 北京：人民卫生出版社，2016.

［18］人力资源社会保障部办公厅. 人力资源社会保障办公厅关于开展长期护理保险制度试点的指导意见［Z］. 人社厅发〔2016〕80号. 2016-06-27.

［19］任洁，王德文. 健康治理：顶层设计、政策工具与经验借鉴［J］. 天津行政学院学报，2019，21（3）：86-95.

［20］唐钧，李军. 健康社会学视角下的整体健康观和健康管理［J］. 中国社会科学，2019（8）：130-148，207.

［21］新华网. 中华人民共和国国民经济和社会发展第十四个五年规划和2035年远景目标纲要［EB/OL］.（2021-03-13）［2022-09-13］. http://www.gov.cn/xinwen/2021-03/13/content_5592681.htm.

［22］医保局，财政部. 国家医保局 财政部关于扩大长期护理保险制度试点的指导意见［Z］. 医保发〔2020〕37号. 2020-09-10.

［23］于真. 论机制与机制研究［J］. 社会学研究，1989（3）：57-62.

［24］中国网. 中国城乡老年人生活状况第四次抽样调查结果公布［EB/OL］.（2016-10-09）［2022-10-10］. http://www.china.com.cn/newphoto/news/2016-10/09/content_39529020.htm.

［25］BARBAZZA，TELLO. A review of health governance：Definitions, dimensions and tools to govern［J］. Health policy，2014，116（1）：1-11.

［26］DON DE SAVIGNY，TAGHREED ADAM. Systems thinking for health systems strengthening［M］. France：Alliance for Health Policy and Systems Research & World Health Organization，2009.

［27］EVELYNE DE LEEUW. Engagement of sectors other than health in integrated health governance, policy, and action［J］. Annual review of public health. 2017，38，（1）：329-349.

［28］KICKBUSCH，ILONA，GLEICHER，et al. Governance for health in the 21st century［M］. Copenhagen：World Health Organization & Regional Office for Europe，2012.

［29］KRECH，KEVIN BUCKEET. The adelaide statement on health in all policies：Moving towards a shared governance for health and well-being［J］. Health promotion international，2010，25（2），60-258.

［30］MCQUEEN D V，WISMAR M，LIN V，et al. Intersectoral governance for health in all policies：Structures, actions and experiences［M］. Copenhagen & Denmark：

World Health Organization, Regional Office for Europe, 2012.

［31］SIDDIQI S, MASUD T I, NISHTAE S, et al. Framework for assessing governance of the health system in developing countries: Gateway to good governance ［J］. Health policy, 2009, 90 (1), 13-25.

［32］SCOTT L GREER, MICHELLE FALKENBACH, LGIGI SICILIANI, et al. From health in all policies to health for all policies ［J］. The lancet public health. 2022, 7 (8): e718-e720.

［33］BOSSERT T, BRINKERHOFF D. Health governance: Concepts, experiences, and programming options ［R］. Health systems, 2008.

［34］USAID. Health governance: concepts, experiences, and programming options. ［EB/OL］. (2008-02-29) ［2022-04-27］. https://www.hfgproject.org/health-governance-concepts-experience-programming-options/.

［35］［1］Listed N A. Primary health care. (International Conference on Primary Health Care Alma-Ata USSR 6-12 September 1978) ［J］. New York Who, 1978, 70 (11): 285-295.

［36］WHO Regional Office for Europe. Ottawa Charter for Health Promotion. Copenhagen ［C/OL］. 1986. https://apps.who.int/iris/handle/10665/349652.

［37］WHO & Government of South Australia. Adelaide statement on health in all policies: Moving towards a shared governance for health and well-being ［R/OL］. 2010. https://apps.who.int/iris/handle/10665/44365.

［38］WHO. The world health report 2000: Health systems: improving performance ［R］. World Health Organization, 2000.

［39］WHO. Everybody's business - strengthening health systems to improve health outcomes?: WHO's framework for action ［R/OL］. World Health Organization, 2007. https://apps.who.int/iris/handle/10665/43918.

［40］LAWRENCE E B, STEVEN N D. The New Palgrave Dictionary of Economics. Palgrave Macmillan, ［M］. New York: Palgrave Macmillan, 2008.

第二篇 理论与方法篇

第三章
健康治理的理论基础

本章要点内容：

1. 全面了解健康治理的理论基础构成；

2. 深入掌握健康治理各基础理论的核心内容与应用；

3. 学会运用健康治理基础理论分析健康治理问题。

健康治理的理念来源于多个交叉学科，目前学界尚未确立系统的健康治理的理论体系。本章重点介绍了系统科学、经济学以及治理的相关理论，作为支撑健康治理理论体系构建的基础（图 3-1）。

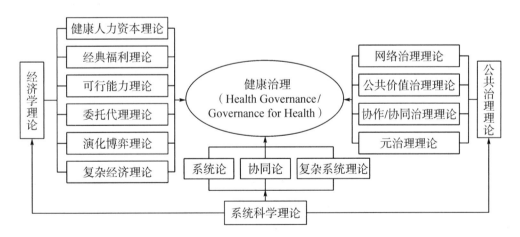

图 3-1　健康治理理论基础

51

第一节　系统科学理论概述

一、系统科学理论简介

系统科学是以复杂系统为研究对象的新兴交叉科学。随着人类社会的发展以及科学技术的不断进步，传统的基于还原论和机械论的认知理念无法解决日益复杂的社会问题和科学问题。系统科学与相对论、量子力学和基因学一起被认为是20世纪以来科学技术发展的四大基础。

在20世纪40—60年代发展形成的系统论、信息论和控制论，直接明确地把系统作为科学探索的对象。同时期出现的系统工程、系统分析、管理科学则是系统科学的应用。与经典科学的还原论和机械论不同，系统论主要从整体论和机体论的视角分析复杂系统的整体及其整体性开展定量的研究。控制论则主要研究系统的自调节稳定机制、反馈控制、信息通信等。信息论则把信息作为与物质、能量并列的三要素，开展相关的定量研究。

20世纪60—80年代进一步发展起来的耗散结构理论、协同论和超循环理论，从不同学科角度对于复杂系统中具有普适意义的自组织现象进行了研究，从宏观、微观以及两者的联系上探讨了系统通过自组织走向时空和功能有序的基本问题。它们强调系统通过自己组织起来形成结构、完成进化的机制。自组织是相对于它组织而言的。它组织是指组织指令和组织能力来自系统外部，而自组织则指系统在没有外部干预的条情况下，其内部子系统之间能够按照服务系统自持和发展的目标自动形成一定的结构或功能，具有内在性和自生性特点。系统的自组织特性并不意味着系统不需要系统外部的资源供给。自组织原理解释了在一定的外部能量流、信息流和物质流输入的条件下，系统会通过大量子系统之间的协同作用而形成新的时间、空间或功能有序结构。其中，耗散结构理论侧重系统产生的条件和机制，强调系统的开放、非平衡性、不可逆性和非线性等特点，研究系统如何通过涨落来达到有序导致自组织在远离平衡态下动态的、有序化的稳定结构，耗散结构理论认为演化先于存在。协同论则侧重研究系统如何通过内部子系统之间的协同和竞争形成结构的内在机制，强调远离平衡开放系统中各部分之间互相协作，形成整个系统有序结构的规律与理论。超循环理论则从生物学的角度研究生物大分子生成的自组织形式，假设从无生命到有生命过渡的桥梁。

20世纪80年代以来，尤其是进入21世纪后，非线性科学和复杂性科学研究的兴起，复杂系统的概念涵盖了物理、生物、社会经济与工程等许多具体领域，系统科学更加着眼于对它们性质和演化行为具有共性的基本规律的探索，包括具有代表性的分形理论和混沌理论。分形理论主要研究自然界复杂形状的几何规律以及复杂动态生长的规律和信息，为人们解决复杂问题开辟了一条新的途径。分形理论的应用不仅涉及自然科学和工程技术等领域，而且在社会经济领域也有所应用。混沌理论研究系统从有序走向混沌的规律，包括非线性确定性方程所蕴含的蝴蝶效应以及非线性系统的普遍演化规律。

上述理论支撑形成了复杂系统理论。近年来，复杂性科学也越来越多地被用来分析卫生健康系统，包括卫生健康系统的涌现、非线性（不可预测的）、多层次等特征以及通过复杂的自适应系统的角度来看待健康。复杂的自适应系统的特点表现为主体之间的非线性、自组织关系，这种关系会导致不确定性和意想不到的结果和行为，因此，整体大于其各部分的总和。

二、复杂系统的特点

复杂系统由许多相互作用的要素及子系统所组成。由于要素和子系统之间以及系统与系统外环境之间的相互作用，复杂系统也表示为复杂网络系统。复杂系统的复杂关系产生了系统的诸多特性，如动态性、层次性、非线性、自组织、自适应，等等。

（一）动态性

复杂系统是动态的，它意味着复杂系统是在不断变化的。变化在系统内部和系统之间以不同的速度和规模发生。以医疗卫生领域为例，我们从三个方面考虑医疗服务中的动态性：首先，人体是不断变化的，这一事实意味着医疗系统的关键输入（有临床问题的病人）和输出（临床干预后病人的状态）是动态的；其次，开展医疗服务的组织环境是动态的，不仅雇员在组织中是流动的，新的研究发现也提供了源源不断的循证证据，而技术进步则提供了新的临床和管理方法；第三，生活的社区和政治环境以及医疗机构的运作都在变化，也就是说，环境会随着经济周期、政治意识形态和选举周期的变化而变化。与其他系统（如航空）不同，复杂系统之所以成为一个危险的复杂系统，是因为其从业者面临着许多具有不确定性和变化程度不同的问题。

（二）层次性

复杂系统包括多个层次、众多的异构要素（components）和多种关系：①复杂系统是系统的系统，其中微观层次的过程嵌套在中观和宏观层次中，宏观结构产生于微观和中观动力学。②作为不同的特性，多个异构的要素与各种参与者和规则工作相关。行动者在资源和行动方向方面是异质的。规则和规则体系是复杂的组合，不能简化为单一的原则。③多元网络意味着各种行动者不仅被一种关系所束缚，而且还被其他社会关系所束缚。

（三）非线性

复杂性科学将非线性（non-linearity）系统描述为那些因果之间、"输入"和"输出"之间缺乏比例的系统，其中小的干扰会导致对初始条件非常敏感的大后果。非线性意味着效果很少与原因成正比。因为非线性系统中的各部分可能以许多方式相互作用，这些相互作用往往是"不可见或不能立即理解的意外序列"。在一个非线性系统中，小的偏差可能会产生巨大的、不可预测的、不规则的影响。这种非线性有两个重要的后果：首先，当有很多同时发生的非线性相互作用时，很难分析其各组成部分之间的因果关系；其次，从复杂系统的非线性性质，我们可以推断出它们是不可压缩的。非线性的概念具有实际意义，它意味着刺激和预期变化之间的路线步骤会以不可预测的方式在不同层次和尺度上跳跃，并且会以各种方式传播，因此不能保证有一个"完全连接的图形"。

（四）自组织

自组织（self-organization）可以被定义为一种自发的（不受外部系统的引导或指导）组织过程，即有组织结构的发展。自组织是相对于他组织而言的。如果一个系统靠外部指令而形成组织，就是他组织；如果不存在外部指令，系统按照相互默契的某种规则，各尽其责而又协调地自动地形成有序结构，就是自组织。自组织现象无论在自然界还是在人类社会中都普遍存在。我们可以将自组织理解为一个过程，在这个过程中，某种形式的全局秩序或从最初无序系统的个体或从要素之间的局部互动中产生，有以下特点：这个过程是自发的，它不是由系统内外的任何个体或要素指导或控制的；这个过程所遵循的规律及其初始条件可能是由个体或要素选择造成的。因此，它通常是非常稳健的，能够在重大的损害或扰动中存在和自我修复。

（五）自适应

作为复杂性理论在健康治理领域的应用之一，复杂的适应性系统（complex a-daptive system，CAS）由许多个体的自组织的元素组成，这些元素能够重新融入他人及其环境。整个系统可以被看作一个关系和相互作用的网络，其中整体远远超过各部分的总和。系统任何部分的变化，即使是单个元素的变化，也会导致相关元素和环境的反应和变化。因此，系统中任何一次干预的影响都无法完全被准确地预测，因为系统总是在响应和适应变化和个人的行为。希尔（Hill）通过 CAS 从全球健康治理与其他复杂适应系统的共同特点来审视全球健康治理。艾利斯（Eills）从 CAS 的角度思考，认为可以让医护人员采用全新的工作方式，通过持续改进和绩效管理实现质量改进治理。在国内，CAS 在治理方面已有环境、地方治理等方面的探索，但尚未应用到健康治理方面，主要作为理解影响因素及制度体系特征的理论工具应用于卫生服务体系、远程医疗、照护体系等卫生健康领域。

（六）涌现

在复杂系统中，涌现（emergence）可以表现为简单的要素必须以某种方式在大多数的情况下产生复杂的集体行为，换而言之，复杂系统显示的行为是由要素之间的相互作用导致。其行为是突发的，也就是说，系统的行为不能简单地从其要素的行为中推断出来。

因此如何以及何时发生这种情况是复杂系统研究面临的最简单但也是最深刻的问题，需要我们在系统整体的背景下观察每个部分来进行研究。一方面，当从一个大系统中取出一小部分，会使小部分的属性或大部分的属性发生很小的变化。另一方面，当一个系统具有全局涌现属性时，小部分的行为在孤立情况下与它是大系统的一部分时是不同的。如果把系统看作一个整体，而不是系统中的小部分，就可以确定具有全局涌现的系统是由相互依赖的部分组成的。因此，通过去除系统的一部分的效果来表征复杂系统，可能产生两种结果：第一种是该部分的属性受到影响，但其余部分不受影响；第二种是其余部分的属性受到移除部分的影响。作为一个真正的复杂系统的模型，后者才是最有吸引力的。这样一个系统有一个集体的行为，这个行为依赖于它所有部分的行为。

通过归纳复杂系统的特点，我们可以发现：第一，复杂性理论为研究复杂系统提供了一个视角，它不会将系统简化为单个要素。从复杂性理论的角度来看，系统各组成部分之间的相互作用对于研究系统非常重要。第二，正是系统要素的交互作用导致了系统的整体行为。复杂性理论承认，系统内的代理相互作用会产生这种行为。自组织是指代理之间的交互，涌现是指系统级的变化。第三，代理之间的交互不受中央控制。相互作用产生于个体代理人遵循简单规则，对环境变化的响应控制是分散的。第四，系统对周围环境开放。代理人与其周围环境的互动导致信息和人员的交流。这些交流会影响这些代理的交互方式。第五，代理对如何出现系统级更改的控制能力有限。因此，新的系统行为通常是不可预测的，很难追溯到特定的原因。

三、复杂系统理论在卫生健康领域的应用

近年来，复杂系统理论和相关的研究方法越来越多地应用到卫生健康领域，除了解决微观的临床医学、护理服务、循证实践、全科咨询决策等问题，也包括解决复杂的宏观问题，如卫生服务组织的变革、流行病学的因果"网络"，以及疾病的空间扩散和全球化对流行病的影响等。另外，复杂性理论在健康经济学中的价值在于挑战有关行为者利益和互动的假设，并要求考虑不确定性、多元性以及支撑经济评估的社会、政治和文化背景。常见的应用主要分为以下三种：

首先，复杂性理论作为概念性框架应用于研究方法和设计，包括使用复杂性理论对变量进行概念化，随后将其操作化，以确定复杂性的特征是否会影响工作人员的流失率，使用复杂性理论对工作环境进行概念化，以及使用复杂性理论对基层卫生组织进行概念化。这些研究表明，不同地区及文化背景卫生健康研究人员在如何明确使用复杂性理论作为概念框架方面存在着差异：一部分详细描述了他们使用的特征以及如何使用这些特征，而也有一部分则表示他们的研究纳入了复杂性框架，但没有描述哪些特征或如何使用复杂性。

其次，复杂性理论作为数据分析的框架。这些研究主要是定性分析，大多数是案例研究，包括分析中比较不同案例研究中的复杂性特征（如自组织、涌现），以及使用复杂性来对观察进行编码。

最后，复杂性理论作为研究结果的解释框架，包括使用复杂性来说明领导原则，解释临床管理以及假设为什么干预措施能改善疼痛控制。

总之，一方面，系统科学的理念直接用于探索人类的生命活动，处理卫生健康领域深层的多元复杂问题。另一方面，经济社会的很多制度都是复杂的秩序组合，具体的社会是由多种机制的组合来协调的，因此系统科学的理论与方法渗透到经济

和管理等其他学科领域中，是对复杂的互动过程、规则体系、监管机制和生成过程等进行的更深入详细的分析。这些学科的理论与方法也为健康治理的理论和实践提供了认识论和方法学的指导。

第二节　经济学理论

人类社会始终面对有限资源和无限需求的难题，同时这种难题又反过来影响人们的行为选择，从而形成以资源优化配置为目标的系列经济学思想和理论。健康并非通俗意义上的有形物品或者无形服务，当人们为了实现健康而进行资源分配时，传统经济学的分析手段就会存在一定的问题并需要新的理论将其探讨清楚：如何定义健康并将其纳入经济学分析中？如何将健康作为结果进行衡量？围绕健康进行资源配置时的微观行为理论基础以及与健康有关的宏观制度政策体系将会有什么变化？当我们讨论和实施健康治理的时候，也会面临如何进行资源分配以实现健康治理的目标，因此讨论健康治理，离不开相关经济学理论。

一、健康人力资本投资理论

在经济学领域，肯尼斯阿罗于1963年发表的《医疗保健中的不确定性与福利经济学》标志着新古典经济学开始正式从市场和经济发展的视角将健康纳入经典经济学范式之中。在分析时，学者们首先需要考虑的就是："健康"这样一个概念应当以一个什么样的标准予以刻画？而它又应当以一个什么样的形式和地位被接纳到经济学分析的体系中来？时至今日，不同领域不同流派的经济学者依然还在对这两个问题进行研究，以图形成一个独立的健康经济学分析范式，从理论上将健康经济学研究从对其他经济学学科的依附中分离出来。

肯尼斯阿罗的文章仅仅从文字的层面对涉及健康的医疗保险市场问题进行了初步的合乎经济学逻辑的抽象，正是因为这个原因，自从阿罗的文章发表后，学界对其的争议与讨论就一直没有停歇。在理论上率先创造性地解决和回答了上述两个问题的是格罗斯曼，在他1973年的博士论文中，其借鉴了加里贝克尔关于家庭经济分析的思路，将健康作为一种投资品的形式纳入人力资本投资的分析之中，拓展了旧的人力资本投资模型，最终形成了健康人力资本投资理论。

在这一理论中，最为引人瞩目的就是格罗斯曼对"健康"的理论抽象。格罗斯曼认为健康作为一种人力资本与当时流行的教育等人力资本的理论不同，因其具有潜在的延长生命周期的能力，健康人力资本变动影响的时间跨度显然更长；同时，格罗斯曼还进一步将健康需求同医疗服务需求进行了概念上的区分，这就在概念方面进行了区分：健康需求绝不能简单地等同于医疗服务的需求，医疗服务需求应当作为人们对健康的派生性需求来对待；因此在政策效应评估中，如果简单地将二者等同，通过医疗服务需求的测量来代替健康需求将不可避免地出现内生性问题，导致政策效应被错误地评估，使得健康治理成效的反馈出现错误和扭曲。

这是新古典学派对健康定义上的一个重大突破，但值得指出的是，如果我们将视野放宽，从多学科和历史的角度来看，这其实与世界范围内福利国家对于健康的定义和认识的发展密不可分，20 世纪之前的学术界普遍将健康归结为身体的一种无疾病症状的状态：只有通过医疗卫生服务，才可以消除疾病症状；随着人在社会生产中所扮演角色的地位不断提高，健康的概念也在不断进步，一个经典的概念就是世界卫生组织 1948 年在《组织法》中提出的对于健康的定义即"健康不仅为疾病或羸弱之消除，而系体格、精神与社会之完全状态"，随后 WHO 在 1986 年的《渥太华宪章》中将健康视为一种资源而非生活目标。对健康定义的拓展也丰富了健康的内涵；对健康的需求也就不能再以对医疗服务的需求来概括，这也与经济学对健康的探讨相互印证。在区分了健康需求和医疗需求之后，格罗兹曼通过数理推导进一步指出：在特殊的价格机制影响下，对医疗服务的投资增量并不能够完全地转化为对健康的投资增量，即过度的医疗并不能够带来实际健康的增益，这种增益主要是指经济学意义下个体行为导致的潜在经济收益。

二、经典福利理论与可行能力理论

从语源学上来说，福利最初是指"一段旅途的一帆风顺"。根据瑞柯斯琪（Rescher）的研究：福利（welfare）是指对人类福祉（well-being）的基本满足，包含健康动机和财富动机。在经典的福利经济理论中福利衡量的基础是效用（utility）古典经济学在效用与货币价值之间利用边际收益的概念将主观的效用映射为需求（demand）进而映射为市场交换中的货币价值，通过货币价值（willingness to pay）间接衡量经济主体间福利这一主观性很强的指标的变动情况。为此新古典学派发展出了一套十分完善且严密的数理体系，将效用与货币价值进行联系，这是新古典经济学的一个重要成就。现在绝大多数的微观经济学教科书便是从这个视角展开对经济学进行探讨的，其核心脉络就是"效用—需求—价格—福利"，因此经典福利理论试图建立一种货币价值和福利之间的对应，而这种对应是及时通过对效用进行定义来完成的。但是，最初的经典福利理论还有一个致命的缺陷，即效用假设的"特设性"问题，因为最早人们是直接假设了效用是以一种客观的实体存在的，即经济学教科书中经常提到的"基数效用论"，在这一观点下，效用的数值被赋予了绝对的意义，即可以进行加总，这样一种可加性保证了福利的存在，但由于"效用"并非一个实体性的存在，这种特设性的假定显然不符合科学的基本原则，因此就产生了第二代以帕累托最优原则和序数效用论为基础的第二代经典福利理论，最终完成了福利理论科学化的转型。

在经典福利理论下，健康被"效用化"了，如在格罗斯曼的模型中，健康作为一种投资品进入了个人的效用函数之中，得出其特定的需求函数（demand curve），同其他人力资本的投资品一道，在市场价格机制下供行为人进行权衡取舍。

随着世界范围内人们对于健康问题认识的不断深入，将健康转化为效用进行福利效应评价的做法受到越来越多的质疑，因为这种做法本质上是将健康转化成了货币价值进行研究，那么这里面自然而然会出现问题：健康能否用货币价值来衡量？如果存在一定的可行性，那么健康的产出中可以被货币价值衡量的部分能占到多少？这里我们可以做一个简单的微观经济学探索：健康价值货币化的过程中，一个最重要的部分就是将健康所带来的"效用"通过最优化模型映射为一个需求函数，建立起"需求-价格"之间的联系，通过"剩余"的概念反映出以货币价值衡量健康的福利水平。值得注意的是：将健康效用转化为需求函数的推导是一个条件极值的问题，即健康需求的转化是以货币禀赋量限制为前提的，用通俗的话来说就是"有钱才能满足自己的健康需求"，这就会导致健康需求函数以一个相对最优的健康水平为参照，这个相对最优的健康水平因为受制于货币要素禀赋，它同真正的个人发展最优的状态相比，往往具有一定的差距，因此在经典福利理论的框架下，它并不能够完全地显示一个人健康福利的变动情况，导致经济均衡分析时出现扭曲和偏离，所以我们需要一套更为接近健康本质的体系来衡量健康反映出的社会福利水平。

基于超福利主义（extra-welfare）的健康经济学中"能力-需要"研究范式主要由凯勒（Culyer）、瓦格·斯塔夫（Wagstaff）和森（Sen）等完成，其中以森提出的可行能力理论应用最为广泛。森基于对商品拜物教的反思以及古典经济学派的相关观点，提出了从商品背后更为本质的人类互动关系出发来考察经济发展过程中人类福利的此消彼长；相比于重视商品本身带来的"效用"，森更为注重一件商品给人带来的功能（functioning），更进一步地，是一个人在享受物质消费时将这种消费带来的商品转化为功能的差异，我们称之为能力（capability）。森定义的"能力"超越了货币禀赋对人类功能的束缚与异化，从一种批判性的更高的视角来看待人们的选择与消费的差异性——这种差异反映出了可行能力行动集（capabilities set）的大小。一个人的可行能力指的是此人有可能实现的、各种可能的功能性活动的组合。因此可行能力是一种自由，是实现各种可能的功能性活动组合的实质自由，即实现各种不同生活方式的自由。

森的可行能力理论21世纪以来得到了世界各国学者的高度重视，被广泛地应用于反贫困和健康的研究之中，在对健康的衡量和评定上，英国伯明翰大学开发出了可行能力量表即ICECAP用以评价患者的生命质量，与先前EQ-5D量表侧重于患者身体的生理指标不同，ICECAP更加重视考察患者个人在日常生活中的状态以及自由的程度，以便更侧重于反映患者的健康状况而不是医疗服务的成效。目前该量表已完成中国的本土化改造，相信未来在我国国民健康福利研究领域必将会有广泛的应用空间。

三、委托代理理论

如很多其他经济问题一样，健康经济学在对健康的概念进行理论化改造的同时，也在不断地关注个人和社会健康水平以及与之有关的其他经济问题。在对健康治理中"治理什么"的问题进行探讨后，我们接下来将进一步探讨"如何治理"的问题。这个问题涉及如何处理生产方和需求方之间的委托代理关系，这就给予了委托代理理论一个广阔的应用舞台。

委托代理理论最早被应用于研究私有制企业内部的组织生产行为，它也是对新古典经济学的一种修正。正如第一节所讲的，新古典经济学最为辉煌的功绩在于：它建立起了一套完备的"商品—效用—需求—均衡—福利"映射，但是值得指出的是，这种映射仍然存在着隐含的不足，问题就出在"需求—均衡"这一环节，因为这一环节需要生产部门的参与，在新古典的体系下供给需求之间的"均衡"符合"萨伊定律"，即生产决定需求这一定律在大萧条时期就开始被广泛地质疑，其中一个代表性的人物就是梅纳德凯恩斯。同时更为致命的是新古典经济学对于生产方的假定过于简单，因为其忽略了广泛存在于生产内部的控制权与所有权的分配和激励问题，因此正如光动力问题和"紫外灾难"是笼罩在18世纪经典物理学大厦上空的两朵乌云一样，生产问题从20世纪初也开始成为古典经济学大厦上空的乌云。其间不断有学者对此进行了理论上的探讨和创新，但随着20世纪50年代后非合作博弈等新方法的普及，生产问题的解决出现了新的契机，这就是委托代理理论。

委托代理理论和博弈论本质上是一样的,它们都是在某一个特定的信息结构下,在给定对方行动策略时,委托人和代理人选择各自行动集中最优的行动。只不过二者在概念的表述上稍有差异,委托代理讲的是"激励相容原则和参与约束原则",对应到博弈论中就是序贯博弈中寻找贝叶斯子博弈精炼均衡的一系列条件。但值得指出的是,委托代理理论中的"激励相容"原则和具有演化意味的"价值共创"并不相同:共创更强调过程性,这个过程是尊重事实的,就是实际案例中具体干了什么就是什么,他也不强调个人行为的理性,共创反倒认为理性即正确的选择恰恰是在不断地实践过程中习得的,具有有限理性的特点;而委托代理中的激励相容更多的是一种指导的思想,但显然委托代理理论更注重均衡,是过程的一个结果。因此,更注重均衡导致的一个重要的后果就是:在进行委托代理分析时,一定要指定一个路径或机制,这个路径或机制在数学上能保证这样一个均衡被推导出来。因此,在复杂的实际问题研究中,这个机制往往是最重要的也是最有争议性的,一个最鲜明的例子就是 Cho-Kreps 直观标准;同时,为了满足不同形式,不同条件的均衡存在还有更多这样的标准。目前,学者普遍对于这些标准的争议很大,因为在数学上能推导出来并不意味着在实际中就很有道理。

目前,委托代理理论也经过改造被用于医疗卫生领域的分析之中。与传统产业不同,医疗卫生领域中存在着高度信息垄断的市场,医疗服务机构与患者之间的信息不对称,往往使得医疗服务的需求方不得不偿付大量的信息租金,以获得一定效用的医疗服务,同时理论和医疗服务实践也同样表明:在这样一种信息不对称的结构下,竞争的引入反而会促进有关部门的信息垄断,加剧过度医疗的问题,增加公共卫生负担。因此,基于信息经济学的观点,学界提出了一种基于治理理论(stewardship theory)的治理模式,这是一种脱胎于经典委托-代理理论的新范式。传统的委托代理理论强调效用代理人利润最大化以及其与委托人之间的合约结构关系,治理理论则突破了传统关于代理人的行为假设,在该理论的假设下,代理人的行为已不仅仅拘泥于追求个人目标,实现其自身价值的最大化,他们更着眼于其自身价值同委托人价值之间的统一性,在完成委托人交办的任务时,代理人与委托人双方就获得了福利改进。鉴于该理论对代理人行为假定与公共卫生领域各主体行为的相合性,治理理论已经被广泛用于分析发展中国家医疗卫生系统的改革变迁,以及多主体参与的全球健康治理进程。

四、演化博弈与复杂经济理论

运用过程性的演化视角分析经济现象是 20 世纪后期经济学理论研究经济治理问题的新潮流、新方向。但一个新的理论方法的出现并不是简单孤立的,如果结合经济分析方法的发展史,我们可以清楚地看到,在研究时借鉴生物演化的思想,并非经济学理论的突然变革。相反,经济学中运用演化的思想来研究经济问题具有深厚的历史渊源,19 世纪新古典经济学的集大成者马歇尔就曾指出:经济学的最终归宿不是物理学,而是生物学。20 世纪 50 年代,随着新古典经济学静态分析方法在理论上日臻完善,对于静态分析的反思和质疑也因其对于经济问题分析的局限性与日俱增。在当时,一个最具有挑战性的问题就是:如何在不确定性的条件下继续进行最优化的分析,古典学派给出的解决方案是利用风险偏好函数将不确定的效用变成确定的,从而继续在原有框架下进行分析,这就是目前大部分微观经济学教科书中都要涉及的"不确定性理论"部分。相对于古典学派的修修补补,著名经济学家阿尔钦对此有不同的见解,他主张应当从经济人行为假定开始进行变动,通过演化的思想将个体决策的过程在群体和时间维度上进行延长从而保证均衡的可及性,从那时起,演化思想开始在经济学研究领域生根发芽,不断影响着新的分析手段的形成,其中最具代表性的就是演化博弈论和复杂经济学理论。

演化博弈论是当今博弈论体系中一个重要的分支,相比起古典经济学理论,博弈论更加注重考察个体行为之间的相互影响,拓展了古典经济学中关于"外部性"的分析与探索。博弈论中最为经典的纳什均衡(Nash equilibrium)就是一种策略性的均衡,在这个博弈中,每个人的不同选择都会影响到彼此选择的收益(pay off)。但值得注意的是由于纳什均衡推导假定的严格性,在保证其均衡存在时,这些均衡可能会具有不可置信的威胁,从而使均衡策略无法达到。因此自 20 世纪 50 年代纳什均衡被提出以来,就不断有学者对这种均衡进行修正和精炼,以期得到更加稳定的纳什均衡,演化博弈正是通过借鉴生物学中生物"优胜劣汰"的思想,在有限理性的框架下,在动态演进的过程中寻求长期条件下稳定的纳什均衡。

作为对纳什均衡的一种精炼办法,演化博弈最初也遇到了相似的悖论,即各方采用最优策略组合所得的收益要比双方合作带来的收益要低。例如,在古诺双寡头垄断下,双寡头所缔结的卡特尔组织不稳定,但是普遍的现象告诉我们,在一定状态下应当要将合作作为考察经济发展问题的出发点,而对于违反常识的理论结论应当进行一定的修正,在处理合作这一问题上,演化博弈论提出了新的博弈规则即

"赢存输弃"策略；同时，由于演化博弈中涉及的个体众多，因此特定的网络拓扑结构也对演化博弈的合作形式有着重要的影响，学界目前对此也进行了广泛地讨论。同时近年来，在演化博弈框架下关于医药监管问题的研究也在不断涌现，但这些研究并没有深入地讨论监管机构与医药企业等主体之间的复杂网络关系，这也是下一步演化博弈模型在健康治理问题中应用的一个重要方向。

复杂经济学由美国著名经济学家布莱恩·阿瑟提出，在他看来，可以将经济系统作为复杂系统进行研究。复杂系统是由相互作用的个体组成的系统，这些个体根据它们相互创造的结果而改变它们的行动和策略。与经典的经济学理论不同，复杂经济学认为非均衡状态才是经济的自然状态，不仅是因为经济总是面临着外部冲击或外界影响，还因为非均衡本身就产生于经济的内部，而关于内生的非均衡出现的原因，阿瑟则将其概括为根本的不确定性和技术创新或技术变革两个方面。同时，复杂经济学也对于传统经济分析中的理性提出了质疑。复杂经济学认为，演绎推理将被归纳推理所取代。经济学中假定的理性类型是完美的、合乎逻辑的、演绎的理性，虽然在对理论问题求解时非常有效，但在面对复杂情况时这种完美理性或演绎理性就会表现得力不从心：一是因为"人类的理性是有限理性"，二则因为"有限理性的行为主体行动或决策的依据来自主观信念"。因此在复杂或不确定的情况下，当人们不能完全依靠演绎推理或无法对问题进行完备的界定时，人们会利用环境提供的线索，形成具有自身特点的、可预测的假想性模式或推理方法来填补其理解中的空白，这种行为就是归纳性的。

与传统的信息经济学和新制度经济学的分析不同，复杂经济学更侧重于将经济作为复杂进化系统来解释国家治理体系及健康治理体系对于不断变化的外部环境的适应及应对不同问题的策略调整。复杂经济学的分析并不局限于建构一个理想的健康治理范式来分析其经济效率，而是着重于研究在发展中的健康治理体系及其未来的演化方向，从历史发展的视角，分析健康治理体系的前世和今生，并从中发现未来的发展趋势以及演化动力。复杂经济学以系统观念为基础发展出了自组织理论，包括耗散结构理论、超循环理论等形式，社会中的各个子系统通过网络协同变化，一起构成了经济生活演化的微观进程。从历史的角度看，我国卫生健康制度就是一个不断演化发展的过程，随着我国的经济制度以及政策环境的不断改变，产生于该体系内部矛盾的发展动力开始支配着这个体系不断随着环境的变化一同演进，因此，我们在分析系统演进的过程时，既要把握系统外部的环境因素，更要把握自组是系统内部产生的制度耦合，这既是理解我国卫生制度变迁的一把钥匙，也是解决我国卫生领域突出问题的关键一步。

第三节　公共治理理论

近年来，公共管理在传统管理理论的基础上提出了治理的理念，打破了政府与市场的二元对立的分析框架，更加强调政府、企业以及社会组织等多元参与，深入探讨共同创造、提供和分享社会价值的制度和机制。

一、治理的定义和内涵

治理（governance）一词最初起源于古希腊，原为控制、引导和操纵之意。20世纪末，西方学者赋予"治理"新的含义，与传统的政府（government）相比较，治理主张政府放权和向社会授权，实现多主体、多中心治理等政治和治理多元化。治理逐渐成为指导公共管理实践的一种新理论。

治理的概念最早出现在 1989 年世界银行报告中。随后，治理理论逐渐发源并渗透多个学科领域，包括政治经济学、国际关系学、公共管理学、公共政策分析、比较政治学，因此其内涵也包罗万象，各不相同。另外，由于不同国家的政治经济文化背景的不同，不同国家的学者对治理的定义也有所不同。关于治理的定义纷繁复杂，有些把治理定义为制度结构框架，有些把治理定义为动态的治理过程和功能，还有些把治理定义为程序或决策的机制，或者制度设计和管理战略等。

全球治理委员会（The Commission on Global Governance）在 1995 年发表的《我们的全球伙伴关系》的研究报告中提出："治理是各种公共的或私人的个人和机构管理其共同事务的诸多方式的总和。它是使相互冲突的或不同的利益得以调和并且采取联合行动的持续的过程。这既包括有权迫使人们服从的正式制度和规则，也包括各种人们同意或以为符合其利益的非正式的制度安排。"

世界银行（2000 年）将治理视为经济政策的制定和实施、服务的提供以及公共资源和监管权力的负责任的使用。其他定义涉及政府如何与其他部门和公民联系。美国国际开发署（USAID）认为治理"涉及政府发展高效、有效和负责任的公共管理过程的能力，该过程向公民参与开放，加强而不是削弱政府的民主制度"。奥利里等将治理定义为在私人、公共及公共部门引导影响决策和行为过程的手段。更为具体而言，治理是协调、检测活动的方式，能够使合作伙伴各方得以生存下来。治理理论的主要创始人之一罗西瑙（Rosenau）在其《没有政府统治的治理》和《21

世纪的治理》等文章中将治理定义为一系列活动领域里的管理机制，虽然它们未得到正式授权，但却能有效发挥作用，既包括政府机制，也包含非正式、非政府的机制。不同于统治，治理指的是一种由共同的目标支持且不须依靠国家的强制力量来实现的活动，管理这些活动的主体不一定是政府。

格里·斯托克总结了治理的五个内容：一是治理中主体出自政府，但不仅限于政府。假设某个机构在某种程度上获得了公共的认可，即可成为相应层面的权力中心。二是国家和社会、公私部门之间权责不清的情况，可能会发生在治理社会经济问题的过程中。三是参与治理的公共机构在集体行动中存在权力依赖。四是自主自治网络会形成于治理主体之间。五是治理过程中，特定目标能否达成的关键并不在于政府的权力与命令。

近年来，国内学者将治理定义为"官方的或民间的公共管理组织在一个既定的范围内运用公共权威维持秩序，满足公众的需要"，"治理是一个公共管理活动和公共管理过程"。党的十八届三中全会提出，全面深化改革的总目标是完善和发展中国特色社会主义制度，推进国家治理体系和治理能力现代化。国家治理意味着管理主体的多元化、沟通方式的平行化、执行机制的自愿化，意味着官民对社会事务的合作共治，意味着国家与社会关系的最佳状态。

当治理主体不再局限于政府时，多中心治理（polycentric governance）使得治理内容更加丰富了。"多中心"一词由英国社会学家迈克尔·博兰尼提出。他在《自由的逻辑》一书中区分了两种社会秩序，即存在一个权威的指挥的秩序和一个多中心的秩序。多中心治理是在多中心概念的基础上发展而来的。多中心是指借助多个而非单一权力中心和组织体制治理公共事物，提供公共服务，强调参与者的互动过程和能动创立治理规则、治理形态，其中自发秩序或自主治理是其基础。多中心治理系统的特点是决策中心具有一定的自主权，可以独立行动，同时通过连接过程与其他决策中心互动并受到其影响，包括合作、竞争、冲突和冲突解决。这些系统的半自治、多样性和连通性被理论化，实际上，多中心治理系统往往是无计划的，而不是为实现这些好处而精心设计的结果。在现有的多中心治理文献中，各种类型的权力关系被忽视或被描绘为一种外力，但参与者和决策中心之间的权力不平衡是影响治理体系的出现、结构、演变、绩效和结果的内在因素。

总之，治理主要探讨广泛的社会协调模式及其演变规律，不仅指狭义上的国家主权、司法政治、官僚或层级组织等社会组织模式，也不局限于分析事物的因果关系，而是侧重治理过程和变化。治理的最终目标就是创造条件以保障社会秩序和集体行动，社会协调是指促使相互依存的不同社会机构共同合作以实现特定社会（经

65

济、政治等）目标的方式，包括为促进集体目标实现的政府（等级）和政府外（非等级）机构的具体配置。与传统的公共管理相比，治理理论更适用于研究解决复杂的现实问题。在卫生健康领域，"治理"无论是其强调的领导、管理、监督还是治理本身都被一再认定是卫生系统理论和框架的核心功能。

二、网络治理理论

网络（network）概念在社会科学领域被广泛使用，是社会科学的主要前沿之一，也越来越多地被应用于政策分析。网络从广义上可以被理解为一组由各种关系直接或间接连接的社会实体，包括三个方面的内涵：被用作描述社会结构的经验工具；被视为一种特定类型的社会结构；用以描述和分析的治理形式，也就是协调社会活动的形式。公共管理和政策领域通常通过治理形式来讨论网络。

（一）网络治理的定义和内涵

网络治理（network governance）由 20 世纪八九十年代兴起的"社交网络""网络组织"衍生而来，是指具有自主性的组织间，通过有机或非正式的协调形式进行交流与合作，这种形式与组织内部的官僚结构和组织之间的正式合同关系形成对比。网络治理由自治组织组成，其涉及一系列精选、持续、结构化的组织。精选指网络成员通常并不构成整个行业，行业中相互间具有吸引力的组织形成一个组合并在彼此之间频繁接触。持续指网络成员在一段时间内反复工作。其合作形式本质是一系列交换，这些交换由网络结构推动，并反过来重新构造网络结构。从此意义上来说，网络治理不是静态的实体，而是一个动态的组织过程。结构化指网络内的交换既不是随机的，也不是统一的，而是模式化的。这些网络内的组织基于隐性和开放式协议来创建产品或服务，以适应环境突发事件、协调和保障交流。在需要联合活动的任务中，它们一体运作；在其他领域，这些组织或许会成为激烈的竞争对手。

网络是一组稳定的、制度化的关系，涉及所有部门——政府部门、营利机构和非营利组织的参与，它们相互依存，交换资源（如资金、信息、专业知识）以解决复杂的公共问题。与组织不同，网络必须在没有等级制度或所有权的情况下进行治理。此外，网络参与者通常对网络层面的目标有有限的正式责任，对规则和程序的遵守完全是自愿的。因此，网络治理形式在很大程度上依赖社会协调和控制，如职业社会化、集体制裁和声誉，而不是权威或法律追索。

与科层制度和市场相比，网络治理强调多元参与主体，倡导参与者之间的互动，并加强对公共政策制定和实施的共同理解和提出创新解决方案。然而，网络治理作为一种替代性治理模式，它的出现并没有完全取代科层制度和市场机制。虽然科层制度和市场形式的治理仍很广泛和普遍，但网络治理在解决越来越复杂的公共问题方面具有较强的优势。从科层制度到网络治理的变化标志着政府的核心职能从直接提供公共服务到管理合作伙伴网络的变化。

国内关于网络治理的理论工作还处于起步阶段，主要是基于西方的概念。大多数国内相关研究主要介绍的是西方文献中网络治理的主要概念及其在中国背景下的可能意义，并接受网络治理作为理解公共治理的一种范式，其内容为：网络治理的核心价值，如多元主体、协作与合议、责任共担，并基于对我国治理问题的反思，主张将这种网络模式应用于中国的公共治理。

（二）网络治理模式

网络作为独立的治理形式，可以将其描述为具有独特的结构特征、冲突解决模式、合法性基础等。网络治理包括三种基本模式：共享参与（shared participant-governed networks）、领导组织（Lead Organization-Governed Networks，LO）和网络行政组织（Network Administration Organization，NAO）。每种形式在实践中被利用的原因各不相同，没有一种模式是普遍优越或有效的；相反，每一种形式都有其特定的优势和劣势，导致的结果可能取决于所选择的形式。

最简单和最常见的形式是共享网络治理。这种形式是由网络成员自己管理的，没有单独的管理实体。共享治理网络可以是正式的，如通过指定的组织代表的定期会议，或者是非正式的，通过那些与网络有利害关系的人的持续但不协调的努力来完成。共享治理网络可以是高度分散的，涉及大多数或所有网络成员在管理过程中的相对平等的互动。参与者共同治理的网络完全依赖于所有组织或组成网络的一个重要子集的参与和承诺。网络参与者自己负责管理内部网络关系和运作，以及与资助者、政府和客户等团体的外部关系。

虽然共享网络治理可能涉及许多或所有网络成员，但也有不利于这种分散的、集体的自我治理的情况，这些情况会导致共享治理存在低效率，此时网络治理可以通过"领导组织"进行。LO 的网络可能是高度集中的，由一个网络成员作为领导组织通过该组织对网络进行管理。在市场关系中，LO 模式经常发生在纵向的供需关系中，特别是当有一个强大的、通常是大的买方/供应商/出资者和几个较弱的、较小的供应商/买方时，LO 模式也可以发生在横向多边网络中，最常见的是一个有足够的资源、合法的组织来发挥主导作用。

67

网络治理的第三种形式是 NAO 模式，主要是建立一个单独的行政实体专门管理网络及其活动。虽然网络成员之间仍有互动，但与领导组织模式一样，NAO 模式是集中式的。NAO 在协调和维持网络方面发挥着关键作用。然而，与领导组织模式不同的是，NAO 不为网络组织成员提供服务，相反，网络是由外部管理的，NAO 是通过授权或由成员自己建立的，其唯一目的是进行网络管理。NAO 可以是一个政府实体，也可以是一个非营利组织，即使网络成员是营利性公司。NAO 的规模可能不大，可以只由一个人组成，这个人通常被称为网络促进者或经纪人，也可能是一个正式的组织，由执行董事、工作人员和董事会组成，在一个独立的办公室里运作；后一种形式可以作为一种机制，用于增强网络的合法性，处理独特和复杂的网络层面的问题和议题，并降低共同治理的复杂性。政府管理的 NAO 通常是在网络刚形成时建立的，目的是通过有针对性的资助和网络促进来刺激其发展，并确保网络目标的实现。

（三）卫生健康领域的网络治理

在卫生健康服务领域中，最常见的网络治理模式是 LO 模式，包括临床护理、急救护理和公共卫生网络等。网络成员中有一个核心机构承担着网络领导者的角色，在网络成员和关键资源的流动中处于中心位置。比如，在社区卫生体系中，它可能是医院或卫生诊所；在精神卫生体系中，它可能是社区精神卫生中心；在地方卫生政策体系中，它可能是地方卫生部门。NAO 模式也比较常见，尤其是社区护理项目似乎大多为 NAO 模式。地方政府作为行政实体可以通过拨款等形式参与其中，研究表明，强有力的行政管理有助于实现网络目标。共享参与网络通常被认为是建立"社区能力"的重要方式，但因这种治理通常具有网络密度高、合作伙伴少、共识程度和信任度高等特点，因此在卫生领域中相对比较少见且成功的案例不多。除了上述三种模式，混合形式的网络治理也很常见，尤其是共享参与 NAO 混合的网络治理模式。这种治理模式主要针对复杂性、不确定性和不平等性非常高的情况。不同的网络治理模式在治理效率、灵活性以及稳定性方面也有所不同。

三、公共价值治理

（一）公共价值的定义和内涵

摩尔（Moore）在 1995 年首先提出了公共价值（public value）的概念，并把公共价值作为组织和公共部门战略管理的重要基础。他认为公共价值是公众对政府的期望集合，政府需要不断深化对公共价值的理解，适应外部环境的变化，不断调整组织行为，以创造公共价值。公共价值的核心是公众偏好，公共价值是通过一系列手段表达的价值集合。公共价值不是个体性价值观的汇聚，而是公域范畴里具有内在性且客观存在的价值观和具有外在性且拥有关系属性的价值观的总称。公域范畴意味着公共价值并不限定于由政府来创造，私营部门和非营利组织都可成为创建公共价值的主体。

博兹曼（Bozeman）则认为公共价值是社会的公共价值，是提供规范性共识的内容，且主要着重强调政策或社会层面，明确公民享有的权益以及公民对社会、国家的义务，这是政府和政策应遵守的根本原则。同时他提出了公共价值失效的概念，当市场和公共部门都不能提供所需的商品和服务时就会出现公共价值失效，将其与市场失灵和政府失灵相对比，进一步识别出公共价值失灵的情况，并构造出公共价值失灵的框架。梅恩哈特（Meynhardt）则对公共价值的评价进行了补充，依靠心理学理论推导出公共价值的维度。

具体的公共价值包括效率、效果、社会和政治认可的期望结果、程序正义和实体正义等。它可以包括社会或政策方面的公共价值标准，也可以包括心理学方面的标准及其他重要的价值标准，所有这些都可以用来评估公共价值。公共价值主要来源于服务、产出和信任三个方面。其中公共服务的价值主要是指顾客满意度、组织文化及其公平要素的价值集合；产出的价值主要是组织长远战略目标的实现，而信任价值与合法性相关，包括社会信任水平和对制度信任的倾向等。王学军等人也将公共价值分为结果主导的公共价值和共识主导的公共价值，为进一步深化公共价值研究提供了概念框架和逻辑基础。

（二）公共价值治理的内涵

公共价值治理（public value governance），早期也叫公共价值管理，是以实现公共价值为核心目标，包括个体或者公共服务生产者选择的总和。它是对新公共服务理论和网络化治理理论的继承和拓展，强调在公共价值追求过程中的协商网络和服务递送。公共价值治理理论一方面体现了网络化治理的特点，另一方面也强调在公共价值治理过程中，建立开放的、灵活的公共服务获取和递送机制。公共价值治理的基本思想是为了做出合法化的决策和判断，有必要让所有的利益相关者都参与近来，分享某些价值观和承诺，实现追求公共价值的核心目标。

公共价值治理的基本内涵强调了以下两点内容：首先，强调公共价值的重要性，公共价值治理更加强调政府以追求公共价值为目标而不仅仅是追求经济、效率、效益；同时由于公共价值具有多样性、复杂性和冲突性的特点，不仅涉及治理的效率和效益，而且涉及道德、民主、合法性的问题。其次，认识到政府作为公共价值的保障者的特殊作用，其被赋予召集人、催化剂和合作者的身份——有时引导，有时划桨，有时合作，有时置身事外，并帮助维持和提高系统的整体效率、能力和问责制。

公共价值治理也应重视民主和合作治理。公共价值治理更加倾向于利益相关者的广泛参与和建立高效的协商渠道，注重与非营利组织、企业、媒体和公民合作以实现公共目标、创造公共价值，基本思想是为了做出合法化的决策和判断，让所有的利益相关者都参与进来。同时，在完善公共价值创造和评估测量方法上，治理加强了该理论的实用性，尤其是近年来新兴的网络治理为公共价值治理提供了一种新的治理形式，网络化的治理需要通过复杂的网络发展和更多自下而上的决策方法，使许多无组织的人和少数有组织的人都有参与的空间，治理者和被治理者之间能够持续交流，以实现更广泛的民主愿景。

总之，与传统的公共行政管理和新公共管理相比，公共价值治理的优势在于重新定义了如何应对效率、问责和公平的挑战。公共价值治理在理论上暂时突破了传统公共行政学的核心理论假设，缓和了效率与公共性之间长期存在的矛盾。

（三）在卫生健康领域的公共价值治理

在卫生健康领域，传统的公共价值内涵包括质量、可及性和可负担性。这三个问题的确切含义都会随着具体问题不同而变化。医疗保健市场的发展、引入和形成需要很长时间，在此期间，组织、市场机制、专业人士和决策者往往需要不断地重新配置，以实现特定的公共价值，因此，公共价值不是由政治"定义"的，不是在政策目标中"制定"的，也不是由政策行动者"实施"的，而是在政策工具（如市场工具）和卫生健康实践中的主流价值观的动态互动过程中形成的。

公共价值观会影响到健康领域内相关政策决策的合理性，这些卫生政策的制定随着时间的推移开始向公众转移，利用公众的公共价值观制定公共政策、卫生政策及有关卫生事项，并反过来影响公共价值观的形成。健康领域内公共价值是否产生，涉及健康与疾病是否有价值，并影响到不同的卫生状态及其公共价值描述。公众的健康和福祉可以视为成本，也可以视为投资，通过创造公共价值、利用伙伴关系、循证健康来描述组织、社区间的联系，进一步构建公众的公共价值。基于公共价值出发的健康与福祉，符合公众的利益，也符合健康治理的本质。中国目前的"医联体"和"三医联动"政策的制定与实施都体现了在大健康的维护与促进中各政府部门间以及全社会联动合作的治理理念，也为进一步探索基于公共价值的健康治理奠定了基础。

四、协作治理与协同治理

（一）协作治理与协同治理的内涵

协作治理（collaborative governance）与协同治理（synergistic governance）在很多时候被等同使用，也有学者将协作治理翻译为协同治理，但二者的内涵和理论基础略有不同。

协作治理主要是指不同部门之间的伙伴合作关系，更加关注跨部门合作伙伴之间的利他行为，在实现共同目标的过程中，能够自愿帮助其他合作伙伴实现其私人目标。有学者认为协作治理的概念与政府间合作密切相关，是民主制度治理的新范式，安思尔（Ansell）和卡什（Gash）认为协作治理是一种治理安排，是由一个或多个公共机构直接让非国家利益相关者参与正式的、以共识为导向的、经过深思熟虑的集体决策过程，旨在制定或实施公共政策或管理公共项目或资产，这一定义将协作治理理解为由政府发起的正式安排，政府和非政府利益相关者共同参与。结合管理实践中强调的跨界，协作治理还可以包括国家、私营部门、社区等多方的关系，以及正式或非正式的安排。

而协同治理的理论基础是系统科学中的协同论。这里的协同是一种状态，反映的是整体之下的各个部分之间彼此影响、彼此耦合、彼此合作、彼此竞争的态势，强调的是多方利益共存、信息共享、共同行动的局面。协同强调整合，协同不是简单的分工与合作，而是基于一定的制度、程序和规则，实现资源与力量的整合，从而达到影响系统整体的效果，即协同效应（synergistic effect）。协同效应是指由于协同作用而产生的结果，是指复杂开放系统中因大量子系统相互作用而产生的整体效应或集体效应。

协作治理和协同治理都强调政府、市场和社会等多元主体充分利用各自的资源优势，共同行动，有效处理公共事务的动态治理过程。同时，二者也都强调其作为一种治理战略的合作和协调，在实践过程中都要求充分展现各个利益主体的诉求，通过彼此间的协作和协同，发挥多方作用，以便能够实现共同目标和系统的功能。治理的多元参与主体首先必须理解如何进行共同决策，以制定规范其行为和关系的规则，创造组织结构，通过共享的权力安排，在行为和目标上达到一致。这些观念位于协作和协同的核心，其中还包括谈判和承诺过程、参与性决策、共享的权力安排以及问题的解决等。

（二）协作与协同治理的分析机制

艾默生（Emerson）认为协作治理分析的机制可分为系统要素、驱动力、协作动力（参与原则、共同动机、共同行动能力）、协作行动产出、协作结果。其中系统要素是指形成协作和协同治理环境的影响因素，包括资源条件、政策法律框架、未能解决的问题、权力关系、网络连接、冲突和信任程度、经济社会文化环境等。外部环境为协作治理创造了机会，同样也通过各种各样的制度等为协作行动的开展带来了限制。

驱动力可通过领导力、激励机制、依赖性和不确定性来展现。协作动力对协作治理的展开至关重要，其中重要的组成部分包括参与原则、共享动机和共同行动能力。协作行动产出包括多个方面，如制定政策措施（新的法律或法规）、整合外部资源、执行新的管理实践等。协作结果具体是指协作带来的影响，可能包括由协作行动开发的新社会产品或技术创新的附加值，会对经济、文化、社会等带来长期或短期的影响，我们有时很难对其进行衡量。

最初推动协作关系的建立来自外部环境中多个参与主体的影响。协作治理环境形成之后，多个参与方之间采取非线性、交互的方式相互协作产生了行动，从而又对整体的协作治理环境造成影响，并逐步完善成为一个自适应的系统。

与协作治理分析机制类似，协同治理更强调把多元治理主体看作整体系统中的各个子系统，通过彼此间的非线性协调配合，不断调整整体系统的结构并保持其稳定和可持续运作，从而实现单个子系统无法实现的协同效应。在分析时，首先需要找到起决定作用的本质因素与非本质因素、必然因素与偶然因素、关键因素与次要因素，把握整个治理系统的发展方向。并通过测算治理系统各子系统或要素之间的协同程度，分析系统耦合的条件，建立合理的机制。

同时，协同治理开展的前提是有一个开放的社会系统中，拥有多元化治理主体，以及多元化的治理权威。协同治理发生在社会系统内的子系统与子系统之间，强调政府不再仅仅依靠强制力，而更多的是通过政府与企业、社会组织等之间的协商对话、相互合作等方式建立伙伴关系来治理社会公共事务。因此，自组织间的协同对社会系统功能的发挥具有重要作用。

（三）卫生健康领域的协作与协同治理

协作治理和协同治理在卫生健康的相关领域都得到大量应用和研究。在环境治理方面，将协作和协同治理主要应用到城市社区供水的公平性，研究碳交易方案在政府与多方参与者的协作治理模式等。在健康治理方面协作治理也得到实践应用，具体通过协作平台来进行展现，如孕产妇、新生儿和儿童健康伙伴关系平台（Partnership for Maternal，Newborn and Child Health）是一个超过 75 个国家的 700 多个组织组成的多部门联盟，该平台促进多方利益相关者的行动，以改善母亲、新生儿以及儿童和青少年的健康。Live Well Colorado 是一个由地方多部门社区联盟组成用于解决肥胖问题的双向平台。非传染性疾病行动论坛（Forum for Action on Non-Communicable Disease）是一个由泛美卫生组织赞助的多部门平台，负责促进区域、次区域和国家层面的合作行动，以应对非传染性疾病。

在中国，协作和协同治理在卫生健康领域的应用主要体现为医疗卫生资源配置，例如，医疗、医保和医药从各自发展到整体协同的过程，"三医"之间基于共同的行动规则，以期实现健康绩效。在体医融合方面，体育资源和医疗资源的结合，能够积极推进全民健身和健康中国战略，这一过程中健康需求方与供给方的各类主体通过协同治理能够有效破除部门的羁绊，有效打破"体不懂医、医不懂体"的困境。另外，在医患纠纷方面，协作和协同治理能够保证患者、医院和医生正当的权益不受侵害，促进医患关系的和谐共处，维持医疗的基本秩序。

73

五、元治理理论

虽然网络治理在一定程度上可以弥补科层治理和市场治理面临的政府失灵和市场失灵的不足，但是网络的结构相对不稳定，以及网络治理中对信任的过度依赖和合作协调机制的动态性等，也会导致网络治理失灵的现象。同时，在解决很多问题上网络治理的效率有时也不如层级或者市场。不仅如此，单纯的科层治理、市场治理以及网络治理都无法有效解决越来越复杂的公共事务问题。因此，21 世纪以来，元治理（Meta-governance）的概念出现了。元治理强调的不是解决单一具体的行动或制度，而是改善治理条件和规范框架，澄清和协调价值冲突，聚焦于政治权威如何通过法律、组织结构、制度策略及其他政治战略促进和引导治理自身组织体系的建设和完善。

（一）元治理的定义

元治理的概念最早由鲍勃·杰索普（Bob Jessop）于 1997 年提出，他认为元治理是"协调不同形式的治理，并确保它们之间最小的一致性"。之后，他归纳出

"元交换"（个别市场的反思性再设计，或通过调整运营和组织范式进行的市场间关系反思性重置）、"元组织"（不同组织机构共存、竞争合作、共同进化的条件）、"元层级"（自组织的条件构成）。进一步地，他定义"元治理"是治理中的治理，包含了最广义的治理所需的条件，描述为"治理的组织条件"，通过对科层治理、网络治理和市场治理的重新交接和组合，以获得较好的协调效果，包括管理当前协调模式的多样性和复杂的层次结构，定义跨越角色和功能的新边界，创建链接设备，支持新组织诞生，确定适当的牵头组织，设计机构制度，制定共同愿景以促进不同领域的自组织发展，协调自组织的目标和行动。

元治理的定义涉及治理机制的整合，其实践或多或少是在无政府市场交易、层级组织、政府间组织、企业间组织等不同领域中产生，元治理实践可以指导不同治理模式的持续发展。由于不同国家社会中治理机制广泛分散，我们需要建立适当的宏观组织和系统间能力，以应对复杂动态的变化，同时又不损害国家的基本一致性和完整性。我们可以观察到在元治理概念出现后，治理者的功能角色发生了很大变化，从强调层级的纵向位置转变为与多主体同级的横向位置；从计划非参与转变为主动参与，转变的过程中注重政府在治理过程中的影响力、指挥力和控制力。因为各国政府正面对着日益复杂的相互依存关系，意识到单一主体主导的治理模式无法解决问题，纷纷试图通过参与协调机制来提高其政治能力，同时从三种治理模式入手，通过元治理实践来制定政策。

（二）元治理的内涵

1. 元治理的主体

政府在元治理的诸多方面起着主要作用，原因在于：①政府能够提供治理的基本规则和监管秩序，确保不同的治理体制和机制的兼容性或一致性；②担当政策社群间对话的主要组织者；③调动相对垄断的组织情报和信息，以形成认知期望；④整合社会系统和社会凝聚力，通过加强较弱势力或系统来重新平衡权力差异；⑤尝试通过修改身份、改变策略能力，改善不同策略背景下的个体和集体活动者对相关利益的自我认知，并因此改变他们的策略及其影响；⑥承担治理失败的政治责任。

虽然元治理以政府为主导，但市场治理、科层治理和网络治理仍然存在。一方面，市场竞争将通过合作来平衡，无形的手将与有形的握手相结合。另一方面，国家不再是主权当局，它成为多元指导体系中的一个参与者，并为谈判进程贡献自己独特的资源。随着网络、伙伴关系和其他经济和政治治理模式的范围不断扩大，官方机构只能算是一种优势。国家（政府）的参与不再强调等级和权力集中，信息交流和协商将成为合法化的关键来源，政府的影响力取决于其作为集体情报的主要来源和调停者的作用，也取决于其对经济资源或合法性的控制。

2. 元治理的方式

元治理是一种间接形式的自上而下的治理，有四种方式：①自我建构的方式，即塑造政治、经济和制度等自我治理的环境；②故事叙述的方式，即利用社会建构的方法，致力于集体认同的构建和共同利益共享的愿景；③建立和促进自治机构和网络的方式，如通过激励机制、财务和行政行为等途径来实现；④参与的方式，元治理者仅是诸多集体协商解决共同问题的角色之一。

3. 元治理的策略

元治理的策略是协调不同的治理模式，避免不同模式间可能产生的对立和冲突，促进治理模式间协同互补。一是通过应用其他两种治理类型的元素来支持选定的治理类型，并且保护它不受其他两种治理模式的破坏，简言之保持治理模式间的关联关系。如对不同的治理主体，即政府（国家或公共部门）、企业（市场或私有部门）、公民社会（非营利机构或第三部门），以政府为主的科层治理模式有利于解决实际冲突，以公民社会为主的网络治理能够为解决问题提供尽可能多的思路和方法；同时，以企业为主的市场治理能够激发公民社会的参与的积极性。因此，不同治理模式各具优势，充分把握彼此间的关联关系，促进协作，以便能发挥协同效应。二是客观地结合使用并管理不同治理模式，在不同的阶段，以政府为主体的"元治理"影响不同，需要随时根据情况转变为不同的模式，如当科层治理模式界定的规则无法得到利益相关方的认同时，就可开启网络治理模式，集思广益以便能够得到共识。

（三）卫生健康领域的元治理

元治理理论作为一种研究工具，能够帮助政策制定者深刻认识市场、层级制度和网络不同治理模式的权力和责任安排。在医疗服务、医疗体制改革等方面均得到实践和应用，如我国三明医改构建了由党委、政府担任元治理主体，在政府内部建立起跨部门治理的机制，充分发挥政府在宏观决策层面的重要作用。国际上，英国国家医疗服务体系（NHS England）作为元治理主体，整合初级、中级和社区护理，为新型服务模式的开发提供资金和政策支持，展开多机构协作，提高服务效率和改善护理质量。

总之，上述从政府、企业以及社会组织等不同层面发展出来的价值和治理理论虽然侧重点各有不同，但都对健康治理的理念产生了深远的影响。这些理论总体上都强调了当今社会在解决日益复杂的社会问题方面，政府、市场和社会组织围绕共同的价值目标开展多元参与，呈现出多中心和网络化的特点，为健康治理提供了理论依据和指导。

本章案例——糖尿病协同治理

一、当前我国糖尿病防治与管理现状

糖尿病是一种多发于中老年人群的慢性非传染性疾病，现已严重威胁全球公众健康，是全球重大公共卫生和卫生服务挑战之一。随着社会老龄化程度不断加深，我国中老年人群慢性非传染性疾病（以下简称"慢病"）的发病率也在逐年攀升。据《中国居民营养与慢性病状况报告（2020 年）》以及《中国健康管理与健康产业发展报告》，截至 2019 年年底，我国 40 岁及以上居民高胆固醇血症患病率为 8.2%；慢性阻塞性肺疾病患病率为 13.6%，而 2015 年这一数值为 9.9%，实际增加超过了三分之一。那么，保守估计，我国目前慢病患者规模已达到 3 亿左右，慢病患者数目庞大，他们是非常需要关注的群体。

慢病作为我国未来医药体系改革亟待解决的难题，党和政府历来也对其管控持续关注，加强重视，从《"健康中国 2030"规划纲要》到《"十四五"卫生与健康规划》，均提到要将慢病防控作为重要工作目标和战略任务，强调慢病的重中之重在于有效防治，更关键在于"防"。但实际中慢病防控的"预防前移，重心下移"的方针未能得到很好的落实，慢病健康管理仍呈现出"重治轻防"的特点，慢病管理体系建设还存在着进步的空间。为什么会频出类似的问题？这就需要关注到各主体的关系与协同模式。社会、医院及患者作为一个系统在实施慢病健康管理的过程中缺乏有效的联系与协同，进而影响了各主体间的健康价值创造交互过程，使得慢病管理的成效大打折扣，而在医疗服务机构、医药企业、政府以及患者等主体共同参与配合下，慢病健康管理的价值产出才会进一步提升。

二、糖尿病管理的主要模式

由于糖尿病的病理特征，患者需要长时间接受药物治疗以及多方共同护理，若其血糖控制效果不佳，则会导致患者出现并发症的情况。因此，世界各国均在探索有效的糖尿病疾病管理模式，以促进疾病管理的健康产出，提升患者的生活质量。糖尿病作为慢性病的主要代表，相关的管理模式主要依据有以下两种：

慢性病护理模式（Chronic Care Model，CCM），着重于医疗服务的六个部分：组织/系统支持、临床信息系统、服务系统设计、决策支持、自我管理支持和社区资源。虽然该模式的前四个部分涉及实践策略，但最后两个部分却是专门以病人为中心。更具体的，服务系统设计部分需要包括能够支持两个或更多慢性病患者信息、提供面对面的启动访问、患者的知情权和许可授权、与患者共享的详细护理计划以及通过指定团队成员进行持续性护理；决策支持部分包括全面护理管理（全面评估需求）和过渡性护理管理（提供者/专业之间的过渡）；自我管理支持和社区资源部分要求患者有紧急获得护理的机会，医疗服务提供者必须全天候响应患者提出的紧急需求。近年来，人们提出了另外两个要素——加强医护人员的个案管理支持和促进家庭支持。

图 3-2 是以糖尿病患者为中心的 CCM 框架。CCM 慢性护理模式的主要成员支持糖尿病患者实现自我管理的临床目标。沟通是多向的（箭头），但要根据患者的个人需求进行调整。模式可以设计成在短期内（如6个月）提供高强度的管理，也可以设计成纵向的综合护理计划的一部分。在这种模式下，患者得到一个跨学科团队的支持，该团队与专业的糖尿病照护者保持沟通。其中，团队会议的目的是在收到所有学科的意见后制订下周的护理计划。

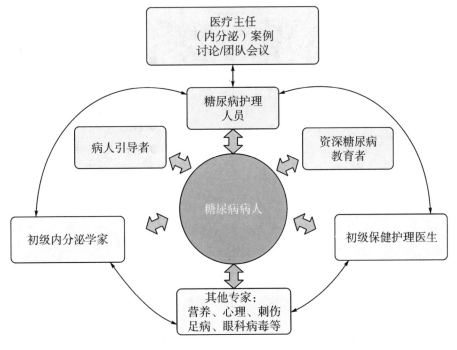

图 3-2　糖尿病 CCM 框架

世界卫生组织在 CCM 的基础上，又发展出了慢性病创新护理（Innovative Care for Chronic Conditions, ICCC），基本组成部分包括患者（微观）、组织/社区（中观）和政策（宏观）层面。相比 CCM 的主要特点是其纳入了卫生政策视角，可作为系统比较分析和确定良好范例的参考，它强调在特定的人口/地理背景下充分利用现有卫生资源；与此相呼应的是，制定综合护理战略和建立卫生服务网络对于慢性病管理至关重要。更具体的，在患者（微观）层面主要有患者和家庭、医疗卫生团队、社区支持者，慢性病的积极结果只有在患者和家庭、社区支持者和医疗团队一起工作时才能实现；中观层面的医疗卫生组织可以创造一个环境使改善慢性病的措施能够系统化和可持续，考虑到慢性病患者绝大部分时间生活在社区内，而中观的社区资源可以填补医疗机构缺位的服务空白；宏观层面的政策是政府或行政部门实现价值观、原则和总体战略的有力手段，积极的慢病管控政策可以减轻慢性病的负担，可以极大地影响人群健康。具体内容可以参见图 3-3。

78

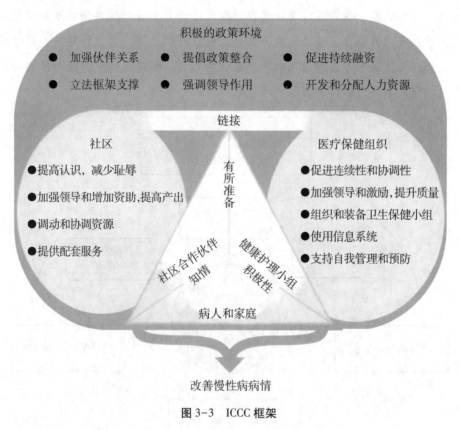

图 3-3　ICCC 框架

三、糖尿病的协同治理

新医改以来，我国卫生健康体系正在从"以疾病为中心""以医院为中心"的传统模式向"以健康为中心""以患者为中心"的包括预防、保健、诊断、治疗和康复的医学全流程协同治理模式转变。这个进程中包含着传统医疗体系的"货币价值"归一向着现代化健康治理的"公共健康价值"归一的重大转变，这种转变为整个医药卫生服务系统提供演化创新战略性纲领的同时，也彻底地改变了传统医患关系的基础，使医患关系从之前的货币利益性、短期性关系转变为长期性、社会公益性的新型医患关系。值得指出的是，这种新型医患关系并不仅仅有利于个别参与健康治理的主体，而且在这种协同治理的网络下，各个主体都能够获得合意的福利改进。

患者与医疗卫生体系之间的交换内容，本质上是一种特殊类型的服务，这种服务表面上是以传统的货币价值进行衡量，实际中却是以健康价值为标的等价交换。因而，医疗主体间的交换内容本质上被健康价值所决定，并且现实中的货币价值受其制约和调控，但是这种特殊的服务价值与传统的商品价值不同，传统的商品价值创造主体本质上是单一的，即通过生产方的剥削劳动产生，但在医疗卫生服务中，健康价值的创造是由各参与主体协同完成的，如果在这些主体中有一方为了追求简单的货币价值，那么其他主体的得益也将无法达到最为合意的状态，形成"一荣俱荣，一损俱损"的结果。因此，这种"货币价值"向"健康价值"的转变是解决目前我国医疗卫生体系问题的根本途径，也是实现糖尿病健康管理的基本遵循。

（一）糖尿病疾病防治体系

我国国民的健康素养低下，我们在糖尿病健康管理的宣传方面还有很多要努力的地方。作为健康舆情信息的重要监管主体，政府职能部门在相关政策的研究和相关法律、法规的制定方面，并没有把以糖尿病防控为代表的慢病防控作为一个潜在的公共卫生风险支出来考虑；在工作策略制定上，执行层面的系统单元未能将慢病危险因素的预防摆在重要地位，慢病防控"关口前移，重心下沉"落实不到位，不能够很好地随核心系统层面对于医药卫生工作的战略转向而转变，直接制约着糖尿病慢病管理的健康产出。

若想提高系统产出，就应在清晰界定政府节点的责任基础上，有效联动各级政府职能部门，发挥好政府在健康治理领域的战略引领作用，同时突出作为我国居民自治基础单元的社区在慢病防治过程中扮演的重要角色。成熟的糖尿病健康管理法律、法规和政策是保障糖尿病健康管理工作持续有效开展的关键。各级政府发挥引领示范作用，加快推进糖尿病健康管理支持性政策的颁布与实施，健全政府主导、部门协作、全民参与的糖尿病综合防治机制；统筹资源，协调各方共同发力，将健康有机融入所有政策，实现政府主导、部门协作、专业支持、社会参与的综合防控模式。明确糖尿病健康管理过程中各个主体的职能和工作范围，加强临床医学与公共卫生的有效整合，持续推进糖尿病健康教育和健康促进，慢病风险评估与管理，慢病高危人群早筛，慢病患病人群及时规范诊疗，积极促进晚期疾病治疗模式向早期健康促进模式的转变。

（二）糖尿病临床护理路径

作为专业医疗技术和设备的集中地，医院通过内设糖尿病管理中心，糖尿病专科门诊和糖尿病宣传教室对糖尿病病人开展健康教育以及病情监测，主要承担糖尿病的部分治疗职能，完成对于糖尿病患者的重症救治和病情缓解的相关工作。

由于糖尿病疾病本身的特点，院方对于糖尿病疾病治疗工作集中在对患者的护理环节，主要采用标准化临床路径实现糖尿病患在院期间的管理工作。具体的标准化临床路径（Clinical Pathway，CNP）依照糖尿病患入院周期的具体情况分为以下四个部分：

一是向患者解释标准化 CNP 的相关内容以及注意事项，并向患者讲解糖尿病治疗以及康复相关知识，根据患者实际情况制订相应的治疗护理计划并建立档案；

二是通过观察患者每天血糖情况，发现具体患者的发病规律，并且指导患者如何进行血糖监测；

三是通过巡查记录掌握患者并发症的发生情况，并指导患者进行一些康复训练以及教给患者基本的护理技巧，如足部护理等；

四是在病患症状得到缓解后离开医院前，向患者讲解一些日常康复知识，并对患者出院用药进行详细说明。

通过标准化临床路径对糖尿病患者进行管理，患者住院时间显著缩短，医疗护理花费明显降低，患者住院满意度提升，患者在糖尿病疾病症状得到有效控制的同时，享受到了高性价比的医疗服务，患者掌握和了解了疾病的相关治疗以及康复知识后，自觉进行自护行为，积极配合责任护士的护理工作，提高了护理的质量和水平。患者也在日常护理的过程中了解了糖尿病相关的护理知识以及日常活动的注意事项，降低了出院后糖尿病患者危重症状复发的可能；通过标准化临床路径的实施，医患间的互动显著增多，这使得医院对不同糖尿病患者的救治更加具有针对性，提升了医院糖尿病疾病救治的效率与准确性，有效地缩短了患者的住院时长；参与标准化临床路径的护士也提升了糖尿病护理的专业素养。在这个过程中，患者、医院和护士三方共同提升了糖尿病健康管理的价值产出。

由于糖尿病的病程长的特点，医院必然不是糖尿病管理的主要阵地，患者在医院实现的糖尿病护理的健康产出不易长期地维持下去，因此还需要院外主体协同配合，保证糖尿病患者的治疗成果。

（三）社区与患者、医院的衔接

作为糖尿病患者与医院之间的中间地带，社区一级的医疗服务机构同样承担了大量的糖尿病患者日常管理工作，由于医院服务资源的稀缺性，不是所有的糖尿病患者都能够且应当在医院接受糖尿病的疾病护理，但是由于糖尿病并发症的特殊性，在一些特定的情况中，患者往往不能够居家完成治疗，这时，处于基层的社区医疗服务中心或者乡镇卫生站便起到了承上启下的作用，成为糖尿病健康管理的中间环节。

在实际运行中，社区一级的医疗卫生机构也分别承担着不同的职责：

市疾病预防控制中心：组织制订和实施本市社区糖尿病防治工作技术方案，并进行质量控制、考核和评估；对区（县）疾病预防控制中心进行业务指导和培训；及时收集、整理、分析本市实施糖尿病防治工作情况，研究防治策略，为制定相关政策提供依据。

区（县）疾病预防控制中心：负责本区（县）的糖尿病社区综合防治工作，根据全市计划安排，制订本区（县）年度工作计划和组织实施，并进行质量控制、考核和评估；对社区卫生服务中心（乡镇卫生院）和相关医疗卫生机构进行业务指导和培训，为社区提供适宜的防治方法和技术；及时收集、整理、分析本区（县）实施糖尿病防治工作情况，研究防治策略，为制定相关政策提供依据。

社区卫生服务中心（乡镇卫生院）：掌握社区糖尿病及其危险因素分布的基本情况，制订本社区糖尿病防治工作计划和组织实施，并进行质量控制和效果评价；开展社区人群健康教育，为社区人群提供控制糖尿病危险因素的知识和方法，促进社区人群形成健康行为；在社区居民健康档案的基础上建立糖尿病患者管理信息系统，组织开展糖尿病高危人群筛查工作，对糖尿病患者进行病情评估和分组，实施随访管理。

在日常糖尿病管理过程中，基层社区医疗服务机构主要采取以下技术手段，对患者进行日常护理：

心理健康护理：对糖尿病病因了解不透彻、生活方式不正确等是影响糖尿病患者病情控制的重要因素。通过心理健康护理让患者从不正常的心理状态中走出来，正确面对病情，从而由医生、护士、病人、家属乃至整个社区共同建立适宜病人康复的社区和家庭环境，提高患者的治疗的依从性，让患者及家属更积极配合治疗，及时准确有效地控制血糖、血脂和血压，降低并发症发生率。

饮食健康护理：饮食调理是糖尿病治疗的基础，是任何阶段的预防和控制的重要干预手段，同时也是控制糖尿病并发症的关键。社区护理人员通过对糖尿病患者进行有针对性的食谱制定和落实合理的饮食健康护理，确保患者合理进行营养摄入，维持各组织器官的健康，帮助患者控制总热量的摄入，减轻胰岛负担和维持健康体重，尽量根据患者身高、标准体重、工作性质等进行合理的饮食搭配，保持健康状态。

运动疗法健康指导：社区的运动干预治疗，主要是护理人员根据患者自身喜好和实际身体状况，合理选择适合改善糖尿病患者异常糖代谢的有氧运动。

药物治疗健康指导：社区护理人员要向患者及家属讲解糖尿病用药的重要性，要认真讲解降糖药物的特点、用药方法，指导社区患者合理用药，同时要强调患者用药的主动性和自觉性。

日常生活健康护理：社区护理人员要根据糖尿病患者的实际情况合理制订康复计划，安排生活起居，制订作息时间、就餐计划等，并监督患者长期坚持，如督促患者保持早睡早起的生活习惯，且睡前、晨起、饭后要坚持刷牙，保持口腔卫生，降低糖尿病并发牙周病、口腔真菌感染等其他疾病发生率等。

在做到社区与患者无缝对接的同时，还需要做好社区医疗机构同医院之间的对接工作，保证患者通过社区进入医院后能够得到比直接进入医院时更加有针对性的治疗服务。具体的实施策略如下：

组建管理团队：医院社区一体化管理团队成员是由糖尿病专科医生、运动指导老师、营养师、心理治疗师、专科护士组成，由团队所有成员共同制订患者的个体化的治疗方案。

制定医院社区一体化防治管理指南：医院社区一体化管理团队成员分别承担不同责任与任务，首先团队成员应当明确在糖尿病管理中各级医疗机构及成员的分工和职责，根据各自分工与职责制定各级人员的行为准则与管理规范，管理指南应由综合医院制定，同时为社区提供持续性的技术支持、人才培养、转诊的平台等。

构建医院社区一体化的网络平台：通过软件技术专家与医疗专家合作共同开发糖尿病管理信息系统，医院与社区医生均可通过系统进行快速检索与统计，简化就诊程序，同时这个平台还应具备提醒功能，起到监督随访的作用，使患者与医生能够保持持续的沟通。

（四）家庭管理

作为糖尿病管理中最基础的一环，家庭在患者疾病管理的进程中扮演着重要角色，糖尿病家庭管理旨在通过外部支持，唤起患者的自主参与意识。具体措施为：

成立护理管理小组：由社区卫生服务中心的护理人员组成护理管理小组，根据其具体的专业水平、年龄、学历等对任务进行分配，并由护士长和资深护士进行护理工作的监督，从而保证护理管理模式的有效实施。

家庭管理：以家庭为单位实施护理管理，应对家庭的氛围进行改善，在实施护理的过程中，护理人员应以糖尿病患者为中心，加强对其日常生活的关注，积极促进其与家属之间建立和谐的关系。

提升护理人员素质：护理人员在护理管理中有着十分重要的作用，因此应促进护理人员自身素质的提高，定时对护理人员实施培训工作，组织其多参与专业相关的活动，促进其生活和认知的丰富，使素质水平和认识水平提高。

家庭访问：在为糖尿病患者实施家庭访视的过程中，应对其家庭结构以及家庭功能进行分析，制订个性化的管理方案，包括开展疾病防治知识的培训，为其运动方案和食谱制订提供指导，嘱咐其改善不良生活习惯，定时开展经验交流会以及健康知识讲座，并积极调节糖尿病患者存在的消极情绪。

四、问题与思考

1. 目前我国糖尿病防治与管理的特点及存在的主要问题是什么？
2. 糖尿病协同治理的核心内容包括哪些？
3. ICCC 与协同治理的异同是什么？
4. 糖尿病协同治理面临哪些挑战和机遇？

参考文献

［1］安德鲁·马斯-克莱尔，迈克尔·D. 温斯顿，杰里·R. 格林. 微观经济理论上［M］. 曹乾，译. 北京：中国人民大学出版社，2014.

［2］鲍勃·杰索普，程浩. 治理与元治理：必要的反思性、必要的多样性和必要的反讽性［J］. 国外理论动态，2014（5）：14-22.

［3］郭玉翠. 系统科学概论［M］. 北京：北京邮电大学出版社，2020.

［4］哈肯. 协同学引论［M］. 北京：原子能出版社，1984.

［5］胡扬. 从体医分离到体医融合：对全民健身与全民健康深度融合的思考［J］. 体育科学，2018，38（7）：10-11.

［6］李澄. 元治理理论综述［J］. 前沿，2013（21）：124-127.

［7］马亭亭，唐兴霖. 公共价值管理：西方公共行政学理论的新发展［J］. 行政论坛，2014，21（6）：100-106.

［8］毛寿龙，李梅，陈幽泓. 西方政府的治道变革［M］. 北京：中国人民大学出版社，1998.

［9］潘开灵，白烈湖. 管理协同理论及其应用［M］. 北京：经济管理出版社，2006.

［10］唐任伍，刘洋，李楚翘. 布莱恩·阿瑟对复杂经济学的贡献：科睿唯安"引文桂冠"经济学奖得主学术贡献评介［J］. 经济学动态，2020（3）：147-160.

［11］王学军，张弘. 公共价值的研究路径与前沿问题［J］. 公共管理学报，2013，10（2）：126-136，144.

［12］杨帆. 元治理理论视角下的三明医改经验［J］. 中国卫生政策研究，2021，14（6）：1-6.

［13］杨阳，荣智海，李翔. 复杂网络演化博弈理论研究综述［J］. 复杂系统与复杂性科学，2008，5（4）：47-55.

［14］殷向杰. 医患纠纷协同治理研究［D］. 天津：南开大学，2014.

［15］俞可平. 治理与善治［M］. 北京：社会科学文献出版社，2000.

［16］ALCHIAN A A. Uncertainty, evolution, and economic theory［J］. Journal of political economy. 1950, 58（3）：211-221.

［17］ANSELL C, GASH A. Collaborative governance in theory and practice［J］. Journal of public administration research and theory［J］. Oxford academic, 2008, 18（4）：543-571.

［18］ANSELL C, GASH A. Collaborative platforms as a governance strategy［J］. Journal of public administration research and theory, 2018, 28（1）：16-32.

［19］ARROW K J. Uncertainty and the welfare economics of medical care［J］. The American economic review 1963, 53（5）：941-973.

［20］BAKER R, MASON H, MCHUGH N, et al. Public values and plurality in health priority setting：What to do when people disagree and why we should care about reasons as well as choices［J］. Social science & medicine, 2021, 277：113892.

［21］BALL S J, JUNEMANN C. Networks, new governance and education［M］. Bristol：Bristol University Press, 2012.

［22］BASU KAUSHIK, LUIS F, LÒPEZ-CALVA. Chapter sixteen - functionings and capabilities, handbook of social choice and welfare［M］. Noord-Holland：North Holland, 2011.

［23］BOZEMAN B. Public - value failure：When efficient markets may not do［J］.

Public administration review, 2002, 62 (2): 145-161.

[24] BRINKERHOFF D W, BOSSERT T J. Health governance: principal-agent linkages and health system strengthening [J]. Health policy and planning, 2014, 29 (6): 685-693.

[25] BRYSON J M, CROSBY B C, STONE M M. The design and implementation of cross-sector collaborations: Propositions from the literature [J]. Public administration review, 2006, 66 (1): 44-55.

[26] BRYSON J M, CROSBY B C, BLOOMBERG L. Public value governance: Moving beyond traditional public administration and the new public management [J]. Public administration review, 2014, 74 (4): 445-456.

[27] CARLISLE K, GRUBY R L. Polycentric systems of governance: A theoretical model for the commons [J]. Policy studies journal, 2019, 47 (4): 927-952.

[28] CASTAÑER X, OLIVEIRA N. Collaboration, coordination, and cooperation among organizations: Establishing the distinctive meanings of these terms through a systematic literature review [J]. Journal of management, 2020, 46 (6): 965-1001.

[29] CIABUSCHI, FRANCESCO. Joining forces to prevent the antibiotic resistance doomsday scenario: The rise of international multisectoral partnerships as a new governance model [J]. The academy of management perspectives, 2020, 34 (4): 458-479.

[30] CULYER, A. J. The normative economics of health care finance and provision [J]. Oxford review of economic policy, 1989, 5 (1): 34-58.

[31] DAVID DRANOVE, MARK A. Satterthwaite. Chapter 20 The industrial organization of health care markets [J]. Handbook of health economics, 2000, 1: 1093-1139

[32] DAVID M. VAN SLYKE. agents or stewards: Using theory to understand the government-nonprofit social service contracting relationship [J]. Journal of public administration research and theory, 2007, 17 (2): 157-187.

[33] EMERSON K, NABATCHI T, BALOGH S. An integrative framework for collaborative governance [J]. Journal of public administration research and theory, 2012, 22 (1): 1-29.

[34] ENGBERG L A, LARSEN J N. Context-orientated meta-governance in danish urban regeneration [J]. Planning theory & practice, 2010, 11 (4): 549-571.

[35] EVA SØRENSEN. Metagovernance [J]. The american review of public administration, 2006, 36 (1): 98-114.

［36］FAWCETT P, DAUGBJERG C. Explaining governance outcomes：Epistemology，network governance and policy network analysis ［J］. Political studies review, 2012, 10 （2）：195-207.

［37］GATRELL, ANTHONY C. Complexity theory and geographies of health：a critical assessment ［J］. Social science & medicine, 2005, 60 （12）：2661-71.

［38］GROSSMAN, MICHAEL. On the Concept of Health Capital and the Demand for Health ［J/OL］. Journal of political economy. 1972, 80 （2）：223-55. http：//www.jstor. org/stable/1830580.

［39］HAMMOND J, SPEED E, ALLEN P, et al. Autonomy, accountability, and ambiguity in arm's-length meta-governance：the case of NHS England ［J］. Public management review, routledge, 2019, 21 （8）：1148-1169.

［40］HÉRITIER A, LEHMKUHL D. The Shadow of Hierarchy and New Modes of Governance ［J］. Journal of Public Policy, 2008, 28 （1）：1-17.

［41］INEZ MIKKELSEN-LOPEZ, KASPAR WYSS, DON DE SAVIGNY. An approach to addressing governance from a health system framework perspective ［J］. BMC international health and human rights, 2011, 11 （1）：13.

［42］KAYLA L D V, MARIE E M. Chronic care management services for complex diabetes management：A practical overview ［J］. Current diabetes reports, 2018, 18 （12）：135

［43］KELLY G, MUERS S, MULGAN G. Creating public value：An analytical framework for public service reform ［M］. London：Cabinet Office, UK Government, 2002.

［44］KETTL D F. The transformation of governance：Public administration for the twenty-first century ［M］. Baltimore：Jhu Press, 2015.

［45］MILWARD H B, PROVAN K G. Governing the hollow state ［J］. Journal of public administration research and theory, 2000, 10 （2）：359-380.

［46］MORRISON T H, ADGER W N, BROWN K, et al. The black box of power in polycentric environmental governance ［J］. Global environmental change, 2019 （57）：101934.

［47］NOWAK, M., SIGMUND, K. A strategy of win-stay, lose-shift that outperforms tit-for-tat in the Prisoner's Dilemma game ［J］. Nature, 1993 （364）：56-58.

［48］NUÑO, ROBERTO. Integrated care for chronic conditions：The contribution of the ICCC Framework［J］. Health policy, 2012, 105（1）: 55-64

［49］OSTROM E. Beyond markets and states: polycentric governance of complex e-conomic systems［J］. American economic review, 2010, 100（3）: 641-72.

［50］O'TOOLE L J. Treating networks seriously: Practical and research-based agendas in public administration［J］. Public administration review, 1997, 57（1）: 45-52.

［51］PALEY J. The appropriation of complexity theory in health care［J］. Journal of health services research and policy, 2010, 15（1）: 59-61.

［52］PROVAN K G, ISETT K R, MILWARD H B. Cooperation and compromise: A network response to conflicting institutional pressures in community mental health［J］. Nonprofit and voluntary sector quarterly, 2016, 33（3）: 489-514.

［53］PROVAN K G, KENIS P. Modes of network governance: Structure, management, and effectiveness［J］. Journal of public administration research and theory, 2007, 18（2）: 229-252.

［54］RECSCHER, N. Welfare-the social issues in philosophical perspective［M］. Pittsburgh: The University of Pittsburgh Press, 1972.

［55］ROSEMARY O. Leary, catherine gerard, lisa blomgren bingham. Introduction to the symposium on collaborative public management［J］. Public administration review, 2006, 66: 6-9.

［56］ROSENAU J N, CZEMPIEL E-O. Governance without Government［M］. New York: Cambridge University Press, 1992.

［57］ROSENAU, JAMES N. Governance in the twenty-first century［J］. Global governance, 1995, 1（1）: 13-43.

［58］SCOTT T A, THOMAS C W. Unpacking the collaborative toolbox: Why and when do public managers choose collaborative governance strategies?［J］. Policy studies journal, 2017, 45（1）: 191-214.

［59］SEN A. Inequality re-examined［M］. New York: Harvard University Press, 1992.

［60］STOKER G. Public value management: A new narrative for networked governance?［J］. The American review of public administration, 2006, 36（1）: 41-57.

［61］STOKER, GERRY. Governance as theory: Five propositions［J］. International social science journal, 2018, 68: 15-24.

［62］THOMPSON D S, FAZIO X, KUSTRA E, et al. Scoping review of complexity

theory in health services research [J]. BMC health services research, 2016, 16 (1):
1-16.

[63] ULIBARRI N, SCOTT T A. Linking network structure to collaborative govern-
ance [J]. Journal of public administration research and theory, 2017, 27 (1): 163-181.

[64] Innovative care for chronic conditions: Building blocks for actions: global report
[R]. World Health Organization, 2002.

[65] ZHENG H, DE JONG M, KOPPENJAN J. Applying policy network theory to
policy-making in China: The case of urban health insurance reform [J]. Public adm,
2010, 88 (2): 398-417.

第四章
健康治理的研究方法

- -

本章要点内容：

1. 复习与了解依据定性与定量划分的常规经典研究方法；

2. 理解与掌握不断发展与涌现的新兴交叉学科研究方法；

3. 思考并探索研究方法的适用性以及其在健康治理中的应用。

所谓方法，是指从理论上或实践上掌握现实，为达到某种目的而采取的途径、手段、工具和方式的综合。其中，我们把符合客观规律且能达到预期目的的方法称为科学研究方法。一般来说，科学研究方法在哲学层面是指在研究中发现和理解新事物、新现象，或是提出新理论、新观点，揭示事物内在规律的工具和手段。社会研究的方法体系可以划分为三个不同的层次，即方法论、研究方式、具体方法或技术。方法论涉及的主要是研究过程的逻辑与规范；一门学科的原理和原则、研究方式是研究所采取的具体形式和具体类型；具体方法和技术则涉及具体开展研究的资料收集、分析方法以及特定的操作程序等。

健康治理涉及多主体、包含多方面、存在多种问题，这样的复杂性与动态性对理解新现象、解决新问题提出了挑战。按照以往的传统划分，根据研究性质不同，我们可以将研究类型大致分为定性研究与定量研究等，然而在纷繁复杂的现实变化和日益进步的科学研究中，简单的定性与定量方法难以很好地满足识别和解决问题的科研要求，在健康治理领域中，继续选用常规经典的研究方法逐渐变得力不从心。随着系统科学等新兴交叉学科研究方法的不断发展和科学技术的涌现，我们在复杂背景下选取研究方法方面也有了新的进展，能够很好地缓解上述问题，为研究提供了新的思路和新的技巧。

本章将对应用于健康治理领域中的方法进行梳理与简要介绍。其中，第一节简要介绍常规经典的研究方法，包括属于定性研究的案例研究和属于定量研究的实验研究、元分析方法，以及资料分析方法中的统计分析方法；新兴交叉学科研究方法是本章的重点部分，包括系统动力学模型、社会网络分析、机器学习、定性比较分析，这些内容将在第二节中进行介绍。另外，本章内容研究方法各具优缺点，对不同的问题适用性也不同，这样的情况在健康治理中亦是如此。我们应该根据研究的问题来选择研究方法，方法应该是根据问题得出的，否则将会导致严重的研究问题。在新研究方法蓬勃发展的同时，我们也要注意到其不完备的地方，要结合具体的研究目的和研究需要选取恰当的研究方法，而不是一味地"赶潮流"。

第一节　健康治理领域的常规经典研究方法

在研究中，我们通常可以把研究方法划分为定量研究和定性研究两大类，每一类研究方式中又包含不同的具体类型，关于研究方式的划分与类型可以参见表4-1。作为常规经典的研究方法，定性研究与定量研究发展较为成熟，各自具备鲜明的特征，已在社会问题的研究中广泛使用。目前已有其他优秀的教材专门展开讲解各类经典的研究方法，本书难以一一枚举。因此，本节仅选取在健康治理中应用较为广泛的方法做简要介绍，具体包括代表定性研究的案例研究方法、代表定量研究的实验研究方法和元分析方法，以及资料分析方法中的统计分析方法四个部分，这些方法在健康治理研究领域中已有相对成熟的应用，为我们提供了解决问题的思路与工具。

表4-1　社会研究方法基本介绍[1]

研究方式	子类型	资料收集方法	资料分析方法	研究的性质
实地研究	参与观察 案例研究	无结构观察 无结构访问	定性分析	定性
调查研究	普遍调查 抽样调查	统计报表 自填式问卷 （半）结构式问卷	统计分析	定量

---

[1]　内容整理参考：风笑天. 社会研究方法［M］. 北京：中国人民大学出版社，2018.

表4-1（续）

研究方式	子类型	资料收集方法	资料分析方法	研究的性质
实验研究	实验室实验 实地实验	自填式问卷 结构式访问 结构式观察 量表观察	统计分析	定量
利用文献的 定量研究	现存资料分析 二次分析 内容分析	官方统计资料 他人原始数据 文字声像文献	统计分析	定量

一、案例研究

（一）案例研究简介

案例研究（case study），又称个案研究，是指一种集中关注单个案例，以深入了解更广泛案例的因果关系的研究方法，属于实地研究。案例研究最重要的学术价值是可以建构理论，识别一般关系的局限性。与量化实证研究直接验证假设不同，案例研究可以从经验上升到理论，再提出假设，因此案例研究不需要从理论假设开始，可以从经验观察开始，案例研究采用理论抽样，其探索的过程是主观诠释以及客观测量的迭代性过程。案例研究距今已经有一百多年的历史，起源于19世纪中期法国社会学领域，法国社会学家利普雷（Le Play）对工人阶级的家庭状况进行调查研究，并不断总结和改进从而形成了今天我们所熟知的案例研究方法。

案例研究的研究对象、研究内容、资料收集与分析方法、研究过程四个方面构成了案例研究的特点，不论是何种形式与背景下的案例研究，均强调研究对象的独特性、研究内容的深入性、方法的综合性以及需在自然情景中进行四个特点。此外，通常来讲，案例研究的效度较好，但信度较低。案例研究的具体实施程序可以参见图4-1。

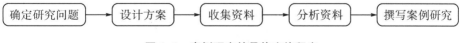

确定研究问题 → 设计方案 → 收集资料 → 分析资料 → 撰写案例研究

图4-1　案例研究的具体实施程序

案例研究的资料收集主要来源于两种方法：观察法与访谈法。观察法是指带着明确的目的，用自己的感官和辅助工具直接地、有针对性地了解正在发生、发展和

91

变化着的现象，通常包括参与观察、局外观察、实验室观察、实地观察等类型。访谈法又称深度访谈或自由访谈，该方法并不依据事先设计的问卷和固定的程序，而只是有一个访谈的主题或范围，与被访者围绕这个主题进行相对自由地交谈，通常包括正式访谈、非正式访谈、个别访谈、集体访谈等类型。关于访谈资料与其他性质资料的整理与编码，可以使用 NVivo 软件来实现①。

（二）案例研究的分类

依据不同的标准，我们可以将案例研究划分为不同的类型。根据个案数目的多少，我们可以将案例研究分为单一案例研究和多重案例研究；根据研究目的的不同，我们可以将案例研究划分为描述型研究、解释型研究和探索型研究。此外，关于案例样本大小的作用，通常来说，小样本允许我们对案例进行深入探索，有助于追踪因果机制和识别新的因果因素，对于构建理论比较有效；而大样本允许我们对多个案例进行比较，有助于评估平均因果效应并推广到人群，对理论测试比较有效。

（三）案例研究的选择

样本选择的首要标准是能从样本中获得最大的信息量。选择个案时要坚持关键性、独特性和启示性的原则，研究者选择个案是为了选取能够提供与研究目的相关的具备丰富信息的个体，其抽样方法包括极端偏差型个案抽样、典型个案抽样、最大差异抽样、关键个案抽样、滚雪球或链锁式抽样等。个案研究的目标不是得到特定的个案的细节，而是要获得相对普遍和一般性的知识，包括特征性知识、因果性知识和规范性知识。

案例的资料来源主要有以下六种：文献、档案记录、访谈、直接观察、参与性观察和实物证据。实际上，个案研究不仅需要收集质化数据，还会涉及量化数据的收集，个案资料的收集应将定量与定性两种方法结合起来，才能得到充分而有效的资料。

在选择案例时，还要把握好案例在研究中的重要性和案例的作用两个部分。总的来说，优秀的案例选择应该注意以下几个方面：

（1）案例来源：来源于一手的访谈、调研资料或经过梳理的二手资料；

（2）选题：与研究问题紧密相关的涉及重大实践或理论的问题，具有很强的典

---

① 具体内容可以参见网站 https://www.qsrinternational.com/nvivo-qualitative-data-analysis-software/home 进行 NVivo 软件的下载与学习，操作入门教程请见 https://help-nv.qsrinternational.com/20/win/Content/tutorials/zh/nvivo-tutorials.htm。

型性和代表性，案例在将来很长一段时间里（5 年以上）都有使用价值；

（3）案例主体：内容丰富，能还原案例的真实情境。

（四）案例研究的优缺点

1. 优点

第一，案例研究能够对案例进行细致的分析，适用于开展探索性研究和评价性研究。因为对数据性质和潜在因果的假设要求不高，案例研究可以更深入地分析观察对象及对其关系性质进行研究；第二，案例分析有助于理论检验，能够清晰地呈现不同概念和现象之间的区别，对不同维度的理解更深入；第三，案例分析可以对过度简单化的关系与现象提出质疑，可以促进关键概念和分析框架的完善。

2. 缺点

第一，案例分析的外部效度较为有限，小部分不能完全代表更广泛的总体情况，研究得出的结论很难重复；第二，案例分析易产生选择性偏差，会出现高估或低估的情况；第三，案例研究的结果具有不确定性，同一个结果可能符合多个理论，并不能系统地检验某个理论。

二、实验研究

（一）实验研究简介

实验是人们根据研究目的，利用科学仪器和设备，人为地控制或模拟自然现象的发展过程，在特定的观察条件下探索客观规律的一种方法。实验研究通过一个或多个变量的变化来评估对一个或多个变量产生的效应，主要目的是探寻变量间的因果关系。实验研究方法能够简化研究问题和强化研究对象，因此成了科学研究中普遍应用和不可缺少的方法。

实验研究一般的程序是研究者根据经验、理论等，提出因果关系的假设，然后通过实验操作来进行假设验证。作为一种特定的研究方式，实验包括三对基本要素：①自变量与因变量；②前测与后测；③实验组与控制组。这三对基本要素构成了实验研究的独特语言。与案例研究、统计分析等研究方法相比，实验能够以干预的方式事先将实验对象分为对照组和实验组，通过对比两组间的差异——平均处理效应（average treatment effect，ATE），直观地识别研究关注因素的影响。在随机分组的前提下，实验研究能够避免混淆变量对因果推断的干扰，具有较高的内部效度，部分

93

实验又易于复制，其重复性也有助于检验实验结论的稳健性。

（二）实验研究的分类

一般来说，实验研究包括比较实验、定性试验、定量实验、析因实验和模拟实验等方法，也有将实验研究分类为实验室实验、调查实验、实地实验、自然实验与准实验。关于各个实验方法的特点，具体在表4-2中展示。

表4-2　实验方法的类型与特点①

实验方法	是否存在对照	干预是否外生	分组是否随机	是否控制干预	是否控制环境
实验室实验	√	√	√	√	√
调查实验	√	√	√	√	
实地实验	√	√	√	√	
自然实验	√	√	√		
准实验	√	√			

实验室实验是指在一个封闭的、高度控制的、人为安排的环境中运行实验，由于不存在特殊的环境因素限制，且实施成本较低，实验者可以对实验的程序进行详尽设计，具有很高的可复制性，能够很好地控制条件和变量，实验结论能很好地找寻因果关系，但其主要缺点是外部效度较低。实地实验是指被试者在日常生活环境中运行的实验，大致可以分为人为的实地实验（采用非标准的被试者样本进行抽象实验）、框架的实地实验（除了人为因素外，包括社区、任务等可利用的实地背景）以及自然的实地实验（被试者不知道处于实验中）。若不对实地实验进行干预控制，则是自然实验；若进一步对随机分组也不进行要求，则是准实验。调查实验与实地实验的特点较为接近，但部分调查过程可以不在实地环境中进行。

（三）实验研究的优缺点

1. 优点

第一，实验方法可以控制变量，避免数据内生性的问题，能精确地衡量结果，更好地进行假设检验与理论预测；第二，实验方法易于复制，根据标准的操作程序与说明，可以控制实验环境，对于实验的调整更易复制；第三，实验方法具有较高

---

① 内容整理参考：BLOM-HANSEN J, MORTON R, SERRITZLEW S. Experiments in public management research [J]. International Public Management Journal, 2015, 18（2）：151-170.

的效度，实验室实验内部效度较高，实地实验外部效度较高；第四，实验方法更适合制度研究，实验人员可以精准检验制度环境的情况是否与理论预测一致，且结果易于计算。

2. 缺点

第一，实验研究与现实世界的差距必然会带来一定的误差；第二，无论是实验室实验还是实地实验，都是在一个小群体开展的，其结论不能直接进行一般化推广；第三，当前的行为实验、自然实验主要在微观个体层面进行分析，不能直接将结论扩大到大规模层面。

三、元分析

（一）元分析简介

元分析（meta-analysis），也称为荟萃分析，是一种利用现存资料进行整理或编码后，使用定量方法进行分析的研究方法，是对统计结果的再估计，属于利用文献的定量研究。元分析与传统的综述性研究不同，其运用了系统性策略整合了现有资料中的数据，并考虑了偏误所造成的影响，系统地整合大量不同的研究（包含不同质量）。元分析能够解释不同文献之间相互矛盾的结论，提供一个综合的分析结果，得到一个综合的结论。

元分析需要具有可重复性，一般而言，元分析的研究步骤包括：①确定研究目的。如果研究目的是对政策制定产生最大的影响，那么元分析选择关键词时应该面向特定的政策问题和背景。研究目的可以是对某一研究领域的深入，也可以是对某一领域已有元分析的局限性的完善或补充。②进行彻底的文献检索（包括书籍、期刊、论文、未发表的研究等）。进行元分析的研究人员应尝试对某一主题的现有研究设定筛选标准后进行交叉检索。③确定合适的研究样本。根据标准进行文献筛选，并绘制文献筛选流程和判定纳入分析的文献质量。④定义变量以及变量编码。需要编码的变量包括作者和样本特征、出版渠道、时间段和地区，也包括纳入文献的研究程序和质量，如受试者的随机分配、控制组的使用等内容。⑤数据分析。一般来说有三种模型：固定效应模型将个体样本作为分析的单位，这虽然增加了样本量，提高了获得显著结果的可能性，但限制了对"可能只被分配到荟萃分析的同一研究中的其他抽样单位"的归纳范围，而第二种随机效应模型的显著性不强，但对观察到的研究样本的总体具有较大的概括性，第三种混合效应模型结合了其他两种模型的特点，其中，混合效应和随机效应模型的分析往往更复杂。⑥统计分析与结果呈现。最后的元分析结果可以进行可视化处理以便更加直观展示。

（二）元分析的传播与应用

自20世纪80年代以来，元分析在医学和心理学应用广泛，随后便迅速传播，在这些领域中，元分析通常是用于分析实验或准实验中所产生的数据，来计算特定处理变量的平均效应。元分析也开始涉及社会学、经济学和公共治理等领域，在公共治理领域，由埃莉诺·奥斯特罗姆（Ostrom）参与的美国公共池塘资源项目，与尼泊尔灌溉制度与系统数据库项目是元分析应用较为广泛的。元分析已经成为政策研究的一个重要工具，因为它为研究人员提供了许多解决方案。传统文献综述不能为多项研究的联合结果提供定量检验，而元分析能够以综合效应大小的形式提供研究结果，包括显著性水平，这意味着元分析提供了对政策行动效果的可靠估计。元分析在健康治理中也具有很强的应用背景，健康治理中现存的大量研究都可以为元分析提供丰富的素材。需要注意的是，临床科学中的元分析用于计算定量研究的平均效应方面，而在健康治理中，元分析还可以应用于对不同的案例进行综合后的评估理论和模型的方面。

（三）元分析的优缺点

1. 优点

元分析有四个主要优点：第一，文献综述的结论是在不使用正式规则的情况下得出的，文献综述易受到作者的意识形态和个人信念的影响，相比之下，元分析提供了一种基于规则的方式来得出结论，减少了结果的主观性；第二，通过报告平均效应的大小，元分析可以对结果（如政策的影响）提供更精确的估计；第三，文献综述不提供对结果的统计意义的估计，元分析提供了对该领域已发表研究的联合意义的估计。具体来说，通过元分析得出多大可能，如果政策实际上没有影响，我们就有多大可能遇到我们在该领域看到的所有结果；第四，传统的文献回顾没有提供系统的方法来确定哪些因素会影响结果，政策干预可能会因干预的环境而产生不同的结果，文献综述只是以有限的和定性的方式来研究这些背景和变量，但元分析可以提供一套规则来将变量与政策效果的大小联系起来。

2. 缺点

在实际应用中，元分析也存在一些缺点和不足，需要我们在开展研究时加以考虑：第一，综合现有成果进行分析时，元分析通常对原始研究中的研究设计没有要求，这样的预设存在一定的偏误风险；第二，从不同背景、研究问题和理论角度多样化的资料来源中，并不一定能够发现一种确定一致的衡量方法；第三，如果是以案例为主要综合的资料，可用的案例研究因其各自的特点，可能并不一定能构成一个有代表性的样本；第四，元分析的资料来源多为已发表的研究，却不包括未发表的研究，这样的样本可能是有所偏差的。

四、统计分析方法

(一) 统计分析方法简介

统计方法是通过观测、调查和实验对所有收集的数据资料进行整理、计算、分析解释和统计检验的过程。运用统计分析方法，我们可以获得更精细的描述与科学预测的结果。统计方法为社会科学研究拓展深度和广度提供了基础，是定量研究社会现象的一种重要手段，目前在健康治理领域中应用十分广泛。

对于统计分析方法，需要注意，统计分析并不是"万能"的。统计方法是科学研究的重要工具，但在运用过程中，我们不能以工具替代研究。统计分析方法以定性分析为基础、在学科理论的指导下进行才是有用的，统计分析得出的结果也需要利用学科理论进行规律总结。此外，有创意的研究需要好的统计方法来辅助，但仅有好的统计方法也不能说明研究水平的高低，统计方法本身并不决定研究的科学价值，要注意统计分析方法在实际中可能存在的"滥用"情况。

(二) 统计分析方法的分类

统计分析方法一般可以分为以下三种类型：

1. 描述性统计

描述性统计是对统计资料进行整理和归类，描述数据的全貌以反映研究对象具备的某些特征。一般情况下，描述性统计包括数据的初步整理、数据集中趋势的度量以及相关系数的度量等几个方面，其目的在于使大量零散的、杂乱无章的、纷繁的数据清晰地、直观地显示出研究对象的特征，以便进一步开展分析和研究。

2. 推断性统计

在描述性统计的基础上，推断性统计从不同研究对象的全体中，抽取一部分样本进行研究，以样本研究的结果，来推断全体的情形，从而找寻研究对象的基本规律，进一步可以找寻变量之间的因果关系。例如，计量经济学多使用推断性统计开展分析，运用概率统计的相关理论与方法对经济变量之间的（因果）关系进行定量分析就是计量经济学。计量经济学除了使用推断性统计方法外，还结合了数理知识与经济知识，结合理论和实际，使用不同的模型与方法对研究问题进行拟合、估计、评价和预测等，它还常被应用于健康治理领域，是当前健康治理领域进行经济学评价、健康政策评估等研究中使用最广泛的定量研究方法。计量经济学方法的研究过程如图 4-2 所示。

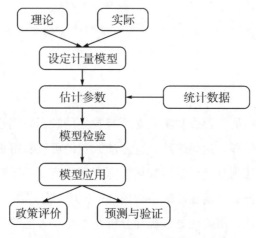

图 4-2　计量经济学方法的研究过程

3. 实验性统计

为了科学地、经济地、有效地开展实验，在实验之前制订完备的实验计划，以探究自变量与因变量之间关系的统计方法被称为实验性统计。实验性统计包括如何计算样本容量、设计实验过程、控制实验因素等内容，良好的实验设计才能获得真实与有价值的数据，对这样的数据进行处理与分析，才能得出更精准的研究结果。

（三）统计分析方法的优缺点

1. 优点

第一，作为定量研究的主要分析方法，统计分析使用量化手段来研究事物之间的相关关系和因果关系，具有较好的客观性和严谨性；第二，统计分析方法的标准化和精确化程度较高，也能更好地推进理论的抽象化和概括性；第三，统计分析方法易于复制，可重复性强，便于验证。

2. 缺点

第一，与定性研究的分析方法不同，统计分析在只进行量的分析时，容易忽略研究对象的内部性质，容易产生对内部机制解释不够和研究深度不足的问题，造成一定的研究偏误；第二，统计方法选择不当、估计策略不佳都会降低研究的准确性与可靠性。

第二节 健康治理领域的新兴交叉学科研究方法

在第一节中介绍的常规分析方法已逐渐不能满足解决健康治理领域中复杂性问题的需要，其主要由以下四个原因导致：第一，有许多相互关联的因素构成了疾病的基础，如糖尿病患者的活动能力会随着疾病的发展而恶化，这影响了患者参与护理，进一步加剧其健康状况的恶化；第二，卫生健康系统是一个反馈丰富的系统，许多影响疾病的因素会随着时间的推移而改变，人口老龄化、死亡、政治环境、干预措施都会产生系统性的变化，而这些变化往往并不直观，如针对脊髓灰质炎的干预措施提高了患者的免疫力，降低了其发病率，但使追踪病毒更加困难；第三，在卫生健康系统中，原因和结果之间都存在着延迟，如艾滋病等传染病的症状可能在接触病毒后几周才出现，而病人可能需要几个月的时间才能获得医药干预；第四，健康问题受到不同利益相关者行为的影响，忽视这些行为会造成意想不到的后果，导致政策无效或低于临床试验的预期结果。因此，在系统科学与复杂生态系统背景下，面对复杂动态的健康治理问题，我们需要更多新兴交叉学科的研究方法。

与传统经典的研究方法相比，这些方法具有整体性、综合性及创新性的特点。它们通过运用整体论和还原论相结合的视角去分析和模拟系统，除了定性、定量以及科学实验等方法外，还结合了数学、物理和计算机等方法，研究如何认识、干预和控制系统的宏观涌现性等行为，来解决复杂的社会系统和生命系统性问题。本章除了介绍系统动力学、社会网络分析方法以及机器学习等方法外，也介绍了在管理学、政治学、社会学等领域运用越来越多的定性比较分析的方法。

一、系统动力学方法

（一）系统动力学方法简介

系统动力学（system dynamics，SD）是由福瑞斯特（Jay W. Forrester）1956年创立的，系统动力学是一门将系统科学理论与计算机仿真复杂系统紧密结合、研究反馈结构与行为的科学。SD认为，系统的行为模式与特性主要取决于其内部的结构，同时，由于非线性因素的作用，高阶次复杂时变系统往往表现出反直观的、千姿百态的动态特性。

SD 的研究方法主要是通过建模来完成的。系统动力学在处理复杂系统问题的方法上，综合了定性与定量的方法与视角，以及系统综合推理。SD 的建模过程就是一个学习、调查、研究的过程，通过模型这个重要的分析工具，来帮助人们进行学习。除了提供理解复杂系统的结构和动态行为特性的视角，也提供了规范的计算机仿真复杂系统的工具，使得系统动力学的应用也越来越广泛。人们通过借助计算机仿真复杂系统工具，能够设计和制定出更有效的决策。

关于系统动力学计算模拟的编译系统，美国 Ventana 公司的 Vensim 是较受欢迎的软件之一，可以用来制作因果回路图、流量存量图等模型[①]。以因果回路图（图4-3）为例，可以开展关于人口学的系统动力学研究。

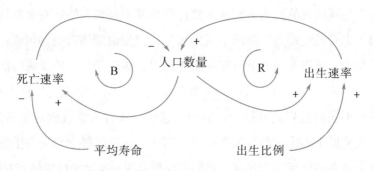

图 4-3　因果回路图

（注：图中的蓝色连接曲线为因果链连接线，线的箭头处会显示其因果链极性；中间的 R 与 B 代表着因果回路的标识符，其中 R 代表正反馈——增强型回路，B 代表负反馈——平衡型回路）

（二）系统动力学模型及模型构建

1. 系统的模型化

系统学家格顿（G. Gorden）将系统定义为：相互作用、相互依靠的事物按照某些规律结合起来的综合。在对一个系统进行分析时，我们不仅要对其内部的静态对象和其动态运行规律进行考察，也需要对其之间的相互作用进行分析，系统各部分之间的相互作用，决定了系统总的动态行为特征。研究者会根据自身的需要，将一个现实的系统建立成模型，从而进行分析研究。建立模型并非要完全重构原现实系统，这当中需要先权衡复杂程度和解释程度。一般来说，将系统模型化，需要考虑以下三个方面：近似性、可靠性和目的适度性。系统动力学模型可以作为一个实际的系统，尤其是健康、经济、社会复杂大系统的良好"实验室"。

---

① 编译图形的软件工具可以在官网 http://www.vensim.com 免费下载学习。

2. 模型要素

数学建模是系统研究和应用的主要方法，变量、参数和函数关系三个要素构成了模型。变量可以分为内生变量、外生变量和状态变量。内生变量是指系统输入作用后在系统输出端所出现的变量，属于不可控变量；外生变量用于形成系统的输入，是一个可控变量；状态变量是表示系统内全体属性的一个表征量。系统的环境设置可以通过参数来描述，系统各要素之间的关系可以采用函数来表示。此外，由于模型的构成不同，我们可以以将某些要素的组合视为子系统，一个系统可以有多个子系统，这样的层次结构的分解可以简化我们的分析，但我们也应注意到局部和整体的关系，更辩证地去看待构建结果。

3. 构建系统动力学模型

建模本身并没有固定的方法，不同的建模者有自己的风格，然而一个成功的系统动力学模型构建遵循一套标准的、紧密的流程，具体内容如图 4-4 所示。

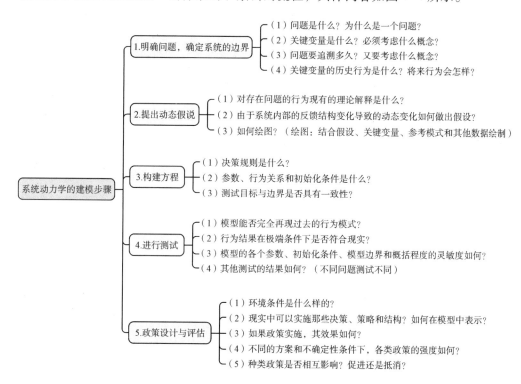

图 4-4　系统动力学的建模步骤①

尽管可以参考系统动力学建模的步骤，但是从本质上说，建模不是一个遵循刻板程序的过程，而是一种创造性的艺术，这种创造性的艺术也遵循有序的、科学的

---

① 内容整理参考：钟永光，贾晓菁，钱颖，等. 系统动力学 [M]. 北京：科学出版社，2021.

与严密的过程。同时我们也该认识到，构建模型是一个不断反复修改的动态过程，有效的建模一直在虚拟世界模型实验和现实世界实验及数据搜集之间循环。

（三）系统动力学模型在卫生健康领域的应用

早期的系统动力学模型主要是用于处理公司的战略管理、股票市场与市场增长的不稳定性以及城市动力学等问题，并逐步推广到分析失业、通货膨胀等社会经济问题。我国系统动力学研究于 20 世纪 70 年代末起步，在理论和技术领域都取得了较好的进展，迄今系统动力学已经被广泛应用在区域和城市规划、产业研究、生态环保和可持续发展领域。

近年来，系统动力学在卫生健康领域的应用也不断增多，其主要应用于疾病相关建模、组织建模和区域健康建模。其中，区域健康建模包括为改善当地卫生健康系统和卫生状况提供政策建议，与其他两类存在区别的典型特征是模型超出了单一组织，这也意味着区域健康治理面临着更多的复杂性问题。健康治理在应用系统动力学模型时，共涉及五个方面的主题：①卫生系统建模，评估不同干预措施对健康、不平等和成本等结果的影响；②质量和安全，如改善医院的网络安全，通过防止人为错误来提高医疗系统的安全性，以及改善医疗服务质量的主要驱动因素；③预算/筹资，包括旨在改善医疗系统同时，最大限度地降低成本以及新支付系统实施的影响；④成瘾物质滥用模型，研究有关成瘾物质滥用的干预措施，如可卡因、戒烟、防止烟瘾和死亡率以及烟草控制；⑤药品政策，如药品可及性、药品或医疗技术的扩散、高昂药品费用和药品价格。

二、社会网络分析方法

主流的社会研究将焦点集中于个体的行为，而忽略了行为的社会方面，这个方面会牵涉个人的互动方式以及它们彼此间的影响。理解与分析这个方面在复杂与动态的社会下是非常重要的。社会网络分析作为目前较为前沿的研究方法，在认识论、方法论及数据上都提供了一个独特视角。

（一）社会网络分析简介

社会网络分析起源于 20 世纪 30 年代，早期主要用来解释社会结构的问题，包括解释社会分层等社会现象。随着数学、物理学以及计算机科学的快速发展，社会网络分析不仅在分析复杂社会结构问题上突飞猛进，而且在经济学、管理学、统计物理学以及信息科学等自然科学领域的应用也迅速增加。

社会网络指的是社会行动者（social actor）及其间的关系的集合，包括节点/行动者（nodes）和他们之间的联系（ties）两大基本要素。抑或是，一个社会网络是由多个点（社会行动者）和各点之间的连线（行动者之间的关系）组成的集合。探讨研究对象之间关系的研究被称作结构性的研究，对社会行动者之间的互动研究为基础的结构性方法，就是社会网络分析（social network analysis，SNA）。

社会网络分析是指基于一个直觉性的观念，即行动者嵌入在其中的社会关系模式对于他们的行动结果有着重要的影响。作为系统科学研究方法的代表之一，SNA认为个体在社会环境中的相互作用可以表达为基于社会关系的一种模式或者规则，而正是这模式反映了社会结构，这种社会结构的量化分析即SNA的出发点。SNA是一种研究工具，更是一种思维方式，可以运用在不同的领域当中。

可以通过社会网络分析方法来关注网络的微观层面、以自我为中心等方面内容，如利用密度、中心性和结构洞等概念对网络结构特征进行描述和解释。在网络分析方法中，其主要目标可以是描述、解释或比较关系配置，或者用这些配置来解释某些结果。组织网络的功能可以用这种方法部分解决，因为功能被定义为某些网络条件导致网络结果的过程。然而，目前存在的问题是，在多数情况下，被分析和解释的不是网络本身，而是构成网络的"节点"和"关系"。

与传统的统计方法要求观察样本之间彼此独立的假定不同，现代的社会网络分析方法具有以下四个主要的特征：①社会网络分析源于社会行动者的关系基础之上的结构性思想；②社会网络分析以系统的经验数据为基础；③社会网络分析重视关系图形的绘制；④社会网络分析依赖于数学或计算机的使用。

（二）社会网络与复杂网络研究

复杂网络是复杂系统的骨架，复杂系统可以反映元素间的相互作用，将复杂系统抽象为一个网络，并运用复杂网络分析系统的结构和功能。复杂网络研究中包括对社会联系、社交网络等的研究，而社会网络分析聚焦于社会关系，体现复杂网络的结果。

社会网络分析研究的热点领域包括了社交网络、网络结构、社会支持、社会资本等领域；社会网络分析的前沿领域包括了小世界网络、社会化网络、复杂网络、网络可视化、知识管理等领域。国外社会网络研究的热点则集中于社交网络的用户接受、社会资本、用户行为、社交网络平台、社会化媒体等方面。

在应用上，复杂网络研究有关网络的统计特征、网络的鲁棒性与抗毁性、网络上的动力学行为和过程，以及社会网络应用与网络的效益、网络结构和功能、网络的形成和演化等。随着计算机技术的发展，研究者可以获得各种网络的数据库，并能对大规模的网络进行实证研究；理论层面上，随着普适性规律的发现和复杂网络理论如小世界网络、无标度网络的提出，复杂网络的研究也在逐渐兴起。

（三）社会网络分析的分析软件

四个软件——STRUCTURE，GRADAP，SONIS，UCINET 的出现与升级为社会网络分析提供了标准的数据分析环境与方法。目前应用最广泛的是 UCINET（University of California at Irvine NETwork）①，它是社会网络分析主要使用的软件，其功能强大，便于上手，包括大量的网络分析指标等。此外，关于 SNA 的应用学习，还可以参考指数随机图模型（Exponential Random Graph Model，ERGM）的相关学习资料，并使用 R 语言进行分析与公共健康领域的示例模拟，如图 4-5 的艾滋筛查项目。关于社会网络分析的更多前沿动态和学习资料可以在社会网络分析国际网络②上进行查询与关注。

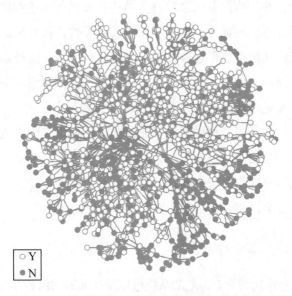

○ Y
● N

图 4-5　基于 R 编制的美国地方卫生机构艾滋病筛查项目

（注：Y＝Yes 表示存在艾滋病筛查项目；N＝No，表示不存在艾滋病筛查项目，每一个点代表一个卫生机构）

社会正在从一个个局部性的、边界明晰的离散聚集转变为高度互联的庞大网络，局部行动者某些十分微小的行动可能会在大的范围内引发难以预测的社会后果。自

---

① UCINET 6 软件可以在网站 http://www.analytictech.com/downloaduc6.htm 中免费下载使用。

② 社会网络分析国际网络（the international network for social network analysis，INSNA）是研究社会网络分析的一个国际性组织，关于更多 SNA 的会议与介绍，可以在其官方网站 https://www.insna.org 进行查询与了解。

主行为者建模方法的出现，为分析通过无中心的、局部的、异质性的自主行动个体，来研究社会规律提供了思路。自主行为者建模（agent based model，ABM）的核心概念是"自主行动者"。自主行动者是指具有认知、决策判断和行动能力的个体。在研究中，研究者需要根据所要研究的现象，在模型中设置不同的行动者，并设定不同的角色，赋予其特定的认知能力、先赋的资源禀赋，以及判断流程和行动模式。然后，足够数量的自主行动者被放置在一个人工建构的世界中，随着时间的进程，各自不断地重复"外部认知，策略判断、展开行动"的过程，从而通过行动者之间，以及行动者和世界之间的不断互动，得到特定现象的演化历程，如图4-6的生态模型通过模拟展现了其中一个阶段下的狼-羊-草的生态状况。

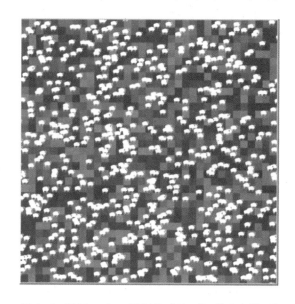

图4-6　基于 Netlogo 编制的"狼-羊-草生态模型"

（注：简化生态模拟模型，其中：黑块=狼，白块=羊，灰块=草）

ABM 的思路直接来源于复杂自适应系统，它适合应用于采用个体视角探讨集体现象的形成，以及不同个体角色、个体行为规则在其中的作用。这是一种全新的研究方法，也是目前为止唯一可以使得异质性的个体基于不同规则交流和互动，分析其宏观结果的模型。ABM 最早应用于社会问题的研究是谢林的居住隔离模型，当前，ABM 也应用于有关集体行为、谣言传播、疾病传播、组织决策等方面，其在健康治理方面的应用也具有很广阔的前景，如对于慢病及健康行为的研究等。关于ABM 的更多资料，可以在美国西北大学的网站[①]上下载 Netlogo 软件进行学习操作。

---

① 西北大学关于 Netlogo 的学习资料与软件下载可以参考网址 http://ccl.northwestern.edu/netlogo。

（四）社会网络分析在卫生健康领域的应用

社会网络分析在卫生健康领域的应用主要包括以下五个方面：第一，社会网络分析最大的应用领域是死亡率和发病率的社会支持及其影响；第二，艾滋病/性病以及计划生育调查的网络模型应用；第三，社区卫生项目借助网络分析来推动信息的发布和方案的实施；第四，通过国际组织间的协调、合作与交流以提高卫生服务认识；第五，理解和提升医疗服务水平。近年来，也有学者研究医疗组织之间的沟通以及课堂网络对青少年健康行为的影响等。目前，卫生健康领域的社会网络分析主要从结构范式的角度开展研究，侧重网络成员的构成以及他们之间的相关关系。未来，健康治理研究需要在了解健康治理网络的结构和功能的基础上，进一步研究网络的功能、形成与发展，并从治理的角度研究网络治理的特点和效率等。

三、机器学习

机器学习是一门多领域的交叉学科，综合了计算机科学、工程学、统计学等多学科的知识，含有前沿的研究方法。从更广泛的视角来看，机器学习是一个涵盖性的术语，覆盖了大量的泛型算法、理念思想、理论基础和方法技术。机器学习的创新与应用，充满了可能性，我们在健康治理领域中的探索亦是如此。

（一）机器学习简介

机器学习（Machine Learning，ML）研究计算机如何模拟或实现人类的学习行为，以获取新的知识或技能，从而重新组织已有的知识结构并做出自身性能的改善，是使得计算机具有智能的根本途径。

机器学习的渊源最早可以追溯到 17 世纪，最小二乘法和马尔科夫链的提出，构成了机器学习的基础工具，并且在 20 世纪 50 年代起，它们不断发展与得到推广。机器学习是人工智能的核心，随着技术的不断进步，机器在生产工作活动中开始扮演起了人的角色。例如，智能语音助手（Siri）能够理解人的语言，脸书（Facebook）能在照片中识别出人脸，谷歌（Google）能够直接翻译网页上的文字等，这些新兴科技都依赖于机器学习技术的发展与进步。当前，机器学习研究在数据挖掘与数据分析、计算机视觉、生物基因等方面已经取得了长足的进展，并且朝着更为广阔的领域在持续探索。

当前，机器学习已经成为新的学科，综合了心理学、生物学、数学、计算机科学等基础，具有多类学习融合、形式多样的特点，且应用范围不断扩大。在公共管理领域，已经有利用人工智能对开放数据门户进行自动化识别和分类，增强人工智能对公共政策周期的活力，以及基于人工智能的自助服务技术提供政府服务的用户体验的应用。

（二）机器学习分类

按照不同的分类标准，我们可以将机器学习分为不同的类别，具体分类标准包括学习策略、学习方法、学习方式、数据形式。其中按照学习方式分类是机器学习常见的分类标准，大致可以分为四类：有监督机器学习、无监督机器学习、强化机器学习和半监督机器学习。

1. 有监督机器学习

有监督机器学习（supervised machine learning）更加侧重于特征 x 对标签值 y 的预测效果，主要围绕预测问题展开：通过学习被标注的样本数据 x 与 y 之间的对应关系，构建最优模型，当面对新的特征 x 时可以用来预测 y 值，即通过已知数据寻找最佳估计参数的过程。这种方式与计量经济学中的回归分析有异曲同工之妙，但有监督机器学习并不关注 x 变量前的参数估计和统计推断是否准确，不需要提前设定 x 与 y 之间的关系，而是根据样本数据集本身去选择灵活的函数形式，进而可以避免过度拟合的问题，达到更好的预测效果。分类（预测的是离散值）和回归（预测的是连续值）是有监督机器学习的代表。

2. 无监督机器学习

无监督机器学习（unsupervised machine learning）需要解决的问题是：当一些视频、文本、图像数据样本没有被标注时，只能获得包含特征 x 但没有对应标签值 y 的数据样本，无法找到最优的预测模型；因此我们希望通过机器从大量的样本集中探寻特征之间的潜在规律，识别代表性的特征，将具有相似特征的个体聚合一起，聚类（clustering）是无监督机器学习最典型的例子。聚类是无监督机器学习的代表，这类技术在生活中得到了广泛应用，如微软识花等一些识别类软件可以根据用户拍摄的图片识别出花的种类。

3. 强化机器学习

强化机器学习（reinforcement machine learning）不只是在固定、已知的数据基础上进行学习，还是通过训练对象与环境不断地交互，得到环境反馈后调整策略，多次试错学习，寻找达成目标结果的最佳路径。来自环境的反馈也称为"奖励"，当奖励参数设置不当或反馈不及时时，容易陷入局部最优而无法真正实现全局最优，这也是强化机器学习面临的挑战。在人工智能领域，强化机器学习得到了广泛的应用，著名的 AlphaGo、自动驾驶等都是基于强化学习训练而成的。

4. 半监督机器学习

将有监督机器学习和无监督机器学习相结合的半监督机器学习（semi-supervised machine learning）是一种混合型机器学习技术，用来处理样本数据中部分有标签值部分无标签值的情况，协同训练、转导支持向量机等都是常用的半监督机器学习。

机器学习包括几种不同的算法模型和统计方法，关于机器学习的分类，依据不同的标准和强调的方面，可以包含多种分类方法，具体内容如表 4-3 所示。

108

表 4-3　机器学习的分类

分类标准	方法	内容
学习策略	模拟人脑的机器学习	符号学习、神经网络学习
	采用数学方法的机器学习	统计机器学习（模型、策略、算法）
学习方法	归纳学习	决策树学习
	演绎学习	—
	类比学习	案例学习
	分析学习	解释学习、宏操作学习
学习方式	监督学习	有标签，进行迭代计算，结果为函数
	非监督学习	无标签，进行聚类，结果为类别
	增强学习	数据来源于环境反馈，使用统计与动态规划
数据形式	结构化学习	统计学习、决策树学习
	非结构化学习	图像挖掘、文本挖掘

（三）机器学习算法

计算机科学重点研究关于"算法"的内容，而机器学习则重点研究关于"学习算法"的内容，从已知数据集中学得模型的算法称为"学习算法"。算法是机器学习的核心部分，也是机器学习的最直接工具与表现。常见的机器学习算法具体包括以下几类：

1. 决策树算法

决策树是一种常用的分类方法，属于有监督学习，从给定的训练数据集中学得一个模型（决策树），基于决策树模型将新样本分为不同的子集，再进行分割递推，从根节点测试到叶子节点，从而得出预测类别，是一种将输入空间分成不同区域，每个区域都具有独立参数的算法。例如，在挑选西瓜时，当要对"这是好瓜吗"进行决策时，首先要进行一系列的子决策，如色泽如何？根蒂如何？敲声如何？具体的决策过程如图 4-7 所示。

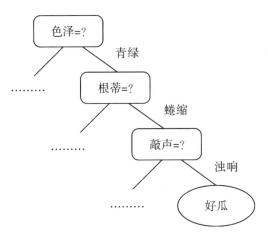

图 4-7　西瓜问题的决策树

2. Boosting 与 Bagging 算法

决策树、神经网络、支持向量机、朴素贝叶斯等传统的机器学习算法最终都是为了将训练数据分开而寻找一个最优的分类器，Boosting 与 Bagging 均属于集成学习算法（ensemble learning），不同于传统算法，集成学习算法是将多个分类器组合形成一个能达到更好预测效果的集成分类器。

Boosting 是一种具有增强基础算法的回归分析算法，可以将弱的基础学习算法提升为强的学习算法，只需要一个粗糙的基础算法，反复调整就能够提高学习精度。基本思想包括：①利用训练样本集学得一个基学习器；②提高被基础学习器误分类的样本权重，调整样本训练时重点关注被误分类的样本，得到新的基学习器；③重复以上步骤，得到 M 个学习器；④针对新样本的分类，采用有权重的投票方式。Bagging 算法的基本思想与步骤主要包括：①每次采取有放回的抽样从训练集中抽取 n 个训练样本组成新的训练集；②利用新的训练集，学得 M 个子模型；③针对新样本的分类，通过投票的方法，得票最多的子模型预测的类别即为最终的分类；针对回归问题，用平均值的方式得到新样本预测值。

3. 随机森林算法

随机森林是回归树的线性组合，可以将训练样本与测试样本的误差相结合，评估组合树学习器的拟合及预测精度，从而优化控制数据树生成的问题。具体而言，随机森林是由决策树作为基学习器构成的一种集成算法，属于集成学习中的 Bagging

方法。在随机森林中存在若干相互之间没有关联的决策树，当对新样本进行预测分类时，随机森林中的每一棵决策树都会进行判断和分类，进而得到若干分类结果，分类结果中最多的结果即随机森林最终的分类结果。

4. 支持向量机算法

支持向量机算法（support vector machine）是一种广义线性分类器，按照监督学习的方式对数据进行二元分类，作为统计学习领域的代表性算法，其主要使用非线性变换将空间高维化，在新的复杂空间取得最优线性分类表面，多用于解决人脸识别等多种分类问题。

5. 深度学习

深度学习是机器学习领域中的一个新研究方向，更接近于人工智能的目标，它通过学习样本数据的内在规律和表示层次，以达到机器和人一样具有学习分析、识别文字图像的能力。

（四）机器学习在卫生健康领域的应用

目前医疗健康领域涌现了许多新的技术，如对突发公共卫生事件管理，疾病人口、疾病状态和免疫反应的识别与预测等，基于机器学习的方法和应用对该领域的发展至关重要。此外，将机器学习运用于卫生健康与公共治理结合的应用也十分广泛，如对传染病的临床决策支持应用、大学生健康状况检查与诊断，以及对老年人进行重金属与抑郁症关系的调查研究等，这些都将机器学习的相关技术、思维融入其中，提供了新的视角与方法。

健康治理也是机器学习可以充分发挥想象力的舞台。但是，在发掘机器学习应用潜力的同时，我们也应该注意，正如本章引言所提到的，方法并不是万能的，具体开展研究时，要认识到机器学习的一些问题，如在政策分析时存在实际不公平情况、模型稳定性及人为操纵现象等，以及在卫生健康部分研究中存在的隐私与伦理问题。准确把握方法的适用性，才能更精准地、更有效地解决所研究的问题，发挥前沿创新的机器学习方法的运用价值。

四、定性比较分析

定性比较分析作为一种融合定性与定量分析来探索社会现象的多重条件及其并发原因的研究方法，已在社会学和管理学领域被广泛使用。实际上，定性比较分析不仅仅是一种分析方法，而且它加深了我们对复杂系统和因果复杂性的认识，改变了我们的思维方式：从还原论到整体论，从线性思维到组态思维，从相关关系到集合关系，提供了一种定量与定性相结合的思维与视角。

（一）定性比较分析简介

定性比较分析（Qualitative Comparative Analysis，QCA）由查尔斯·拉金（Charles C. Ragin）在 1987 年提出，并逐渐被整个社会科学领域的各种研究人员开发和应用。定性比较分析考虑了社会科学日益增长的复杂性，是一种以案例为导向的理论集合研究方法，允许系统地比较案例，作为基于其属性和这些属性与特定结果关系的集合配置。QCA 提供了一种替代传统定量方法的方法，后者通常关注的是隔离一个变量的独立影响，同时控制其他变量的影响；相反，QCA 允许多个属性之间的相互作用，并承认相同的结果可能由不同的属性配置产生。换句话说，QCA 解决了多重因果关系。QCA 可以将案例转化为各种因素（或刺激物、因果变量、决定因素等）的配置或组合，这些因素被称为"条件"，能产生一个特定的利益结果。如果一个条件在结果发生时总是存在，那么这个条件对结果来说就是必要的，即如果没有这个条件，结果就不会发生。如果当条件存在时，结果总是发生，则该条件对结果来说是充分的，尽管该结果也可能由其他条件产生。

定性比较分析需要对已有的实证资料和理论进行不断磨合，并从样本数据中构建出研究议题的因果性关系。相对于传统回归分析，QCA 可以实现多元甚至相互竞争的条件变量之间的集合逻辑，这是基于集合论和布尔代数①的分析，即从集合的角度而不是相关的角度来考察条件与结果的关系，并使用布尔代数算法形式化人们分析问题时的逻辑过程；同时，QCA 是基于必要条件和充分条件的推断逻辑，而不是统计推断的逻辑，这种复杂性的因果推理，更适合寻找不同结果变量的最佳解释路径以开展研究。

QCA 方法的特点之一是采用整体视角和组态思维帮助分析复杂的现实；特点之二是用集合关系取代了相关关系，深化了对必要性和充分性等复杂因果关系的分析。从传统的视角来看，定性分析聚焦于案例的整体和深入分析，但外部推广度差；定量分析聚焦于从大样本中发现可推广的模式，但对个案的独特性和深度分析不够。QCA 结合了二者的特点，既适合于少数案例研究（10 以下的案例数）、中等规模样本（10 至 50 案例数），也适合超过 100 案例数的大样本研究。

当然，QCA 也存在一定的局限。首先，QCA 在进行校准时需要有据可依，面对连续变量的处理优势较弱；其次，并非所有的研究问题都存在多重并发条件，对于

111

---

① 布尔代数进行集合运算可以获取到不同集合之间的交集、并集或补集，进行逻辑运算可以对不同集合进行"与、或、非"。

时间序列数据的处理将是一项挑战。关于这个问题，目前，两种新型动态 QCA 方法的出现——线性增长 QCA 与多时段多线性增长 QCA 方法，对于进一步完善 QCA 方法提供了思路。

（二）定性比较分析的分类与操作

定性比较分析主要包括三种具体分类操作方法，分别是：清晰集（crisp set）、模糊集（fuzzy set）和多值集（multi value）。清晰集定性比较分析（csQCA）只能用于处理原因变量和结果变量均为二分变量的案例，无法处理统计分析中所出现的大量定距变量。模糊集定性比较分析（fsQCA）的运算原理和 csQCA 一致，是以真值表为基础计算结果特征对原始特征的集合，最后通过布尔代数算法简化这些原因特征组合。多值集定性比较分析（mvQCA）也是以 csQCA 为基础发展出来的新方法，与 fsQCA 是并行的。多值集将数值处理为 0~1 的隶属度分数，一般有四值与六值两种分类。

QCA 采取集合分析的思想，存在两种基本策略：一是评估条件或条件的组合是否构成结果的充分条件，即评估条件或条件组合（X）是否构成结果（Y）的一个子集（$X \leqslant Y$）；二是评估条件或条件的组合是否构成结果的必要条件，即评估结果是否是条件或条件组合的一个子集（$Y \leqslant X$）。条件或条件组态能否构成结果的原因的前提是，共有条件组态的案例共属同一结果的一致性程度（consistency）高于可接受的经验标准。

与传统研究方法不同，QCA 放松了基于传统分析技术的假定，提出了适合复杂因果分析的 3 个重要假设："并发因果关系""等效性"和"非对称性"。其基本分析过程为：先对原因条件进行归纳或演绎。构建原因条件不宜太多，以中等样本研究为例，理想的条件个数一般为 4~7 个。接着再选择标准把变量再校准为集合。依据理论和实际的知识或标准设定 3 个临界值：完全隶属（full membership），完全不隶属（full nonmembership）和交叉点（cross over point）。其中，交叉点是区分完全隶属和完全不隶属的中间点。

QCA 大大提升了理论的实践切题性，目前已在社会学、政治学、管理学等社会科学研究领域具有一定的应用，如使用 QCA 分析欧洲国家健康水平的关键影响因素，使用 QCA 研究农村老年群体健康体检的因素组合，为制定健康体检驱动模式提供参考等研究，其中，2014—2015 年，管理学是 QCA 应用增长最快的领域。关于 QCA 软件的使用[①]，除了使用 fsQCA 软件之外，也可以参考杜萨（Adrian Dusa）基

---

① 关于 fsQCA 的软件下载与学习，可以参见 http://www.socsci.uci.edu/~cragin/fsQCA/software.shtml。

于 R 语言对 QCA 方法使用的介绍；关于 R 语言的学习，可以在 CRAN 网站①上免费阅读使用手册。

（三）定性比较分析在卫生健康领域的应用

近年来开始有研究将定性比较分析应用于分析健康治理的机制。在卫生健康领域的研究中，评价复杂的干预措施需要广泛和稳健的证据，特别是在随机对照试验（randomized controlled trail，RCT）和准实验研究不可行或不适合的情况之下，对既定研究设计的许多批评都与"背景"的挑战有关，"背景"对于理解特定环境下的干预效果至关重要，但往往会带来"噪音"和不确定性，因此常常被预先控制。另外，在评估和实施复杂干预措施的方法仍有许多不确定性，需要有更好的设计来解决真实世界中复杂因果关系问题。

QCA 在评估适用于小规模人群的复杂公共卫生干预措施的有效性方面具有一定价值，特别是在确定多项干预措施中哪些条件或参与者的个人特征最有可能影响干预措施的有效性方面能够发挥作用。目前，QCA 在健康治理领域的应用主要包括卫生研究、社会干预研究和政策评估，具有广泛的应用前景。另外，QCA 应用于卫生健康领域评估的干预措施主要包括以下方面：个体水平的行为改变干预措施（如体重管理干预、病例管理、慢性病自我管理）；政策/资金干预措施；基于环境的健康促进/行为改变干预措施（如基于学校的体育活动干预、基于商店的食物选择干预）；社区赋权干预措施；网络及其对健康结果的影响。因此，QCA 可被用于一系列环境和公共卫生领域的评价以确定干预措施实施的条件及改善人口健康的效果证据。

本章案例——中国卫生健康政策网络的结构特征及其演变②

一、引言

卫生健康在全球的应用与合作都是一项复杂且不断调整的工程，在当今全球卫生健康系统中，各个国家与各个机构组织的合作所达成的卫生健康治理模式正逐渐

---

① CRAN 网站 http://cran.r-project.org/。
② 案例改编自论文：熊尧，徐程，习勇生. 中国卫生健康政策网络的结构特征及其演变［J］. 公共行政评论，2019，12（6）：143-165，202.

形成为一种网络关系，这样日益紧密的交织与纷繁的关系变化，也要求国家或是机构组织在实际治理与合作的过程中，要形成和使用网络思维与系统思维。比尔和梅琳达·盖茨基金会联合主席梅琳达·盖茨曾说，"我们所有人都要发挥作用，不仅是捐助者，还有国家政府都要超越常规，加强卫生健康领域的合作"。各国都需要在新形势下，加强卫生健康方面的治理能力。

随着社会经济的转型与发展，以人为本的可持续发展理念逐渐成熟，卫生健康领域的信息也更被人们知晓和关注，日益增长的卫生健康需求要求国家与相关机构组织也要在新时代的背景之下不断地调整与改革，以适应卫生健康领域内提出的新要求与新变化。构建一个"健康共同体网络"成为现今卫生健康领域发展的共同要求与趋势，是世界各国与相关组织机构在新的背景之下的共同愿景。而对于卫生健康网络的构成、演变及其不同阶段的特征识别是一种发展的、动态的把握，是构筑健康新世界的必要条件，对于未来构建一个系统的、科学的卫生健康政策网络具有较高的启示价值。

二、我国卫生健康系统演变

健康是人类发展的重要目标之一，我国卫生健康系统也经历了多次调整与演变。1985年，国务院批转了《关于卫生工作改革若干政策问题的报告》（国发〔1985〕62号文件），正式开启了中国全面医疗卫生改革。从1986年开始，为顺利落实医改政策，我国进行了30多年的艰辛探索，使我国的卫生健康体制发生了重大变化，并且呈现出显著的阶段性特征：

（1）市场发展阶段（1986—1998年），这一阶段我国正处于计划经济向市场经济过渡的阶段，医疗卫生体制改革侧重于扩大医院的自主权；

（2）市场化及反思阶段（1999—2008年），这一阶段主要建立形成了三大基本医疗保障制度；

（3）政府与市场力量平衡阶段（2009—2019年），开始探索"建立健全覆盖城乡居民的基本医疗卫生制度"为长远目标的深化医药卫生体制改革（简称新医改）。

在这30多年里，从1986年实施第七个五年计划到2016年实施第十三个五年规划，共经历了七个国民经济与社会发展五年规划。在这些规划的指导下，卫生健康领域也出台了一系列五年规划或计划。根据卫生健康体制改革时间段和国民经济与社会发展五年规划实施时间段，卫生健康领域的五年规划（计划）又可以划分为三个时期：

（1）1986—2000年（第七个五年计划、第八个五年计划、第九个五年计划）；

（2）2001—2010年（第十个五年计划、第十一个五年规划）；

（3）2011—2020 年（第十二个五年规划、第十三个五年规划）。

作为规划的主要参与主体，政府各职能部门也在不断深化改革与强化合作，其参与五年规划的情况如表 4-4 所示：

表 4-4　政府职能部门参与五年规划情况

年份	1986—2000 年	2001—2010 年	2011—2020 年
文本数	10	16	25
涉及部门 1~5 个	7	12	11
涉及部门 6~10 个	3	3	4
涉及部门 11~15 个	0	0	4
涉及部门 15 个以上	0	1	6
平均每份规划涉及的部门数	4.6	4.63	9.64

三、政策网络及其研究

卫生健康政策的制定与执行对全面实施健康中国战略具有重要的意义，通过分析各项卫生健康政策所产生的网络及其特征，是把握卫生健康系统发展的好工具。政策网络作为公共政策研究的重要范式，在欧美国家已经广泛应用在政策科学研究的诸多方面。政策科学认为，政策过程往往体现为多元行动者的复杂动态的互动博弈，这个过程中每个主体都或多或少依赖于其他主体的存在，因此行动者之间存在着多边和多重的网络关系。也就是说，当政策内容超出一个政策主体的职能范围或当政策主体的资源依赖于其他主体时，政策主体必须与其他主体进行交换资源才能实现其决策目标，由此形成政策网络。政策网络的定义为，由政策主体围绕政策问题和政策项目形成的相互协作和相互依赖的稳定社会关系模式。

政策网络对主体行为的解释包括权力依赖理论与理性选择理论两种。权力依赖理论认为政策网络中的任一主体都要依赖于其他主体的资源，而要达到它们的政策目标，组织间必须相互交换资源；理性选择理论认为政策网络代表了公私部门和组织之间结构的变化，因为政策网络为追求偏好最大化的理性主体提供了克服集体行动问题的制度安排，也是实现了应对同一政策问题的主体之间水平互动、自我协调的理想制度结构。

近年来，国内外研究中关于卫生健康政策网络的研究涉及了卫生健康政策的诸多方面，包括公共卫生健康政策等，在卫生健康政策网络中，政府职能部门、医药卫生服务机构、生产企业以及社会组织等构成了多元化政策主体，它们之间相互协同配合和相互影响。这种相互交错的关系网络逐渐变为卫生健康发展的关键，推动卫生健康体制的改革发展。除了政府和非政府组织结构关系外，国外的研究也在逐步探讨政策网络的形成机制和功能等。而我国对于政策网络的研究主要是对卫生健康相关的政策进行定性分析，包括医疗卫生体制改革、药品、医疗保障制度、分级诊疗制度、卫生服务体系、流动人口医疗卫生政策等，但是，上述研究都是定性分析政策过程中参与主体形成的互动关系及其对政策结果的影响，而相关的定量研究才刚刚起步，我国目前还没有形成对于卫生健康政策网络的系统性、科学性的梳理及其演变特征的分析。

四、社会网络分析

（一）社会网络分析简介

关于政策网络的量化研究，目前主要应用于社会网络分析的方法。越来越多的研究都表明，将社会网络分析应用于政策网络的研究有助于了解政策过程中权力路径的性质和影响，但是关于卫生健康政策网络的社会网络分析研究相对较少，更多地涉及卫生健康政策网络的研究多以定性访谈的方法为主，访谈方法可以根据研究需要直接获得一手数据，但可能其中往往存在样本选择的偏差。虽然社会网络分析方法的数据来源也可以是现实社会中的具体行为数据，但是这些数据往往较难获得，收集成本也相对较高。

近年来，国内开始有研究运用社会网络分析的"二模转一模"方法将政策文本中的"政策-部门"关系转为"部门-部门"关系，以此展开政策网络的分析，相关主题包括科技创新、教育、都市圈治理、住房和卫生等。从本质上来看，这种政策网络的量化分析就是对政策文献的定量分析，这与文献计量学的合著网络分析方法是一致的，都是将文献计量的相关方法迁移到政策文献分析中来。基于社会网络分析方法和相关类似的研究，在探寻我国卫生健康政策网络的演变及其特征时，可以通过选取卫生健康领域具有相同效力形式的以部委为署名单位的五年规划政策文本，量化分析不同历史时期所形成的政策网络，包括整体关系网络的结构特征以及各政策主体在网络中地位的变化，深入考察不同政策主体相互协作所形成的政策网络结构特征，并探究其演变趋势。

（二）分析设计与步骤

1. 数据来源与处理

本研究选取 1986 年 1 月至 2017 年 1 月涉及卫生健康领域内容的五年规划作为研究样本，文本数据主要来源于"北大法律信息网"① 中的"中国法律法规规章司

---

① 北大法律信息网：http://www.pkulaw.cn。

法解释全库"，同时选取政府官方网站公布的政策文本为补充，以防止遗漏，进而保证了政策文本选取的权威性和全面性。样本的选择是互联网上公开颁布的，不包括未公开的政策文本。在检索政策文本过程中，主要限定检索选项中的发布部门为"国务院各机构"，法规类别上选择"卫生""人口与计划生育"等主题内容，以"计划""规划"为关键词进行"标题"模糊查找，并根据"题目及内容是否与卫生健康领域相关"和"发文单位是否为国家部委及以上部门"两个标准进行判别以便决定是否采纳为分析文本。

由于不同时期相关政策主体的机构变动和职能调整，重点是卫生健康政策中政策主体的关系网络，因此有必要在文本定量分析时针对政策主体的变化进行技术上的预处理。处理的基本原则是，政策主体应该包括规划中的联合发文单位，以及有明确主体职责分配的部门。考虑到主体中政府部门的连续性，纳入本研究的政策主体以 2018 年 3 月国务院机构改革后国务院机构为准，并根据历史沿革将涉及的历史部门统计为改革后的 64 个部门之一。以卫生健康领域主管部门为例：1998 年国务院设立卫生部，作为主管卫生工作的国务院组成部门；2013 年国务院将卫生部的职责、人口计生委的计划生育管理和服务职责整合，组建国家卫生和计划生育委员会（以下简称国家卫计委）；2018 年组建国家卫生健康委员会（以下简称国家卫健委），不再保留国家卫计委。因此可以将 1998—2013 年卫生部参与的规划和 2013—2018 年国家卫计委参与的规划均调整为国家卫健委参与。

2. 研究方法与分析步骤

在构建"部门-规划"二模网络的基础上，我们通过使用 UCINET 6.0 软件，将二模网络转为只包含"部门-部门"的一模网络，作为分析的数据基础。由于部门间的每个协作行为都牵扯到行动者双方或多方的互动，因此这一政策网络为无向网络，对于数据的衡量不区分方向性。我们通过社会网络分析方法中的整体网络分析（如网络密度、聚类系数、特征途径长度）和个体中心网络分析（如度数中心度、中间中心度）对相关指标进行测量来分析卫生健康政策网络的结构特征。同时，通过社会网络分析软件加载的净提款绘图工具所描绘的政策主体间可视化的关系网络，可以揭示内部组成结构的状态和各个主体之间的互动方式，分析关系网络的演变趋势。

（1）整体网络分析。

整体网络分析，是指基于社会关系网结构的整体特征进行分析，即关注结构（structural）层面上的政策主体网络特征。首先，使用网络规模（节点数）和关系（连线数）来衡量参与网络中政策主体的数量；其次，使用网络密度、聚类系数和平均路径长度分别来衡量网络的联系程度、凝聚力和信息传输效率。

网络密度是指网络中实际连接节点数与潜在最大连接节点数之比。密度越高，说明网络内部联系越紧密。相比之下，密度越低，表明网络内部的联系越少，联系程度越低。聚类系数指的是一个集体的全部成员通过社会关系在一起的程度，这是凝聚力的描述性定义。软件当中的凝聚力指数是根据独立途径数界定的，对于规模和密度都相同的两个联通图来说，如果其中一个图的很多线都通过一个节点，那么该图将具有较小的凝聚力；反之，如果一个图中的线不是围绕着一个节点展开的，那么该图将具有较大的凝聚力。

（2）个体中心网络分析。

个体中心网络研究是从网络中某个节点切入，剖析其位置及其与其他节点之间的联系。主要从位置（positional）层面分析某个节点在网络中表现出的个体特征。主要使用度数中心度（degree centrality）和中间中心度（between centrality）两个指标表示。度数中心度以网络中与某节点有直接联系的节点的数目来衡量。它用来测量政策网络中各个政策主体与其他政策主体的联系度，反映各个主体自身的交易能力。度数中心度越高，主体在政策网络中越居于中心地位。这里所研究网络为无向网络，因而不区分点出度和点入度。度数中心度一般用相对度数中心度来表达，它是点的绝对中心度与网络中点的最大可能的度数之比。

中间中心度描述的是网络成员对资源的控制程度，或在多大程度上控制他者之间的交往。如果某部门处于许多其他部门点对的测地线（最短的途径）上，也就是说该部门在其他部门之间相连的最短路径上占据"中间人"的位置，那么该部门就具有较高的中间中心度，从而在政策网络中充当"中介"角色。"中介"部门在政策网络中可以通过控制或曲解信息的传递来影响群体。

（三）分析结果

1. 整体网络分析

图4-8中部门机构之间的连线表示一个职能部门与另一个职能部门的需要合作开展工作的关系，每一个节点表示机构部门，为做区分，将不同单位选取不同的颜色进行标注，节点位置并无任何意义，节点大小为该节点在网络中的度数中心度。通过可视化网络，我们可以清晰地看出卫生健康领域的五年规划中不同政策网络的演变趋势，反映出随着时间的变化，部门间的协作进一步加强，卫生健康领域的五年规划越来越需要不同政策主体的参与。

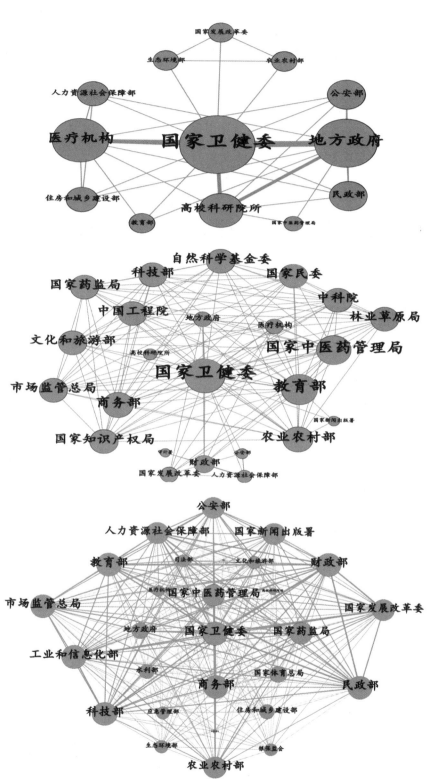

图 4-8 1986—2020 年三个阶段部门协作的可视化网络图

（注：图 4-8 按顺序依次反映的时间为 1986—2000 年、2001—2010 年、2011—2020 年）

节点数指各阶段规划相关主体的数量，即参与规划的部门数；连线数表示的是节点两两之间参与规划的连接频次。此两项指标是从绝对值的角度描述整体网络的结构特征，数值越高、规模越大、联系越多，结构越复杂。网络密度、聚类系数和特征途径长度指标是从相对值的角度描述各阶段网络特征，网络密度越大，聚类系数越高，特征途径长度越小，网络联系越紧密，网络对主体的影响也越大。联系紧密的网络一方面可以为主体提供多种多样的社会资源，另一方面也是限制其发展的重要力量。通过表4-5我们可以发现，三个阶段中，节点数逐渐增多，并且节点之间的连线数量也逐渐增多，但是连线数的增多比例远远大于节点数的增多比例。结合图4-8可以发现这种变化主要来自不同节点变更。这意味着，相比前两个阶段，在2011—2020年，卫生健康政策网络中的部门之间的协作远超过前两个阶段。

表4-5　中国卫生健康政策网络的网络规模和关系

指标	1986—2000 年	2001—2010 年	2011—2020 年
节点数	13	24	28
连线数	79	300	690
网络密度	0.095	0.273	1.795
聚类系数	2.246	1.153	3.191
特征途径长度	1.615	1.551	1.124

2. 个体中心网络分析

（1）度数中心度。

如表4-6所示，在三个阶段中，国家卫健委的度数中心度都是最高的，并且呈现增强的趋势，这意味着国家卫健委在政策网络中居于中心地位，这可能与其本身为直接负责卫生健康领域的最高级别部委有关。相对比而言，三个阶段中，度数最高的前五个部门除了国家卫健委最高外，其他四个部门的排位并没有呈现比较固定的组合，这意味着不同时期的五年规划政策网络中的任务侧重点并不一样，使得各个部门中心地位并不固定。

表4-6　五年规划社会网络中前十部门度数中心度

序号	节点	1986—2000 年	节点	2001—2010 年	节点	2011—2020 年
1	国家卫健委	23.00	国家卫健委	33.00	国家卫健委	152.00
2	地方政府	22.00	教育部	23.00	财政部	136.00
3	医疗机构	17.00	国家中医药管理局	20.00	民政部	113.00

表4-6(续)

序号	节点	1986—2000年	节点	2001—2010年	节点	2011—2020年
4	高校科研院所	12.00	农业农村部	17.00	工业和信息化部	109.00
5	公安部	5.00	商务部	15.00	科技部	109.00
6	民政部	5.00	市场监管总局	14.00	教育部	109.00
7	人力资源社会保障部	4.00	国家民委	14.00	国家发展改革委	105.00
8	住建部	4.00	科技部	14.00	人力资源社会保障部	102.00
9	农业农村部	3.00	文化部	14.00	市场监管总局	97.00
10	国家发展改革委	3.00	国家知识产权局	14.00	国家药监局	91.00

（2）中间中心度。

如表4-7所示，在三个阶段中，国家卫健委的中间中心度都是最高，意味着国家卫健委在政策网络中对于资源的控制能力较强，很多的协作联系都通过国家卫健委来实现，表明国家卫健委在网络中居于核心地位。尤为值得注意的是，相比1986—2000年和2001—2010年两个时期，2011—2020年各个部门的中间中心度较为接近，也就是说各个部门的资源控制能力比较接近，部门间的权力相对平等和分散。另外，结合度数中心度数据，发现非部委的三个部门地方政府、高校科研院所、医疗机构在政策网络中的"中介"作用呈现逐渐相对弱化的趋势，即对重点信息的中介能力相对其他部门来说并不强。

表4-7　五年规划社会网络中前十部门中间中心度

序号	节点	1986—2000年	节点	2001—2010年	节点	2011—2020年
1	国家卫健委	30.67	国家卫健委	68.33	国家卫健委	3.12
2	地方政府	10.17	教育部	25.17	工业和信息化部	3.12
3	医疗机构	3.67	财政部	19.58	市场监管产总局	3.12
4	高校科研院所	3.50	国家中医药管理局	18.83	商务部	3.12
5	应急管理部	0.00	商务部	6.00	教育部	3.12
6	科技部	0.00	人力资源社会保障部	5.42	科技部	3.12
7	国家发展改革委	0.00	农业部	4.00	财政部	3.12
8	农业部	0.00	地方政府	1.42	民政部	3.12
9	生态环境部	0.00	医疗机构	1.42	国家发展改革委	2.50
10	公安部	0.00	国家发展改革委	1.33	公安部	2.31

作为卫生健康领域最高级别的主管部门，国家卫健委自然参与了多项五年规划的部门任务，因此在中心度的排序都是最高的，但是除了国家卫健委之外，两种中心度前几的部门排序却并不固定。在1986—2000年，地方政府、医疗机构和高校科研院所的两种中心度的排序都高于其他国务院部门机构，这意味着在这一时期，五年规划主要制定和实施由国家卫健委发起，并且由地方政府、医疗机构和高校科研院所具体落实，主体间横向关系很少。这一阶段主要内容与医疗服务主体改革有关，特别是扩大医院自主权，在2001—2010年，三大基本医疗保险陆续建立和完善，为了保证医疗服务供给的进一步增加，涉及卫生健康领域的中观的行业规划逐渐增多。除此之外，财政部在这一阶段的中间中心度位于第三位，这与其度数中心度排位较低不同，这可能与财政部为规划任务提供拨款或经费投入的支持职能有关。

在2011—2020年，"新医改"已于2009年开始启动，进一步在"十二五"规划中提出"完善基本医疗卫生制度"，这标志着我国卫生健康领域进入了新一轮的改革。因此，除了国家卫健委外，其他前几位的部门的中心度排序相比前一阶段发生了较大的变化，但是不同的中心度前几位排序也迥然不同，特别是体现在度数中心度和中间中心度之间。这一阶段的财政部和民政部分列度数中心度的二、三位，这两个部门参与的规划数分别为13项和10项，并且参与规划的重合性较高；而中间中心度排序二、三位的部门分别是工业和信息化部和市场监管总局，参与的规划数分别为8项和7项，大多数也和财政部和民政部重合。

3. 启示

我国卫生健康政策网络以国家卫健委为核心部门，其他部门地位和权力较为平等，凸显了卫生健康制度事务的复杂性。政府部门、医疗机构、社会公众等多主体、多因素相互影响、相互交错的社会网络关系逐渐变为公共卫生体制改革的关键。自1986年以来，我国社会经济的不断发展也促进了卫生健康制度的快速发展，为了使得卫生健康制度规划和发展目标相匹配，卫生健康相关部委根据五年规划的远景规定目标和方向来制定本部门负责的五年规划更详细的内容。

近30年来，卫生健康政策网络不断发展和扩大，由于卫生健康体系本身具有较强专业性，国家卫健委在卫生健康政策网络中的核心位置的趋势变得越来越明显，但也需要更多的职能部门加入政策网络以便推动合作。值得注意的是，随着卫生健康事务的范围日益广泛，政策网络的参与者越来越多，其各自代表的利益也越来越多元化和复杂化，需要建立相应的激励机制、责任机制和约束机制对这些职能部门间的合作行为进行有效管理。

五、问题与思考

1. 如何系统地、科学地梳理出中国卫生健康政策网络的演变情况与特征？

2. 本研究主要分析了哪些问题？还有哪些重要问题需要深入分析？

3. 本研究方法有哪些不足之处？下一步如何修改完善？

参考文献

［1］阿德里安·杜萨. QCA 方法从入门到精通：基于 R 语言 ［M］. 杜运周，等译. 北京：机械工业出版社，2021.

［2］查尔斯·C. 拉金. 重新设计社会科学研究 ［M］. 杜运周，等译. 北京：机械工业出版社，2019.

［3］陈海虹，黄彪，刘锋，等. 机器学习原理及应用 ［M］. 成都：电子科技大学出版社，2017.

［4］陈向明. 质性研究：反思与评论 ［M］. 重庆：重庆大学出版社，2013.

［5］迪安·谢鲁尔，约翰·科斯基宁，加里·罗宾斯，等. 社会网络指数随机图模型：理论、方法与应用 ［M］. 杜海峰，等译. 北京：社会科学文献出版社，2016.

［6］杜运周，贾良定. 组态视角与定性比较分析（QCA）：管理学研究的一条新道路 ［J］. 管理世界，2017（6）：155-167.

［7］杜运周，李佳馨，刘秋辰，等. 复杂动态视角下的组态理论与 QCA 方法：研究进展与未来方向 ［J］. 管理世界，2021，37（3）：180-197，12-13.

［8］风笑天. 社会研究方法 ［M］. 北京：中国人民大学出版社，2018.

［9］黄崑，王文娟，徐程. 社会网络分析在卫生领域的应用 ［J］. 公共管理与政策评论，2019，8（1）：20-30.

［10］黄乃静，于明哲. 机器学习对经济学研究的影响研究进展 ［J］. 经济学动态，2018（7）：115-129.

［11］李蔚，何海兵. 定性比较分析方法的研究逻辑及其应用 ［J］. 上海行政学院学报，2015，16（5）：92-100.

［12］梁玉成，贾小双. 数据驱动下的自主行动者建模 ［J］. 贵州师范大学学报（社会科学版），2016（6）：31-34.

［13］刘军.社会网络分析导论［M］.北京：社会科学文献出版社，2004.

［14］刘军.整体网分析讲义：UCINET 软件应用［C］.第二届社会网与关系管理研讨会资料，哈尔滨：哈尔滨工程大学社会学系，2007.

［15］庞皓.计量经济学［M］.4 版.北京：科学出版社，2019.

［16］乔纳森·格里斯.研究方法的第一本书［M］.孙冰洁，王亮，译.沈阳：东北财经大学出版社，2011.

［17］乔天宇，邱泽奇.复杂性研究与拓展社会学边界的机会［J］.社会学研究，2020，35（2）：25-48.

［18］沈月红，郭晓君，仲亚琴.主体建模在慢性非传染性疾病及健康行为研究中的应用［J］.中国卫生统计，2021，38（4）：628-630，635.

［19］王亚华.公共事务治理概论［M］.北京：清华大学出版社，2022.

［20］崼怡.欧洲国家健康水平的关键影响因素分析：基于欧洲 36 个国家的定性比较分析（QCA）［J］.中国卫生政策研究，2020，13（9）：27-33.

［21］熊尧，徐程，习勇生.中国卫生健康政策网络的结构特征及其演变［J］.公共行政评论，2019，12（6）：143-165，202.

［22］詹宁·K.哈瑞斯.指数随机图模型导论［M］.杨冠灿，译.上海：格致出版社，2016.

［23］赵蓉英，王静.社会网络分析（SNA）研究热点与前沿的可视化分析［J］.图书情报知识，2011（1）：88-94.

［24］周新年.科学研究方法与学术论文写作［M］.2 版.北京：科学出版社，2019.

［25］钟永光，贾晓菁，钱颖，等.系统动力学［M］.北京：科学出版社，2013.

［26］周志华.机器学习［M］.北京：清华大学出版社，2016.

［27］ASHLEY N C, RUTH C, DAVID C G, et al. A systematic review of medical practice variation in OECD countries［J］. Health policy, 2014（114）1：5-14.

［28］BLOM-HANSEN J, MORTON R, SERRITZLEW S. Experiments in public management research［J］. International public management journal, 2015, 18（2）: 151-170.

［29］DARABI, NEGAR, NIYOUSHA HOSSEINICHIMEH. System dynamics modeling in health and medicine：A systematic literature review［J］. System dynamics review, 2020（36）: 29-73.

［30］FREEMAN L C. The development of social network analysis：A study in the sociology of science［M］. Vancouver, BC：Empirical Press, 2004.

［31］HANCKEL B, PETTICREW M, THOMAS J, et al. The use of qualitative comparative analysis（QCA）to address causality in complex systems：A systematic review of research on public health interventions［J］. BMC Public Health 2021（21）：877.

［32］HASTIE T, TIBSHIRANI R, FRIEDMAN J. The elements of statistical learning：data mining, inference, and prediction［M］. 2nd ed. New York：Springer, 2009.

［33］HOMER, JACK B, et al. Models for collaboration：How system dynamics helped a community organize cost-effective care for chronic illness［J］. System dynamics review, 2004（20）：199-222.

［34］HOMER J, MILSTEIN B, HIRSCH G B, et al. Combined regional investments could substantially enhance health system performance and be financially affordable［J］. Health affairs, 2016（35）8：1435-1443.

［35］JEREMY, SHIFFMAN, KATHRYN, et al. A framework on the emergence and effectiveness of global health networks［J］. Health policy and planning, 2016, 31 Suppl 1（Suppl 1）：13-16.

［36］JOACHIM P STURMBERG, CARMEL M MARTIN. Handbook of Systems and Complexity in Health［M］. New York：Springer, 2013.

［37］LI MEINA, et al. The problem of unreasonably high pharmaceutical fees for patients in Chinese hospitals：A system dynamics simulation model［J］. Computers in biology and medicine, 2014（47）：58-65.

［38］LIU SHIYONG, NATHANIEL OSGOOD, QI GAO, et al. Systems simulation model for assessing the sustainability and synergistic impacts of sugar-sweetened beverages tax and revenue recycling on childhood obesity prevention［J］. Journal of the operational research society, 2016（5）：708-721.

［39］LOUNSBURY, DAVID WILLIAM. Understanding social forces involved in diabetes outcomes：A systems science approach to quality-of-life research［J］. Quality of life research, 2013（23）：959-969.

［40］LUKE, DOUGLAS A, KATHERINE A S. Systems science methods in public health：Dynamics, networks, and agents［J］. Annual review of public health, 2012（33）：357-376.

［41］MILSTEIN, BOBBY. Analyzing national health reform strategies with a dynamic simulation model [J]. American journal of public health, 2010 (100) 5: 811-819.

[42] PAYKANI T, RAFIEY H, SAJJADI H. A fuzzy set qualitative comparative a-nalysis of 131 countries: Which configuration of the structural conditions can explain health better? [J]. International journal for equity in health, 2018, 17 (10): 1-13.

[43] POTEETE A R, JANSSEN M A, OSTROM E. Working together: Collective ac-tion, the commons, and multiple methods in practice [M]. Princeton: Princeton University Press, 2010.

[44] STANLEY T D, DOUCOULIAGOS H, GILES M, et al. Meta-analysis of eco-nomics research reporting guidelines [J]. Journal of economic surveys, 2013, 27 (2): 390-394.

[45] STERMAN J D. Learning from evidence in a complex world [J]. American journal of public health, 2006, 96 (3): 505-514.

[46] THOMAS SCHELLING. Dynamic models of segregation [J]. Journal of mathe-matical sociology, 1971 (8): 143-186.

[47] VARSÁNYI PÉTER, TÓTH GERGELY, VITRAI JÓZSEF, et al. Associations between classroom networks and health behaviour of adolescents [J]. Journal of public health, 2022 (1): 1-8.

[48] WANG, XIN. How to improve the equity of health financial sources: Simulation and analysis of total health expenditure of one Chinese province on system dynamics [J]. International journal for equity in health, 2015 (14): 73.

[49] WARREN J, WISTOW J, BAMBRA C. Applying qualitative comparative analysis (QCA) in public health: A case study of a health improvement service for long-term incapacity benefit recipients [J]. Journal of public health, 2013, 36 (1): 126-133.

[50] XIA F, LI Q W, LUO X, et al. Machine learning model for depression based on heavy metals among aging people: A study with National Health and Nutrition Examina-tion Survey 2017—2018 [J]. Frontiers in public health, 2022 (10): 939758. doi: 10.3389/fpubh.2022.939758.

第三篇　应用篇

第五章
政府主导的健康治理

本章要点内容：

1. 全面了解政府在健康治理中发挥的作用；
2. 理解与掌握跨部门健康治理的内涵；
3. 深入思考跨部门健康治理的主要实现形式与效果评价。

第一节 健康治理中的政府职能

一、政府职能部门框架

世界卫生组织（WHO）所定义的卫生系统由服务提供（service delivery）、卫生人力资源（health workforce）、卫生信息系统（health information system）、获取基本药物（access to essential medicines）、筹资（financing）、领导/治理（leadership/governance）六个部分组成。这六个组成部分以不同的方式为加强卫生系统做出了贡献。一些交叉组成部分，如领导/治理和卫生信息系统，为所有其他卫生系统组成部分的总体政策和监管提供了基础。

其中，领导/治理涉及制定战略政策框架，对系统进行有效的监督、联盟的建设、监管、聚焦系统设计和问责制的建立。相互影响的三大类利益相关者决定了卫生系统及其治理：①国家（中央和地方各级的职能部门）；②卫生服务提供者（营利或非营利性；临床、准医疗和非临床医疗服务提供者；工会和其他专业协会；医疗护理或服务提供网络）；③在与卫生服务提供者互动时成为服务使用者的公民（人群代表、患者协会、公民社会组织/非政府组织、保护穷人的公民协会等）。各国卫生部利用其治理职能监督卫生系统的总体发展，其中包括政策分析和制定、管理合作伙伴之间的服务提供、制定质量保证规范和标准以及确保执行商定的政策和战略。管理职能得到信息系统的支持，并辅以基于人口的调查和符合国家伦理价值观的卫生立法。鉴于卫生系统日益复杂，流行病和人口状况不断变化，治理作用正变得至关重要。

中国卫生治理体系主要由卫生筹资体系和卫生监管体系等构成，各子系统相对独立又相互联系，不同行为主体在各子系统中发挥作用。卫生体系的建立与发展，特别是组织与治理模式的变革与中国政治、经济、行政管理等体制变革息息相关。

中国卫生行政组织体系分为四级，从中央到地方主要为国家卫生健康委员会、省（自治区、直辖市）卫健委、地市卫健委和县区卫健委。省、市、县各级卫生行政机关是同级人民政府的卫生行政职能部门，在同级人民政府的直接领导下，负责本行政区域内的卫生行政管理工作，并接受上级卫生行政机关的业务领导。其内部机构设置与国家卫健委基本保持一致，一般设有医政、基层卫生、妇幼保健、卫生监督、疾病控制、规划财务等职能科室。乡（镇）一般不设独立的卫生行政部门，社区（乡镇）和村级医疗卫生机构一般由区县级卫生行政部门直接管理（见图 5-1）。国务院直属机构中，国家市场监管总局和国家医保局等机构也参与卫生体系的治理工作。

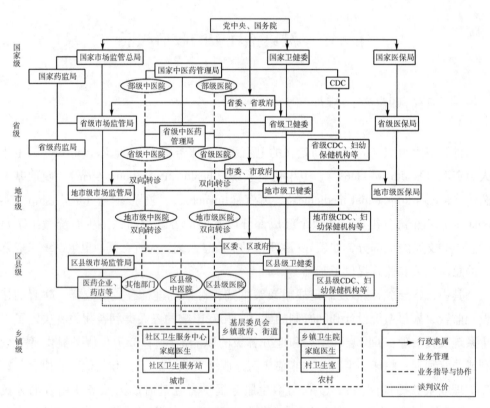

图 5-1　卫生健康相关机构层级关系图

来源：徐程,何欢,黄志勇,等. 新中国卫生健康制度变迁［M］. 成都:西南财经大学出版社,2019.

二、健康治理中的卫生主管部门作用

卫生主管部门在卫生治理方面发挥着独特的作用，因为它们对这一问题具有宪法或国家批准的专属授权。卫生主管部门为卫生系统提供方向和愿景，是监督和管理基本公共卫生职能的中心。在国家一级，卫生主管部门可以与其他组织行动者（如理事会、国家级政府机构和地方政府等）共享和协调其治理职能。

治理是一个多层面的过程，卫生主管部门等行为主体在其中发挥着重要且具体的作用，谢赫（Sheikh）等人提出了一个卫生主管部门治理作用框架，包括法律规定的作用、对环境变化的准备和应对、关系管理和价值管理四个方面，具体见图5-2。

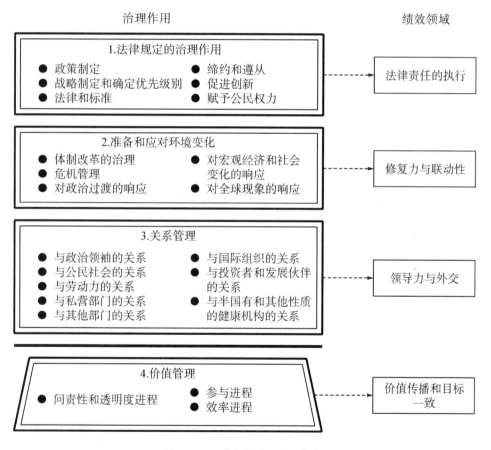

图 5-2 卫生部门治理作用框架

法律规定的作用：卫生主管部门承担着相关法律法规所明确规定的正式的健康方面的责任，包括在卫生部门治理中的核心地位。近几十年中，伴随着许多低收入国家的转型，如国内私营医疗市场的增长、捐助机构的激增以及最近由于可持续发展目标（Sustainable Development Goals，SDGs）而重新关注多部门行动，扩大了卫生主管部门在管理、监管、资源管理、智能管理、公民赋权和促进创新方面的职权范围和加强了其治理作用。

对环境变化的准备和应对：应对来自政治、经济、生态还有流行病学等方面的环境变化是卫生主管部门一个重要的治理作用。卫生主管部门有能力在变化的政治环境中正常运行，为应对健康和环境危机做好准备，适应经济和社会变化，应对全球事件和现象。

关系管理：卫生主管部门需要积极管理政府内外的一系列关系，包括管控、协作、合作及沟通多种关系。卫生主管部门不仅需要与政府其他部门进行谈判，还需要与国家和地方各级及国际非政府部门进行会谈与合作，并负责维系与卫生健康行业相关的从业人员和产业等利益相关方的关系。对这些关系的有效管理可确保更多行为主体能够参与决策，这将有助于提高政策过程的自主性、多样性和有效性。SDGs也强调了卫生主管部门需要在多个领域发挥职能以实现共同目标。

价值管理：卫生主管部门在制定制度和管理以维护治理职能、提升价值和实现更广泛的健康和社会目标过程中的职能并不明确。例如，通过哪些过程来增强问责制和透明度、提高效率以及确保社会参与度和包容性决策。价值观通常被认为是潜在的、不确定的，受政治、社会和组织环境的影响，这些在传统意义上被认为是很难改变的。然而，卫生主管部门可以采取不同的机制来管理、增强和促进这些价值观的形成。

中华人民共和国国家卫生健康委员会（以下简称"国家卫健委"）及由其管理的国家中医药管理局是最主要的卫生行政管理机构。国家卫健委隶属于国务院，是最高卫生行政机关，主要职责是组织拟订卫生健康事业发展相关规章政策并组织实施，统筹规划卫生健康资源配置，协调推进深化医药卫生体制改革，制定并组织落实疾病预防控制规划、国家免疫规划以及严重危害人民健康公共卫生问题的干预措施，组织制定国家药物政策和国家基本药物制度，负责职责范围内各项公共卫生的监督管理，制定医疗机构、医疗服务行业管理办法并监督实施，负责计划生育管理和服务工作，指导地方和基层的卫生健康工作。

中国疾病预防控制中心（以下简称"中国疾控中心"）成立于2002年1月23日，是由国家卫生健康委主管的实施国家级疾病预防控制与公共卫生技术管理和服务的公益事业单位。2021年，国家疾病预防控制局正式挂牌，意味着疾控机构职能从单纯预防控制疾病向全面维护和促进全人群健康转变，新机构的成立不仅能更好地应对突发性公共卫生事件，组织并调动力量进行防控，还能顺应健康发展新趋势，积极应对人民健康发展新需求。

在深化医药卫生体制改革和加快推进健康中国建设的国家重大战略部署的背景下，中国卫生行政部门进行了较大的机构与职能调整，卫生健康领域的跨部门合作网络也正从以疾病为中心转向以健康为中心。在国务院的其他构成部门中，国家发展改革委、民政部、财政部、国家医保局等部门根据职责划分，也在卫生治理体系中承担规划、筹资、保险管理等相应职责。国务院的直属机构中，国家食品药品监督管理总局、国家质量监督检验检疫总局等机构也参与卫生体系的治理工作。

由于卫生主管部门面临的环境和需求在不断变化，它们的治理角色也不是一成不变的。可持续发展目标意味着各部门需要超越狭隘的部门边界发挥领导作用。卫生服务的提供、组织和管理方面的重大变化，如以市场为基础的卫生服务的兴起和权力下放改革，对卫生主管部门的管理、领导和监管作用产生了新的迫切需求。如今卫生主管部门被期望继续管理公共服务和机构，但也积极地在多元和多部门环境中发挥领导作用，并预测和准备应对紧急和未来的挑战。同时，对于健康的跨部门、跨层级以及地区之间的协作治理越来越多地为学者们所关注。

第二节 跨部门的健康治理

在市场经济条件下，健康治理往往涉及社会各方面的利益相关者，这就要求合理定位政府治理行为，构建政府与社会协同合作的治理机制。随着经济社会的发展和区域一体化趋势的加强，一些传统的政府管理模式不再适用于现代错综复杂的经济社会发展状况，为了适应新的发展形势要求，中国学者引入了"跨部门协同"这种新的政府治理模式，希望通过"跨部门协同"模式来破解中国经济社会发展中面临的问题。

跨部门协同是基于协同治理理论在公共事务治理中开展多部门的合作，两个或两个以上的部门自愿地通过信息、资源、活动、能力、风险和决策制定等方面的共享、共担、共谋，实现部门间联动的共同努力和相互合作，跨部门协同的目的是推动多个部门共同生产公共服务、公共产品，以完成单一部门独自行动很难或不可能完成的公共事务。在我国，协同治理已成为社会管理体制改革的目标，成为国家治理体系和治理能力现代化的重要内涵。

2005 年，世卫组织社会决定因素委员会在教育、工业、税收和福利工作中推荐使用健康促进政策，即非卫生部门也要将健康纳入工作考虑范畴。芬兰以其在卫生横向治理方面的经验为基础，将"健康融入所有政策"（health in all policies，HiAP）

作为 2006 年芬兰担任欧盟轮值主席国期间的一个重要主题。"健康融入所有政策"是对健康在 21 世纪的经济和社会生活中发挥的关键作用的一种创新型治理手段，这种治理超越了跨部门行动和健康公共政策，其基础是接受政策领域的不同利益以及在决策者间建立关系以确保结果。2013 年 6 月，第 64 届世界医学会联合大会在重新修订的《世界医学协会赫尔辛基宣言》中正式提出了 HiAP，并认为 HiAP 是实现联合国千年发展目标组成部分，各个国家在起草 2015 年之后的发展计划时应该重点考虑 HiAP。

一、"健康融入所有政策"

（一）"健康融入所有政策"的内涵

"健康融入所有政策"是一种加强健康政策和其他领域政策之间联系的策略，强调的是其他领域政策对于健康政策的影响，这些政策领域涉及农业、教育、环境、财政、住建和交通等。"健康融入所有政策"旨在改善健康状况，同时，通过主要由卫生部门以外的部门计划和管理的结构、机制及行动等提升国家福祉和财富。

多年来，中国政府在健康促进方面一直强调多部门投入。除卫生部门以外，体育、教育等其他部门和工矿企业及社会组织也对公共健康项目有较大投入，如学校在学生健康促进方面开展了大量活动。此外，全民健身活动是卫生部门外对公众健康促进项目投资的典型例子，全民健身活动旨在全面提高国民体质和健康水平，国家体育总局专门投入资金实施全民健身计划。从 2001 年起，国家体育总局还以体育彩票公益金作为引导资金，建设公共体育设施，推动群众健身活动。

《关于"健康入万策"的阿德莱德声明》概述了卫生部门支持"健康入万策"的新责任，如下所述：

※ 了解其他部门的政治议程和行政命令；

※ 建立政策选择和战略的知识和证据基础；

※ 比较政策制定中各种选择对健康的影响；

※ 建立与其他部门对话和解决问题的规范平台；

※ 评价部门间工作和综合决策的效力；

※ 通过更好的机制、资源、机构支持以及熟练而专业的员工来进行能力建设①。

---

① UPDATE P H. Adelaide Statement on Health in All Policies（HiAP）2010 ［EB/OL］.（2019-10-25）［2022-11-04］. https://publichealthupdate.com/adelaide-statement-on-health-in-all-policies-hiap-2010/.

卫生部和各机构必须承担起新的角色，作为关系的元管理者，负责通过更好的协作沟通建立信任并管理网络。为了促进健康治理，卫生部门必须学会与其他部门合作，共同探索政策创新、新机制、新工具和更好的监管框架。这就需要一个既向他人开放又具备必要知识、技能人才以及相关权限的外向型卫生部门，以便对卫生和其他部门的优先事项采取系统办法。这也意味着加强卫生部门的协调和支持权力。

（二）"健康融入所有政策"的理论基础

"健康融入所有政策"的理论基础是：健康的社会决定因素广泛存在，健康主要是在卫生部门之外创造的；因此，卫生部门以外的部门参与卫生治理、政策和干预措施的制定和实施非常重要。关于在所有政策中关心和改善健康的呼吁，以及继续支持跨部门行动的观点，可能会加强跨部门行动在健康方面的潜力。作为一种公共政策制定方法，HiAP 的关键是卫生部门开展跨部门活动，与其他部门合作，共同制定政策、实施干预，因而是一种跨部门治理。跨部门治理机制是解决跨部门权力不均衡问题的一套制度化策略，包括健康方面政治领导力的建立，将健康融入其中的政府组织结构及决策程序，相应监督与评估机制的完善，政策倡导能力和评估工具应用能力的构建等。

135

（三）"健康融入所有政策"的行动框架

HiAP 被列为 2013 年第八届世界健康促进大会的主题，并通过《赫尔辛基宣言》和《实施"健康融入所有政策"的国家行动框架》，将 HiAP 理念和实施建议以文件形式予以固定。该框架强调不同国家根据特殊的背景对框架的组成可以进行采纳和调整。

HiAP 实施框架包括：①明确 HiAP 的需求和优先级；②制订行动方案；③确定支持结构和流程；④促进评估和参与；⑤进行监测、评估和报告；⑥能力建设。

1. 明确 HiAP 的需求和优先级

确定 HiAP 的需求和优先事项需要从健康角度全面分析解决给定问题的可行性，包括对所涉及的权力的动态把握。该部分的关键活动可能包括以下内容：①制定战略规划和确立优先排序；②评估政策对健康、公平和卫生系统的影响；③了解国家背景和政府结构的能力；④勾勒近期、中期和长期优先事项；⑤评估政策和政治背景；⑥规划监管、监督和实施能力。

2. 制订行动方案

计划可以在现有战略的范围内制订，也可以制订单独的行动计划，明确行动的优先事项和不同行为体的承诺是计划的重要任务。该部分的关键活动可能包括以下内容：①确定应用 HiAP 的环境，并确定当前可行的实施策略；②确定计划、监控和评估所需的数据、分析和证据；③确定支持 HiAP 实施所需的结构和流程；④方案实施中考虑人力资源、资金和问责制等。

3. 确定支持结构和流程

HiAP 要求卫生部门内外相关行为者的参与，以及在各级政府中促进考虑健康影响的行动。诸如部际委员会或议会委员会等机构可以帮助支持其执行进程。

4. 促进评估和参与

评估可能的健康影响至关重要，我们需要在更广泛的社区和政府内部提高对健康影响的认识和支持。同时应该利用各种各样的策略和工具促成社区更加广泛的投入，包括将政策过程置于更加开放和更严格的监督审查之下。

5. 进行监测、评估和报告

HiAP 本身并不是终点，而是促进健康、健康公平和卫生系统的可持续发展的持续过程，因此监测和评估其进展会很复杂。尽管如此，其中更重要的是要收集关于什么有效以及为什么有效的证据，并发现其中的挑战和明确最佳做法。

6. 能力建设

促进和实施 HiAP 可能需要个人和机构广泛地获得新的知识和技能。这些可以通过正规的培训方法获得，如基于机构的课程和研讨会，但也应探索其他传播知识和技能的方法，包括利用互联网进行培训和知识传播。

二、跨部门组织形式

促进健康的跨部门行动通常采取项目、部门委员会、行动小组等形式。在欧洲，大规模的健康促进项目，如"威尔士心跳"（heartbeat wales）和"北卡累利阿"（north karelia）项目，提供了进一步的动力和更多的经验。芬兰公共卫生咨询委员会是一个论坛，由来自政府各部门、非政府组织、研究机构和市政当局的 17 名与会者组成。委员会提供了一个论坛，与会者可以在其中共同界定问题和相互依存性，并随着时间的推移互相建立信任。与总理办公室直接相关的跨部门政策方案作为该委员会的补充，为健康治理办法提供了更多的高级别领导。在美国，西雅图-金县公共卫生局成立了一个针对弱势人群的行动小组。与各种各样的社区伙伴协调全县的准备工作。该小组由在弱势群体、应急准备和传染病等公共卫生方面具有专门知识的不同跨部门工作人员组成。

另外一种更为稳态的协调形式是推动中央部委重组形成新的部门。重组有两种形式，一是"大部"方法，即将政府的大型传统职能（如卫生、交通、劳工、社会保障、教育）结合起来，以创建强大的部门，并拥有强有力的部长。这种情况在世界上并不多见，大部的规模和复杂性不仅容易造成行政问题，而且如此强大的新部长的产生也会扰乱政府内部关系。另一种是简单的重组，即基本稳定的卫生部门获得或失去一些单位，比如苏格兰和法国在卫生部中增加了体育发展办公室。这个想法是将一些职能——通常是小职能纳入另一个部门。例如，体育可以被视为许多不同部门的工作（或者根本不是政府的事务），但在大型卫生部中设立一个小型体育单位增加了体育政策，旨在改善人口健康而不是单纯促进体育事业的发展的机会。人们普遍认为，经过重组后的部门能够协调卫生、教育、文化和社会政策，提供适当的服务（其中包括卫生和公共卫生服务）并调动相关资源，并在政府一级提供HiAP指导。部门重组的最终目标是形成一个更善于为部门间治理（卫生）调动内部资源的管理单位，重组中有四种机制可以实现这一目标：①通过层次结构改变协调，②部门内优先事项的变化，③改变部门和政府内部的可见性，④改变政府内部的等级制度。

中国卫生事项的多部门协调有多种形式。联席会议一般是多个没有隶属关系但是有工作关系的部门，为了解决特定的卫生问题、完成一致的卫生目标进行的部门间平等合作。例如，在应对禽流感疫情中，原卫生部和农业部数次召开部际联席会议，为达成一致意向和采取统一行动奠定了基础。主要领导或分管领导牵头的协调形式在中央和地方层面也较为多见。同时对于需要持续沟通互动的跨部门合作，中国政府还设立常设机构来履行协调部门的职能，使其成为负有协调职能的政府常设机构，如国务院医药卫生体制改革领导小组办公室是国务院医改领导小组下设的常设机构，负责统筹协调医改相关部门职能，推进医改相关工作，国务院防治艾滋病工作委员会办公室也是典型代表，承担研究提出艾滋病防治规划及有关政策、措施；指导有关部门制订艾滋病防治工作年度计划、制订工作方案并提供技术支持；组织有关部门开展艾滋病防治工作督导检查；协调有关部门研究解决艾滋病防治工作中的具体问题等工作。此外，政府还广泛采取设立临时议事机构或临时协调机构的方式进行部门间协调。该类机构往往负责处理灾害和公共卫生等突发性的事件，2003年为应对"非典"成立的"非典"办公小组就属于此类。

多部门协调治理的实践随着理论研究的深入在不断发展。在过去几十年中，部分欧洲国家对大规模的城市再造计划和创新的基于地区的城市政策工具的实践产生了浓厚的兴趣。以丹麦为例，丹麦地方政府通过向中央申请国家资金，用于贫困社区的全面社会和物理设施重建，以改善弱势群体的生活质量。然而，研究了地区干预措施和城市再生方案分析，我们不难发现这些方案受到跨部门协调效率低下和多重领导冲突的影响，阻碍或减缓了利益相关者的参与和地方赋权的进程。通常，组织协调不足表现为具体项目或伙伴关系中的多头领导，以及市政部门之间的关系冲突。

面对实践困境，丹麦政府要求从业者描述基于区域的干预措施的背景信息，然后通过广泛的调研和小组辩论明确了典型的协调问题，并制定六项"水平支柱"提案，以改善丹麦干预措施中基于地区、面向环境的工作协调性，其中：

水平支柱一：哥本哈根市的七个行政部门共享社会空间问题的知识，制定统一的市级联合行政地图；

水平支柱二：基于七个部门共同认可的战略模块和谈判的程序，制订对基于区域的干预措施进行成效评估的整体方案；

水平支柱三：建立中央和地方就干预措施的联合谈判程序；

水平支柱四：在相关行政部门内实施更连贯（统一）的地区干预治理结构；

水平支柱五：由规划委员会重新评估地区需求水平，并组织召开包括多元利益主体的"城市地区会议"；

水平支柱六：市政当局将制定一项联合政策，协调哥本哈根市贫困地区的工作（大约 10 个），并设立一个政治指导委员会来制定这项政策。

丹麦"水平支柱"提案的成功实践有助于跨部门协调，造福于贫困社区居民和整个哥本哈根。但是领导层仍然面临挑战：新的做法并不能消除城市治理体系中的基本紧张和权力冲突；同时存在权力的不对称，行动者网络是动态的，联盟的形成和解散，随着不同的利益代表方同时出现，战略制定过程可能充满冲突和对抗。

第三节　多层次的健康治理

目前许多国家已经将公共卫生、卫生保健和一系列决定健康的因素等责任下放到地区和地方各级。治理产生于一系列国家和非国家行为体之间的相互作用，这些行为体在不同的管辖、地理和组织级别上以不同的形式和权限开展活动，符合多层次治理的理念。多层次治理往往涉及全球和区域治理，涉及地方、国家、区域和全球政策领域的横向和纵向互动，还强调了地方政府在领导健康治理新方法方面的重要作用。

一、层级性治理

相较于横向关系的调整，理顺机关事务管理体制中的纵向关系似乎更加困难。长期以来，各级机关事务部门之间大多不存在业务指导关系，全国机关事务管理缺乏统一的制度和标准，各级、各地的资源配置和管理模式差异极大。此外，由于各机关隶属关系不同、制度标准不一，机关事务领域也缺乏统一的监督约束机制，难以进行有效监督。事实上，"条块问题"是我国政府体系改革中经常遇到的问题，其本质是中央与地方的权力关系调整问题。在国家治理体系中，中央政府在公共政策方面具有基本和首要的地位。中央政府在确保疆域内的公正、平等、公共物品的集体提供方面扮演着最主要的角色。但与此同时，基于公共事务的复杂性和地区差异性，地方政府在多层治理结构中的地位和作用也日渐突出。施蒂格勒等人的"最优分权理论"认为，某些特定产品和服务的供应职责应分配给特定层级的政府，而该级政府则代表着这些产品和服务所影响的民众。

尹振东认为在政社互动中，根据社会诉求输入方式的不同，政府的回应可分为层级性治理和跨层级治理两种类型。通常意义上的"层级性"是指政府组织体系的纵向等级结构，"层级性治理"是指政府面对社会诉求的逐级回应模式，即上级政府将诉求回应的职责总体委托给基层政府并进行外部监督，基层政府是诉求回应的责任主体，社会诉求首先输入基层政府并由其进行回应，只有在基层政府回应失效的情况下才进入上级政府，而非直接输入上级政府。

二、跨层级治理

"跨层级"是指高层级政府绕过中间层级，直接到基层发现和解决问题，以防止基层真实信息被阻隔或扭曲。经济分权和政治集中的中国式分权在推动经济持续高速增长的同时，也带来了环境污染加剧和安全事故频发等问题。为缓解这些问题，中央陆续在一些政府部门实行垂直管理。垂直管理体制（见图5-3），是指中央部委或省政府直接管理地方职能部门，地方政府不再管理部分政府职能部门。垂直管理体制增强了地方职能部门的独立性，地方职能部门只对上级主管部门负责，不再受

139

命于地方政府，这就是我们普遍认为垂直管理体制能摆脱地方政府干预的原因。进行垂直管理改革的部门大部分都是市场监管部门，如工商、税务、质检、药监等。

属地管理和垂直管理是两种不同的行政管理体制。其中，属地管理是指地方职能部门受地方政府和上级部门"双重领导"，其中主管部门负责工作业务的"事权"，而地方政府管"人、财、物"。垂直管理体制，是指中央部委或省直接管理地方职能部门，统管"事权""人权""财权"和"物权"，地方政府不再管理地方职能部门。在属地管理体制下，当中央和地方目标不一致时，地方政府甚至能利用手中掌握的"人、财、物"影响地方职能部门，迫使其执行地方政府的指令。而垂直管理体制，增强了地方职能部门的独立性，地方职能部门只对上级主管部门负责，不再受命于地方政府。值得注意的是，当地方职能部门负担的监管任务评估难度大，并且地方政府实施坏项目带来的损失小于受益，地方政府有动力收买职能部门，他们很可能达成私下约定进行合谋，在这种情况之下，垂直管理相比于属地管理的独立监管优势将不复存在。

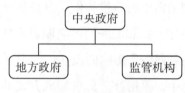

图5-3　垂直管理体制

"跨层级治理"也包括社会诉求跨越基层政府直接输入上级政府，上级政府对诉求进行研判，再转交给基层政府处理，上级政府接管了基层政府对诉求进行回应的责任，基层不再拥有诉求回应的自主权，但具体的执行责任依然由基层政府承担。在此情况下，治理任务由上级政府指派给基层政府，表现为众多具体诉求，并且对基层政府的回应过程和结果进行追踪，由于上级政府接管了群众诉求回应的责任，上级政府会对基层下达明确的指令并进行精准控制，由此对基层政府产生了极大的治理压力。两者的流程比较如图5-4所示。

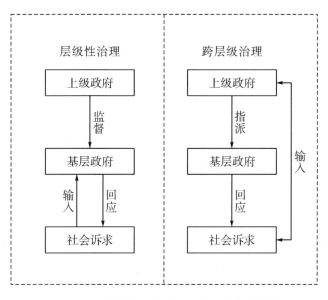

图 5-4 层级性治理与跨层级治理的流程比较

在跨层级治理中，群众能直接向上级政府反映诉求，并由后者指派给基层政府办理，上级政府介入了社会诉求解决的全过程，上级政府能极大地发挥自身对下属单位的督导、监管和考核作用，在很大程度上避免了基层政府不作为、乱作为问题。同时，社会诉求直达高层，方便上级政府根据诉求涉及的部门和领域有针对性地下派督办，并在高位推动基层政府和上级政府职能部门条块协同，形成诉求解决的整体性治理。值得注意的是，跨层级治理也存在一些问题，首先，直达上层渠道的存在，方便了市民的私人利益的表达，产生了服务泛化问题，瓦解了基层政府的规制权，从根本上削弱了基层公共服务能力。其次，跨层级治理带来了政府责任无限化和基层治理能力弱化的治理困境，基层治理陷入"技术消解自治"的悖论之中。最后，跨层级治理也挤压了基层治理空间和消解了社区自主性，并通过责任规避诱发了形式主义再生产。

有效应对气象灾害对社会和生态系统造成的破坏需要多层次（地方、地区和国家）治理主体的共同努力。更广泛的公众参与、能力整合、部门协作和跨层级学习对管理复杂的社会生态系统问题至关重要，如干旱。在 2015—2016 年，博茨瓦纳经历了过去 30 年来最严重的干旱气象灾害，在与灾害斗争的实践中，跨层级治理发挥了重要作用。虽然没有政策来指导干旱的管理，但博茨瓦纳有系统的办法来处理干旱的影响。多年来，它将干旱救灾方案（Drought Relief Programme，DRP）制度化，作为应对干旱影响的工具。博茨瓦纳成立农村发展委员会（Rural Development Council，RDC）来承担干旱灾害的总体责任，将运营责任则下放至区和村一级。每年雨季过后，副总统作为 RDC 主席发布指示，开展干旱评估巡查，以评估干旱状况和可能的干旱声明（见图 5-5）。国家层次的巡查由 RDC 和地方政府部秘书处共同领导。在会议之前，地区官员通过地区灾害管理委员会（District Disaster Management Committees，DDMC）编制干旱状态报告，提供有关干旱指标的当地数据，如降雨量、耕地面积、种植面积、牧场条件、牲畜死亡率、五岁以下儿童营养不良，以及各种社会保护方案的受益人人数。这些报告由预警技术委员会（Early Warning Technical Committee，EWTC）核实，并向粮食安全和减贫多部门委员会（Multi-Sectoral Committee for Food Security and Poverty Reduction，MSCFSPR）提供评估报告。MSCFSPR 进行现场抽查以核实报告真实性，并提供一组建议供 RDC 考虑。这些建议在年度干旱评估会议上进行了辩论，一旦达成一致，RDC 将建议转交给内阁，内阁将建议发送给总统，以便就宣布干旱做出最终决定进而开展干旱救灾和恢复工作。

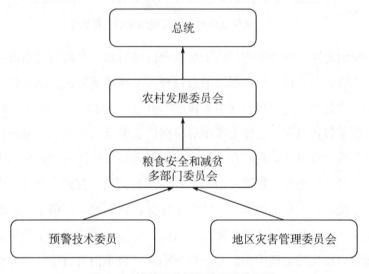

图 5-5　博茨瓦纳干旱跨层级治理图

三、跨区域的健康治理

从中央集权到地方分权，从地区竞争到区域一体化，在区域间权力配置的发展过程中，要想实现充分调动地方政府积极性和有效避免公共事务破碎化两个方面实现调和，则需要在区域协同发展中建立适当的跨区域治理模式。

区域化是国家卫生系统的一个属性，其组织目的是增加卫生服务可及性和减少卫生服务不平等，加强普遍性和平等原则。从这个角度出发，区域化应该在系统理论的指导下，促进卫生技术在所有区域运用，系统理性的特征是兼顾全面性和部门间协调所需的不同服务和资源分配中存在的差异。研究表明，鉴于资金不足、管理能力薄弱、政策缺位和服务提供受到限制，组建"区域化政府"存在困难。私营部门在整个区域化过程中对可持续发展体系的干预，以及在对区域问题进行讨论时的市级冲突和争议，都突出了政府在引导区域化和建立区域间合作机构方面发挥的战略作用。

（一）跨区域治理的类型

按照区域范围的大小，我们可以把当代世界的区域政府间合作治理归结为三大类型（表5-1）：

1. 超国界（supra-national）的区域间政府合作治理

所谓宏观区域，是指超越了一般民族国家的边界，但地理规模小于世界各大洲而结成的跨国家和区域的联合体，像通常所说的"世界卫生组织""世界银行""联合国儿童基金会"，等等。这种类型的区域间政府合作主要是出于共同的政治、社会和经济目的，其最大特点是不同文化背景、政治制度和经济发展水平的国家出于共同的目标参与区域公共事务的治理。在全球化的背景下，超国界的宏观区域间政府合作是那些"弱势"国家结成集体行动抵御全球化的负面效应和降低竞争风险的重要组织保障。

2. 毗邻国家间（trans-national）的次区域政府合作治理

次区域是指跨越若干国家或边境的"经济增长三角"或"次区域经济合作"。在亚洲，近年来主要有东亚地区凸现的"澜沧江-湄公河地区"次区域经济合作，以及印、巴、孟等国倡导的南亚次区域经济合作，等等。欧洲国家的次区域合作比较知名的包括："斯堪的纳维亚区域合作"和"莱茵河上游的区域合作"，前者由斯堪的纳维亚次区域即北欧五国的丹麦、挪威、瑞典、芬兰、冰岛组成；后者由莱茵河上游的跨境三国即瑞士、法国和德国组成，其合作开创的"莱茵河上游创新工程"（upper rhine program of innovation）模式已经成为化解区域诉求与民族利益间冲突的有效方式与手段。

3. 国家内部的（sub-national）微观区域间政府合作治理

微观区域是一个国家内部依据不同的标准对区域的细分，如自然、经济、社会、行政，等等。基于自然区域间的政府合作有中国的黄河、长江和珠江流域治理中的政府合作等。基于经济区域和社会的区域合作有中国近年来兴起的"泛珠三角"区域合作、"大长三角"区域合作、"京津冀"城市群、"环渤海湾"区域合作，等等。另外，一些基于跨行政区域的基础设施共建、环保治理等也是国内区域合作的一个新趋势。比如,我国的南水北调工程,粤港、粤澳政府间跨行政区域的合作供水,港、珠、澳大桥建设,等等。

表 5-1　区域间政府合作治理的三大类型

类型	特点	实践举例
宏观区域间政府合作治理	洲际区域内超国家的巨型政府间联合体	"欧盟""非洲统一组织""亚太经合组织""南方共同体市场""北美自由贸易区",等等
次区域政府合作治理	毗邻国家间的小规模政府间联合体	"大湄公河"次区域经济合作、"新-柔-廖"次区域经济合作、"斯堪的纳维亚区域合作""莱茵河上游的区域合作",等等
微观区域间政府合作治理	国家内部的地方政府间联合体	黄河、长江和珠江流域治理中的政府合作,田纳西河流域管理局(TVA)治下的多元政府间关系、"泛珠三角"区域政府合作

耶茨(Yeates)和迪肯(Deacon)阐述了在不同国家中构建跨区域社会政策的几个原则优势,如下所示:

一是跨区域组织为其成员提供了更广泛的社会政策选择,以适应其具体情况。一少部分国家由于文化、法律和政治特征较为相似,因此它们更容易和更快地就共同的社会政策达成一致,有更大的可能性来推动跨区域政策。较发达的国家可以促使较贫穷的成员国提高社会标准,而较小的国家可以对较大国家的自由化野心产生强烈的阻碍作用(反之亦然)。

二是跨区域组织使各国能够更好地践行和影响全球政策。通过跨区域组织采取行动的国家可以在全球舞台上发出更大的声音,而不是单独行动。区域协调对策可以克服小规模举措的局限性,更有可能维持区域外潜在伙伴的利益。

三是区域发展战略可以保护、促进和重塑不同区域内劳动、贸易和生产分工,以促进合作并为社会政策创造财政资源。在全球贸易中,当地和全球公司往往享受免税待遇,这会侵蚀国内财政能力和资源。

四是跨域社会政策可以实现规模经济,并在成员国之间汇集风险和资源。区域行动计划、监管框架和伙伴关系可以解决区域内教育、卫生和福利提供和能力方面的不平衡问题。小规模社会保险计划的局限性可以通过在区域内集中和分散风险来解决。区域协调为更有效地准备和应对灾害和其他援助呼吁提供了可能性。共同的区域贸易和税收规则可以帮助支持和建设该区域的财政能力,用于支持区域社会政策优先事项。

五是区域集团可以为捐助者和合作伙伴提供一个单一的联络点,用于讨论与成员国有关的问题。区域集团提供了支付发展援助资金的渠道。

从地区发展来讲，改革开放以来，中国各个地区都取得了较快的发展，地区整体实力获得了跨越式的提升，人民的生活水平显著提高。与此同时，各地方政府越来越清晰地认识到完全依靠本地区的人力、资源、资本等进行发展会存在明显的局限性，应当积极主动地探索和其他省、市进行全方位、宽领域、多层次、多渠道、多形式的横向与纵向协作，通过区域协调发展提高区域的整体竞争力和发展速度。因此，一方面顺应国家的发展战略，另一方面也顺应各地区发展的现实需求，区域协调发展在中国很多地区展开，各地方经济体从竞争转向合作，从封锁和冲突转向协同与协作。

（二）区域发展战略

党的十九大报告指出"我国总体上实现小康，不久将全面建成小康社会，人民美好生活需要日益广泛，不仅对物质文化生活提出了更高要求，而且在民主、法治、公平、正义、安全、环境等方面的要求日益增长"。随着经济社会的发展，医疗健康作为人民最具普遍意义的美好生活需要，其在实现"两个一百年"奋斗目标和中华民族伟大复兴的中国梦的进程中具有重要的战略意义。2016 年 10 月，中共中央、国务院印发《"健康中国 2030"规划纲要》；2017 年 10 月，党的十九大报告将实施"健康中国战略"纳入国家发展的基本方略；2020 年 2 月 14 日，习近平总书记在中央全面深化改革委员会第十二次会议上又强调，要确保人民群众生命安全和身体健康，把生物安全纳入国家安全体系。

中国各地区间自然禀赋差异较大，发展水平各不相同。中国的区域协调经过多年的发展，形成了一批有代表性的区域，从早期的东北老工业基地振兴、西部大开发等，到充满活力的泛珠三角区域、长三角区域，都在积极探索适合本地区特色的区域协同发展路径和模式。从中国的区域发展战略来讲，进入 21 世纪后，国务院于 2001 年出台了规定，共列出了二十八条，明确指出禁止地区封锁行为，建立规范有序、公平竞争、全国统一的市场体系。2003 年的政府工作报告指出，积极推进中国西部大开发，促进地区间的协调发展。在中共十六届三中全会中，区域协调发展被列入"五个统筹"之一，这足以看出中国政府对于区域协调发展的重视程度。2006年，中国共产党第十六届中央委员会第六次全体会议上通过的《中共中央关于构建社会主义和谐社会若干重大问题的决定》中就提出把促进区域协调发展作为构建中国社会主义和谐社会的重大战略举措，"十一五"规划（2006—2010 年）更明确把区域协调发展列为国家战略，"十二五"规划（2011—2015 年）又用专门的篇幅明确要求"优化格局，促进区域协调发展和城镇化健康发展"。

美国为应对技术、地缘政治、人口和环境方面的挑战，成立了由商界和民间领袖、政策制定者和区域规划者组成的 2050 年美国全国委员会。委员会正在制定一个美国未来增长的框架，该框架确定了 10 个或更多新兴超级区域作为合适的增长极进行投资，以最大限度地提高美国的竞争力，并为美国社会的所有成员提供更多发展机会。这 10 个区域分别是：卡斯卡迪亚城市群、北加利福尼亚城市群、南加利福尼亚城市群、亚利桑那州阳光走廊、得克萨斯三角洲、五大湖城市群、东北部城市群、墨西哥湾海岸城市群、大西洋皮埃蒙特城市群、佛罗里达地区。对于美国来说，这是一个重大利好，可以组织和指导对未来基础设施、住房和城市发展、环境保护和新能源系统进行数万亿美元的投资，并利用这些投资提升美国每个地区的竞争力和宜居性[①]。

欧洲联盟（以下简称"欧盟"）在欧洲共同体（以下简称"欧共体"）的基础发展而成，是当今世界一体化程度最高的区域政治经济集团，现有 27 个成员国。欧盟一体化建设的持续推进、各成员国影响力的持续释放、欧盟范围的扩大等诸多因素，正无形中塑造着欧盟新的空间发展格局，并呈现如下特点：①欧盟经济一体化建设与文化多元化发展并存；②欧盟内部各成员国发展差距巨大，地区均衡发展问题无法回避；③欧盟一体化向纵深推进的同时，也让成员国的互相竞争和彼此影响更加直接；④失业问题和生态环境持续恶化。为此，欧盟需要一个既侧重于欧洲地区的整体均衡发展，又兼顾各同盟国成长的长期全景战略。在促进欧洲地区经济一体化的同时，尊重文化和自然环境的多元化和多样性，同时加强经济和社会的融合，使欧盟逐渐从经济同盟成长为致力于欧盟人民全面发展的社会同盟。欧洲空间发展视角文件（European Spatial Development Perspective，ESDP）就是在这种背景之下应运而生。ESDP 的主要内容包括：①发展实力均衡的多中心城市体系，建设新型城乡关系；②实现基础设施和知识公平地共建、共享；③对自然和人文遗产进行科学明智地管理。在实施方面，ESDP 建立了跨国、跨区域和跨市的执行者垂直合作体系，各层面的政策制定者和执行单位会通过谈判和协商达成一致意见。然后，相关部门在实施 ESDP 时，会通过调研充分考虑到部门和空间冲突并及时协调问题、制定预案，保证方案的顺利执行达成预期目标。ESDP 的愿景是缩小各成员国之间的发展差距，建设一个更均衡和可持续化的强大欧洲联盟[②]。

---

① Aprospectus：America 2050 ［EB/OL］.（2006-09-01）［2023-01-02］. https://s3.us-east-1.amazonaws. com/rpa-org/pdfs/2050-Prospectus.pdf

② European spatial development perspective-Towards Balanced and Sustainable Development of the Territory of the EU ［EB/OL］.（1999-12-31）［2023-01-02］. https://ec.europa.eu/regional_policy/sources/reports/sum_en.pdf.

四、全政府治理途径

随着 21 世纪主要健康挑战的变化，大多数健康问题的解决方案不再局限于卫生体系内部，而是取决于卫生和非卫生部门之间的合作。"健康国家"要求将居民健康作为一项重要的国家战略，纳入国家经济社会发展总体目标和政府公共政策议程中，并作为评价政府及社会治理现代化进程的重要指标。

"健康中国"是我国新的治国理念。习近平总书记要求将健康中国的目标渗透到经济社会发展的方方面面，融入经济社会政策的所有领域，成为执政党需要长期执政理念的重要内容之一。其对于健康问题的界定不再只是局限于卫生领域，也不再只是着眼于弥补制度缺陷或解决某些实际问题，而是把人民健康放在优先发展的战略地位，针对新时代健康供需矛盾做出根本性的战略回应。

一些国家已经转向全政府治理（whole-of-government）模式，它意味着治理在各级政府和治理部门的纵向扩散，以及在各部门的横向扩散。"健康入万策"即全政府治理途径中的一部分。全政府治理途径常常寻求新的组织设计和重组，来解决在中心问题或总体目标方面缺乏指挥和控制的问题。这种途径要求建立信任、共同伦理、依从性强的文化和新技能。全政府治理途径通常被认为是解决政府内部棘手问题的最适合的方式。这些活动是多层次的，不仅仅涵盖了地方和全球层面的活动和行动者，也越来越多地涉及政府以外的团体。

实行该治理模式需要政府承担不同的角色：作为总指挥（强制执行相关法规，为消费者和所有利益相关者界定界限和规则）；作为公共产品和服务的提供者；作为公共资源的管家；作为与其他司法管辖区、企业和民间社会组织合作的合作伙伴等。全政府治理途径不仅强调加强政府活动的协调和整合，而且注重协调和整合政府所代表的社会目标。典型的全政府治理途径是作为中央战略单位而存在的，例如，设立在总理办公室中，有时专门针对具体的优先事项，还包括内阁委员会、部际或机构间单位、政府间理事会、工作小组、牵头机构任务、跨部门计划和项目等。

第四节　卫生系统治理效果评价

国际组织开发的卫生系统绩效评价框架主要包括：WHO 卫生系统绩效评价框架（2000）、WHO 卫生系统模块框架（2007）、OECD 卫生保健质量评价框架（2001）、世界银行控制柄框架（2004）、世界标准组织健康指标框架（ISO框架，2010）[①] 以及国际卫生伙伴关系和相关举措组织框架（HIP+框架，2011）等。

不同国际组织的卫生系统绩效评价框架大体反映了两种模型构建理论：一种是投入产出模型，主要基于卫生系统的模块结构或服务链，测量卫生系统投入水平、中间产出及最终结果等环节的指标变化以达到评价整体卫生系统绩效的目的，以WHO卫生系统绩效评价框架及卫生系统模块框架、世界银行控制柄框架和HIP+框架为代表；另一种是健康决定因素模型，该模型以健康为核心，对影响健康的各方面因素进行分析评价，旨在更全面地反映人群健康状态以及其他影响因素对健康的作用，以OECD卫生保健质量评价框架、ISO框架为代表。

目前中国还没有建立以"将健康入万策"为基础的、系统的健康影响评价机制。近年来，随着大众对空气、水、噪音等环境因素对健康影响的关注，中国政府对环境健康影响评价日益重视，2008年4月1日环境保护部办公厅发布《环境影响评价技术导则 人体健康》（征求意见稿），体现了国家开始把环境污染对人体健康影响的评价纳入工程项目环境评审的管理制度之中，但从总体上看，中国在健康影响评价方面仍比较欠缺，需要进一步建立完善的、长效的健康影响评价机制，卫生政策学和测量健康政治因素影响等方面的研究仍需进一步加强。

本章案例——跨区域卫生健康制度创新研究

成渝地区双城经济圈医疗系统协同发展

改革开放以来，我国医疗卫生服务体系一个突出的问题是碎片化：组织体系碎片化、资源配置碎片化和服务提供碎片化。新医改以来，国家和地方，都在构建整合型医疗卫生服务体系方面进行了大胆探索，尝试通过技术、管理和资产等各种资源要素的有效联结，整合不同级别和类型的医疗卫生机构，推进分级诊疗制度建设，提高医疗服务的整体效率，向居民提供完整、连续、经济、优质的卫生保健服务，全方位全周期保障居民健康。

一、背景

成渝地区双城经济圈建设作为重要的国家战略，是西部地区甚至是内陆地区改

---

① ISO Health Indicators Conceptual Framework［EB/OL］.（2010-11-26）［2022-11-04］. https://meteor. aihw.gov.au/content/392617.

革开放的新高地。成渝地区双城经济圈以成都、重庆作为其核心城市，区域中心城市包括宜宾、绵阳、德阳、乐山、泸州、南充。成渝地区双城经济圈位于长江上游，地处四川盆地，东邻湘鄂、西通青藏、南连云贵、北接陕甘，是我国西部地区发展水平最高、发展潜力较大的城镇化区域，是实施长江经济带和"一带一路"倡议的重要组成部分。

数据显示，2018年，四川和重庆的地区生产总值合计超过6万亿元。成渝城市群人口和经济总量都分别占川渝两地总和的90%左右；2014年，成渝地区生产总值占全国的5.49%，而2018年这一比例提升至6.6%左右①。

2020年1月3日，中央财经委员会第六次会议明确提出，推动成渝地区双城经济圈建设，在西部形成高质量发展的重要增长极。中共中央、国务院印发了《成渝地区双城经济圈建设规划纲要》（以下简称《纲要》），《纲要》共分十二章，对成渝地区双城经济圈建设进行了顶层设计、科学谋划和统筹协调，为成渝地区双城经济圈建设提供了行动指南、指明了方向，也为制定相关规划和政策提供了重要依据。其中，《纲要》第十一章"强化公共服务共建共享"明确提出了推动成渝两地公共卫生和医疗养老合作，这为破除成渝两地卫生健康事业协调发展的制度性壁垒和障碍提出了明确要求、提供了科学指引。

成渝区域一体化发展是重大国家战略，建构在以协同创新和产业升级为目标的行业高质量一体化的基础之上的区域一体化是时代潮流。医疗行业作为"健康中国战略"的重要组成部分，伴随医师多点执业政策的出台，为医疗机构跨区域合作提供有利条件。两地基础设施互联互通、产业协作补链成群、生态环境联防联治、公共服务领域共建共享更加深入。成渝地区拥有三甲以上医院118家，华西医院、西南医院、重医儿童医院等一大批医院，在西南地区乃至全国都有很大影响。四川大学、陆军军医大学、重庆医科大学、西南医科大学等院校均为国内知名院校，科研能力在国内名列前茅。

149

二、现状

政策层面，成都、重庆以及成渝经济圈内各区域中心城市为全面贯彻落实总书记关于推动成渝地区双城经济圈建设的重要指示精神，推动医疗卫生服务共享，强化卫生健康区域协同和一体化发展，为区域群众提供更加优质、更加高效、更加便捷的卫生健康服务。

从2019年至今，各级人民政府都陆续发布助力成渝地区双城经济圈发展的政

---

① 川渝两地GDP突破6万亿，成渝世界级城市群还有多远［EB/OL］.（2019-01-23）［2022-11-11］. https://www.yicai.com/news/100104951.html.

策。从国家层面来看，2021年10月，中央、国务院出台《成渝地区双城经济圈建设规划纲要》（以下简称《纲要》），它高屋建瓴地描绘了成渝地区双城经济圈的未来发展图景，为双城在各个领域的合作提供了根本性、方向性的指导。《纲要》明确提出，从优化医疗资源配置、加强区域医疗合作、共推养老服务体系建设几个方面落实双城经济圈建设在医疗领域的要求。在优化医疗资源配置方面，依托四川大学华西医院、重庆医科大学附属医院等优质医疗资源，加快建设国家医学中心，支持共建区域医疗中心和国家临床重点专科群。推进国家老年疾病临床医学研究中心创新基地建设，支持重庆整合有关资源建设国家儿童区域医疗中心，推进四川省儿童医学中心建设。此外，在加强医疗区域合作方面，以医联体建设为抓手鼓励跨区办医，推动中心城市三甲医院异地设置医疗机构，完善二级以上医疗机构医学检验结果互认和双向转诊合作机制。在推进养老服务体系方面，支持以市场化方式稳妥设立养老产业发展引导基金，推动老年人照护需求评估、老年人入住评估等互通互认。鼓励养老设施跨区域共建，推动人口信息互通共享，率先建立人口发展监测分析系统，开展积极应对人口老龄化综合创新试点。

2021年10月，重庆市政府发布《关于贯彻落实成渝地区双城经济圈建设规划纲要的实施意见》（以下简称《意见》）。《意见》围绕《纲要》关于加强成渝地区双城经济圈医疗健康领域协同合作的要求，制订了符合重庆现实情况的实施意见和政策方案。《意见》指出，要依托四川大学华西医院、重庆医科大学附属医院等优质医疗资源，共同建设国家医学中心、区域医疗中心、国家临床重点专科群。建设重庆国家儿童区域医疗中心、四川省儿童医学中心。深化中医药创新协作，建设重庆中医药大学。推动优质医疗资源下沉，支持医联体建设和跨区办医，推动中心城市三甲医院在区域性中心城市、重要支点城市设置医疗机构。构建区域公共卫生服务体系，建设省级和市地级重大疫情救治基地、公共卫生综合临床中心，完善重大疫情和突发公共卫生事件联防联控机制。

为更好落实中央关于构建成渝地区双城经济圈的战略布局，2021年12月底，中共重庆市委、中共四川省委、重庆市人民政府、四川省人民政府印发了《重庆四川两省市贯彻落实〈成渝地区双城经济圈建设规划纲要〉联合实施方案》（以下简称《实施方案》），《实施方案》提到要整合生物医药、医疗器械、现代中药等产业，加快建设国家原料药生产基地、西部大健康产业基地、"中国牙谷"国际口腔装备材料基地，发展生物医药和大健康产业集群，共建高水平医疗养老服务体系。推动优质医疗资源下沉，支持医联体建设和跨区办医，推动中心城市三甲医院在区域性中心城市、重要支点城市设置医疗机构。构建区域公共卫生服务体系，建设省级和市地级重大疫情救治基地、公共卫生综合临床中心，完善重大疫情和突发公共卫生事件联防联控机制。相关省级部门和地级市出台的政策详见附录1（表5-2）。

疫情以来，大健康产业迎来新一轮发展机会。而随着成渝地区双城经济圈建设上升至新的战略高度，两地的各项合作也在不同层面、不同领域迅速推进。近期双城经济圈中的大健康产业也是动作频繁，以下按照时间顺序梳理了部分省级层面的合作论坛情况，其他地级市情况详见附录2（表5-3）。

2020年成渝两地在加强医疗健康领域的协同发展动作频频，2020年4月，四川省卫健委、重庆市卫健委共同签署了《推动成渝地区双城经济圈建设川渝卫生健康一体化发展合作协议》《加强川渝老年病医院协同发展战略合作协议》等合作协议，双方就包括落实领导互访机制、协同推进健康中国行动、健全"互联网+医疗健康"服务体系、开展医改经验交流互鉴、推动医疗服务区域合作、加强基层卫生交流合作、健全卫生应急和传染病防控联动机制、加强人才培养和科研合作、建立食品安全标准与风险监测协作机制、深化中医药创新协作、推动健康产业协作发展、加强国际合作交流等12个领域达成共识。

2020年6月，在重庆市经信委的组织下相关医药行业协会和药企成员召开了成渝双城大健康产业融合发展高峰论坛，大会对大数据背景下成渝双城医药产业合作发展展开了探讨，成渝两地医药监管机构、医药企业代表共同解析成渝两地在生物医药、医药研发、医药制造业等领域的特色、优势、不足，透视成渝两地医药大健康产业领域的发展机遇。

2021年10月，重庆市卫生健康统计信息中心、四川省卫生健康信息中心、四川省卫生信息学会共同举办成渝地区双城经济圈智慧医疗融合发展论坛，论坛以"建好成渝双城经济圈，推动智慧医疗融合发展"为主题，深入交流成渝两地信息化、智能化技术在医疗健康领域中的应用经验，助力信息化赋能医疗服务创新，推动成渝两地信息化与智能化在医疗健康领域的深入融合和创新发展。

2022年1月，成都市政协在成都市政协十五届五次会议提交了关于成渝两地生物医药产业协同发展的提案。提案中建议，一是推动成渝两地存量资源的积极互动。二是实现差异化发展，积极梳理两地优势产业集群，通过协调合作，实现两地的差异化发展和生态互补。三是合理规划制造园区，建议及早在成渝中间地区规划医药制造园。四是加强服务型企业建设，建议两地共同加强高科技服务型企业的建设，促进企业良性竞争，提升成渝地区整体的功能性创新服务平台的集聚和竞争力。五是促进高校成果转化，探索校地新型协同模式和联盟形态。

三、成渝地区协同发展

（一）成渝地区双城经济圈医疗系统协同发展存在的主要问题

成渝地区双城经济圈建设卫生健康一体化发展工作目前尚处于起步阶段，成渝地区卫生健康相关部门在行业领域内积极探索和尝试，取得了一定效果，但也存在一些问题和困难。

1. 尚未形成目标共识，协同效果不佳

两地组织机构及联席会议机制初步建立，也出台了相应计划、统筹、协调的机制办法，但目前机制落实不到位，尚不能打破区域界线，未能充分发挥政府层面的协同效果。

2. 卫生健康资源不足、布局不均衡

与其他一体化经济区相比，成渝地区地处西南，地形复杂、少数民族众多，经济发展水平差异大，医疗救治与公共健康教育发展不协调等问题更为复杂，在卫生健康领域获得的政策、人才、资金等资源也与其他区域有显著差距。在共同打造医疗卫生服务示范机构方面，成渝地区缺乏项目和资金支持，合作取得实质性进展还需要时间。

3. 政策协同不足

由于成渝地区间的慢、特病病种及范围、用药范围、准入条件等方面存在差异，跨省门诊慢特病直接结算试点推进存在一定阻碍，目前只有高血压、糖尿病试点。两地医保政策差异较大，双向转诊存在困难，医保缴费年限互认试点工作滞后，促进社会办医健康发展存在差异，准入门槛、配套金融服务（信贷支持、融资），税收社保又会、人才建设等方面支持力度不同。

4. 数据共享不畅

成渝地区卫生信息化建设程度不一，业务协同和数据共享难度较大，如两地卫生健康信息化互认平台、医药价格和招标采购电子信息平台尚未实现，临床检验检查等线上互认工作无法实现。此外，新医保信息平台国家局统建和地方自建的应用系统边界不够清晰，导致医保信息系统共建共享也面临一定困难。

（二）成渝地区双城经济圈医疗系统协同发展实践

成渝地区应牢固树立新时代发展理念，以推动高质量发展为主题，打破行政地属，优化区域内卫生健康资源布局及合理流动，发挥整体优势，形成互认、共建、共享、共治的卫生健康服务体系，构建成渝地区双城经济圈医疗系统协同发展格局。

1. 两地顺势而为把握合作发展机遇

成渝双城医疗服务体系协同的关键在于明确探寻医疗机构之间哪些工作环节能

够协作，明确各医疗机构和医疗资源的分工与协作内容。

（1）成渝地区加快健康产业协作发展。

成渝地区将生物医药健康产业放在双城经济圈建设的突出位置，作为战略性新兴产业进行重点培育。成都提出打造具有国际竞争力和区域带动力的世界级、万亿级现代化医药健康产业体系，建设世界级医药健康产业高地。成渝两地有发展生物医药产业的成都高新技术产业开发区、成都国际医学城、重庆两江新区、重庆国际生物城四大园区，园区的企业数量、产品实力、创新能力、政策支持力度等在全国领先，形成成渝地区生物医药产业的"两极"。

2020年8月，第二期重庆市科技经济融合发展双月论坛期间，川渝两地高校、企业、医疗机构等签署多项生物医药合作协议，推动生物医药产业协同创新合作。包括共建川渝肿瘤协同创新中心（重庆）研究院，加强项目合作及成果转化、共同举办行业及学术高端论坛、人才交流培养等方面开展合作，积极构建基础研究、关键技术攻关、成果转化、工业制造的全链条、一体化协同创新体系；重庆国际生物城开发投资有限公司与四川大学华西药学院签署战略合作框架协议，双方共建成渝药物制造工程研究中心，针对原料药、药物中间体及高端新型制剂开展技术攻关和产业转化；川渝药食真菌资源开发中心、重庆市生物医药"两学一产"联合体授牌成立，致力于打通学会、高校和企业的沟通渠道，实现资源共享和互利合作，推动生物医药科技创新和产业发展[①]。

（2）中医药事业深度合作。

加强成都中医药大学和重庆中医药学院的合作交流，推进中医临床研究基地、中医药重点实验室、重点学（专）科、中医专科联盟建设，推进成渝地区名医工作室互认，以师承方式学习中医或者经多年实践，实现医术确有专长人员的医师考核注册管理互认互通。依托成渝地区医学高等院校和专业性研究机构，打造成渝地区卫生健康事业发展研究智库。

2021年，成都中医药大学附属医院（四川省中医医院）、西南医科大学附属中医医院分别与重庆市中医院、重庆市北碚区中医医院签署了临床基地合作协议及医院战略合作协议，携手优势集成互补，开创川渝中医药高质量发展新局面。两地在打造川渝结合部中医医疗集群、实施中医药人才培养工程、建设川渝中医药科技创新高地等领域开展深度合作，达到1+1>2的效果。这次合作深化了成渝地区的中医医疗交流，为成渝城市群的人们获得更好的中医医疗创造了条件。

153

---

① 第二期重庆市科技经济融合发展双月论坛举行 川渝两地再添多项生物医药合作［EB/OL］.（2020-08-27）［2022-11-02］. http://news.cbg.cn/chongqing/2020/0827/11797707.shtml.

（3）两地医疗保障共建共享。

成渝两地开展省际联盟药械集采，扩大药械集采范围，药械挂网信息共享。通过药品和医用耗材招采管理子系统，实现相关短缺药品等目录、医药价格和招标采购监测信息共享；两地推进价格管理政策、医疗服务价格和项目协同、医疗服务设施收费价格政策互通。

同时，两地健全医保基金监管合作机制，完善基金监管联席会议制度，强化实施川渝联合检查、交叉检查、跨省异地就医人员医保费用协查机制；明确"川渝通办"医保政务服务事项，统一办理流程和办事指南，通过全程网办、异地代收代办等形式推行高频政务服务事项跨区域通办，实现同一业务在川渝地区无差别受理、同标准办理；推进成渝地区双城经济圈跨省异地就医直接结算。着眼群众"急难愁盼"，持续增加异地就医直接结算定点医药机构数量，扩大两地异地就医直接结算服务范围。

2. 沟通交流

有效的信息沟通能够促进系统内各子系统或要素实现协同，帮助成功实现管理协同。对于医疗服务体系而言，内部子系统的沟通交流需要跨机构的区域医疗卫生信息化平台建设。

（1）医疗机构间信息沟通机制。

根据四川、重庆两地卫生统计年鉴，成渝双城医疗卫生机构总就诊人次超过一亿次，就诊信息数量庞大。因此，强大高效的区域卫生平台对成渝双城间医疗协同有着重要作用。区域卫生平台建设是医疗信息化建设进程中的重要一步，医疗机构间信息沟通机制能够通过整合医疗卫生资源，实现区域信息共享与业务协同。平台内，须保证各患者个人信息的唯一性、安全性、准确性。

（2）构建远程医疗服务平台。

成渝双城医疗卫生机构搭建远程会诊服务平台，通过视频会议、医学影像同步更新等基础，帮助异地患者、经济困难无法承担过多医疗费用患者直接开展会诊。医联体内医院通过远程会诊服务平台，以视频会议、医学影像图像远程同步等功能为基础，直接开展远程查房和远程会诊。

3. 多方资源整合

为实现成渝地区医疗系统协同发展，应将两区域分散的各要素整合为协调统一的整体，实现资源优化配置，最终产生整体功能效应。

（1）人力资源整合。

成都市医疗保障局与四川大学签署战略合作框架协议，双方将在医疗保障大数据项目研究、创新高校人才培养渠道等方面开展深入合作，打造良性互动的'医保-高校大数据生态'，推进成都市医疗健康事业发展，创新高校人才培养渠道机制，最终实现"长期合作、互相促进、共谋发展"的目标。两地职称证书在职称晋升、岗位聘用、人才引进、培养选拔、服务保障等领域具有同等效力。探索引进海外及国内高层次人才和急需紧缺人才协同机制，探索成渝地区人才"双聘制"接通道，促进双方人才交流互动。推进 I 类学分互认，打通继续医学教育衔接通道。

两地推进卫生健康科技创新协同，推进科技管理工作交流互鉴，支持医疗卫生机构和研究单位跨省共享创新平台和资源库，开展多中心临床研究试验和区域伦理审查，在重大疾病防治、前沿技术或核心技术方面协同开展研究。

（2）优质医疗资源整合。

资源共享，积极推进优质医疗资源共享，使成渝两地能够共享先进医疗技术，抢抓新的发展机遇。成渝两地联合创建国家级区域医学（医疗）中心，共同打造国家区域医疗中心和国家医学中心、建立专科科研团队、形成专科会诊及转诊机制、科研带动联盟等。以四川大学华西医院、四川大学华西第二医院、四川大学华西口腔医院、四川省人民医院、重庆医科大学附属医院，重庆医科大学附属儿童医院等为龙头，发挥成渝双方优势，联合创建优势专业（儿科、口腔、创伤、验检查结果互认信息化免救援、高原病等）的国家医学中心或区域医疗中心（心血管、呼吸、骨科、创伤推进临床检验检查资料的度、精神等），组建国家重点临床专科群，带动发展滞后专业的跨越式提升。打造一批区域临床医学研究中心、中医医疗中心，全力打造西部医学"高原"、增强面向"一带一路"国家的辐射能力。

4. 构建利益共享机制

利益共享机制支配与制约着机构协同发展，促使各级医疗机构上下联动从无序向稳定转变。以美国医疗集团为参考，这些集团的筹资、服务提供与费用支付过程形成了闭环，而集团有效运转的核心则是保证三方之间利益的一致性。每年年初，三方共同协商确定年度预算保费并签署"风险分担协议"，建立利益分配机制。为避免各方盲目追求利益产生医疗质量问题，协议规定在美国的联邦医疗保险和医疗补助服务中心允许每个联合体依据自身规模与承担风险的能力自主选择结余共享模型。

成渝双城涉及利益相关方数量庞大。在已有医疗协同模式中，传统医联体缺少利益分配补偿机制，不同层级医疗机构财政补偿、绩效考核方式均存在差异，在医保基金按机构总额预付与公立医疗机构财政补偿尚未足额到位前提下，医院一定程度上仍存在获利动机，核心医院与成员医疗机构间较难形成利益与责任共同体。且上下级医院、不同地域医院之间由于资源不平衡，导致各成员之间无法实现协同互补。因此，成渝双城医联体为了保证二者之间利益的一致性以及资源的共享，建立"总额预付、节余分享、超支共担"的利益分配机制；深化区域内医疗保障协作机制，推进医保参保及待遇等政策趋同，使医疗服务价格和药品耗材招采价格尽量接近。

5. 加强信息反馈与沟通

医疗机构之间建立信息反馈机制有利于及时反馈与解决问题，我国部分医联体建立了政府主导的绩效考核评估反馈机制，各地卫生健康委制定绩效考核表，负责对医疗联盟工作进行定期考核评估并将考核结果进行公示，或通过管理委员会定期组织会议的方式反馈问题。目前，成渝双城医疗机构协同系统中医联体合作尚处于初期，内外部考核机制、监督机制尚不完善，难以有效评估和管理医联体的相关工作。因此，外部考核机制应由专业的第三方质量管理机构来执行，由它们对各医联体医疗服务质量进行认证评估，并将结果公布于信息系统平台；加强内部监督机制建设与完善，在医联体内部建立专业管理委员会，定期开展会议对当前医联体内部存在的医疗问题进行分析，并分享关于人口健康等专业知识与经验。

附录1（表5-2）为成渝地区双城经济圈相关政策文件；附录2（表5-3）为成渝地区双城经济圈相关会议论坛。

附录1：

表5-2 成渝地区双城经济圈相关政策文件

城市	发文时间	机构	文件
全国	2019.11	发改委、卫健委、中医药局、医改领导小组秘书处	《区域医疗中心建设试点工作方案》
	2021.10	中共中央、国务院	《成渝地区双城经济圈建设规划纲要》
重庆	2021.07	重庆市委、市政府	《中共重庆市委全面深化改革委员会医药卫生体制改革专项小组关于印发深化医药卫生体制改革2021年工作要点的通知》
	2021.10	重庆市委、市政府	《关于贯彻落实成渝地区双城经济圈建设规划纲要的实施意见》
	2022.01	重庆市医保局	《重庆市医疗保障"十四五"规划（2021—2025年）》
	2020.04	重庆市委	《中共重庆市委关于立足"四个优势"发挥"三个作用"加快推动成渝地区双城经济圈建设的决定》

表5-2(续)

城市	发文时间	机构	文件
四川、重庆	2020.05	四川省中医药管理局、重庆市中医管理局	《川渝中医药一体化发展合作协议》
四川	2021.10	四川省政府办公厅	《四川省"十四五"全民医疗保障规划》
宜宾	2020.12	宜宾市政府办公室	《成渝地区双城经济圈医疗中心规划》
	2020.08	宜宾市政府办公室	《中共宜宾市委宜宾市人民政府关于加快建设成渝地区双城经济圈医疗中心的意见》
南充	2020.09	南充市卫计委	《成渝"第二城"医疗卫生推进工作实施方案》

附录2:

表 5-3　成渝地区双城经济圈相关会议论坛

机构	时间	会议名称
重庆市经信委、医药行业协会、相关药企成员	2020.06	成渝双城大健康产业融合发展高峰论坛
四川省卫健委、重庆市卫健委	2020.04	推动成渝地区双城经济圈建设川渝卫生健康一体化发展合作协议
四川省卫健委、重庆市卫健委	2021.12	推动成渝地区双城经济圈建设卫生健康一体化工作联席会
内江市卫健委	2021.08	内江市第八次党代会
遂宁市卫健委	2022.01	遂宁市第三人民医院举行国家三级综合医院授牌暨船山区区域医学检验中心·微创介入中心启动仪式
重庆市卫生健康统计信息中心、四川省卫生健康信息中心、四川省卫生信息学会	2021.10	成渝地区双城经济圈智慧医疗融合发展论坛
四川省医学会	2021.06	第四届西部危急重症联盟论坛暨四川省医学会第八次灾难医学学术会议
重庆两江新区产业促进局、四川天府新区社区治理和社事局及相关部门	2021.11	"成渝协同共展未来"2021年成渝生物医药产业联盟第一次会议
成都市政协	2022.01	成都市政协十五届五次会议
成都市第五人民医院	2020.10	成渝地区双城经济圈市级医疗合作协议
重庆市卫健委	2020.11	加强川渝老年病医院协同发展战略合作签约仪式

表5-3(续)

机构	时间	会议名称
成都市医保局	2020.01	成都市医疗保障工作会
宜宾市政府	2020.12	宜宾市委五届六次会议
	2020.07	宜宾市委五届九次会议
自贡市卫健委	2020.05	自贡市卫健委加强推进成渝医疗卫生合作机制
自贡市卫健委	2020.12	自贡市卫健委加强推进成渝医疗卫生合作机制

四、问题与思考

1. 结合协同治理理论，请为成渝地区双城经济圈医疗系统深化协同发展提出建议。

2. 试比较健康融入所有政策与协同治理在理论与实践中的异同。

参考文献

［1］安永军. 领导注意力、跨层级治理与基层治理效率：基于 A 市政务热线的考察［J］. 电子政务, 2022（09）：39-49.

［2］李宝荣. 机关事务理论与实践研究［J］. 2021：271-304.

［3］梁万年, 王辰, 吴沛新, 等. 中国医改发展报告（2020）［M］. 北京：社会科学文献出版社, 2020.

［4］师明萌. 抢抓成渝地区双城经济圈建设战略机遇 推动长寿大健康产业高质量发展［J］. 重庆行政, 2020, 21（3）：20-25.

［5］世界卫生组织. 通过 SCORE 完善卫生数据的一揽子技术措施：SCORE 基本干预措施 工具和标准［M］. 日内瓦：世界卫生组织, 2021.

［6］谭鹏, 代涛, 傅鸿鹏, 等. 国际卫生系统绩效评价框架的特点及启示［J］. 中国卫生政策研究, 2019, 12（4）：6-12.

［7］肖克, 谢琦. 跨部门协同的治理叙事、中国适用性及理论完善［J］. 行政论坛, 2021, 28（6）：51-57.

［8］杨爱平. 论区域一体化下的区域间政府合作：动因、模式及展望［J］. 政治

学研究, 2007 (3): 77-86.

［9］尹振东. 垂直管理与属地管理: 行政管理体制的选择［J］. 经济研究, 2011, 46 (4): 41-54.

［10］袁雁飞, 王林, 夏宏伟, 等. 将健康融入所有政策理论与国际经验［J］. 中国健康教育, 2015, 31 (1): 56-59.

［11］ARAH O A, WESTERT G P, HURST J, et al. A conceptual framework for the OECD health care quality indicators project ［J］. International journal for quality in health care, 2006, 18 (1): 5-13.

［12］DE LEEUW E. Engagement of sectors other than health in integrated health governance, policy, and action ［J］. Annual review of public health, 2017, 38: 329-349.

［13］ENGBERG L A, LARSEN J N. Context-orientated meta-governance in danish urban regeneration ［J］. Planning theory & practice, 2010, 11 (4): 549-571.

［14］Health in All Policies (HiAP) framework for country action ［J］. Health Promotion International, 2014, 29 (1): i19-i28.

［15］HSIAO W C, LI K T. What is a health system? Why should we care? ［C］. Harvard school of public health, 2003.

［16］KABIR SHEIKH V S, ROUFFY B, LANE B, et al. Governance roles and capacities of ministries of health: A multidimensional framework ［J］. International journal of health policy and management, 2021, 10 (5): 237-243.

［17］KICKBUSCH I, GLEICHER D E. Governance for health in the 21st century ［R］. Copenhagen, Denmark: WHO Regional office for Europe, 2012.

［18］KUSCHNIR R, CHORNY A H. ［Health care networks: contextualizing the debate］［J］. Ciencia & Saude Coletiva, 2010, 15 (5): 2307-2316.

［19］L. GREER S, F. LILLVIS D. 超越领导力: 卫生政策协调的政治策略［J］. 中国卫生政策研究, 2014, 7 (9): 76-82.

［20］LIESBET H, GARY M. Unraveling the central state, but how? Types of multi-level governance ［J］. American political science review, 2003, 97 (2): 233-243.

［21］MCQUEEN D V, WISMAR M, LIN V, et al. Intersectoral governance for health in all policies: structures, actions and experiences ［M］. Copenhagen, Denmark: World Health Organization, Regional Office for Europe, 2012.

［22］ORGANIZATION W H, OTHERS. Monitoring the building blocks of health systems: A handbook of indicators and their measurement strategies ［R］. World Health

159

Organization, 2010.

［23］REINHARDT U E, CHENG T M. The world health report 2000: Health systems: Improving performance ［J］. World Health Organization, Bulletin of the World Health Organization, 2000, 78 (8): 1064.

［24］RIGGIROZZI P, YEATES N. Locating regional health policy: Institutions, politics, and practices ［J］. Global social policy, 2015, 15 (3): 212-228.

［25］SHANKARDASS K, RENAHY E, MUNTANER C, et al. 加强"将健康融入所有政策"的实施: 基于现实主义的解释性案例研究 ［J］. 中国卫生政策研究, 2015, 8 (3): 72-81.

［26］WISMAR M, BLAU J, ERNST K, et al. The effectiveness of health impact assessment: scope and limitations of supporting decision-making in Europe ［M］. Copenhagen, Denmark: World Health Organization. Regional Office for Europe, 2007.

［27］WISMAR M, ERNST K. Health in all policies in Europe ［J］. Implementing health in all policies: Adelaide 2010, 2010.

［28］WORLD HEALTH ORGANIZATION. Everybody's business – strengthening health systems to improve health outcomes: WHO's framework for action ［R/OL］. World Health Organization, 2007. https://apps.who.int/iris/handle/10665/43918.

第六章
全社会参与的健康治理

本章要点内容：

1. 全面了解全社会参与的内涵；

2. 理解与掌握全社会参与各主体责任与参与方式。

第一节 全社会参与健康治理的理念

健康作为一项重要的人力资本，是经济发展的重要驱动因素，是人类共同追求的发展目标。在旧石器时代和农业文明时期，健康可能意味着抵御猛兽的入侵和满足生存的最低需求，现代社会赋予健康的概念早已超过治疗疾病本身。根据 1948 年世界卫生组织关于健康的定义，人类健康的定义包含三大方面：第一，物理健康，身体上没有障碍、痛苦等；第二，心理健康，心理上没有障碍、痛苦等；第三，社会健康，个人有能力正常、主动参与社会活动。少部分贫困国家对健康的认识可能在物理健康层面，但多数国家的健康内容基本已经扩展到上述心理健康和社会健康层面。

不同国家、地域之间，甚至相同社区的不同个体之间存在很大的健康差异。例如，在美国黑人死于 COVID-19 的可能性要远高于美国白人，但我们无法将这种健康不平等归因于种族差异。这是因为，健康的决定因素众多，财富收入、种族、早期生活环境、卫生条件、政治制度、城镇化、地区经济、战争、瘟疫、极端天气、环境污染等因素时刻影响着个体健康。1991 年，达尔格伦（Dahlgren）和怀特黑德（Whitehead）构建了经典的彩虹模型，将健康影响因素划分为五类：个人遗传因素、个人生活方式、社会与社区网络、居住和工作条件，以及社会经济、文化和环境等因素，如图 6-1 所示。30 多年来，彩虹模型依旧是健康决定因素最有效的例证之一，并在健康不平等研究和政策制定中产生了广泛的影响。一方面，彩虹模型拓宽了人们的视野，促使卫生部门以外的人改变普遍持有的观念，即健康主要由正规卫生服务决定，并鼓励他们考虑本部门可以做些什么来影响他们所服务人群的健康。另一方面，彩虹模型也促进了跨部门合作，打破了卫生部门的主导作用，增强了政策的一致性和有效性。

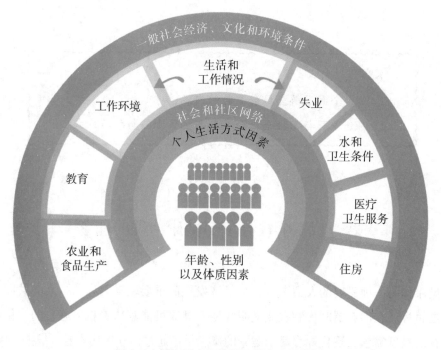

图 6-1　健康社会环境影响因素分层模型

由于健康在很大程度上取决于医疗保健领域以外的因素，因此健康不只是一个单纯的医学问题，其已泛化成一个真正的"社会问题"。生活方式发生改变，慢性病替代传染病成为造成全球死亡的主因。与传染病不同，慢性病通常并不存在一个外源性的病原体，医学治疗的改善效果十分有限，而来自社会经济、生活方式的影响开始变得重要。面对越来越复杂的健康问题，仅靠"跨部门合作"恐怕难以有效应对新时期的治理挑战。新冠疫情危机也一再提醒人类，没有一个实体拥有应对全球公共卫生危机的资源和能力。2020 年 4 月，谈及如何应对新冠疫情危机，世卫组织总干事谭德塞博士表示，"新冠疫情不仅是一场卫生危机，它需要整个政府和整个社会的回应"。为应对 21 世纪的公共卫生挑战、解决更广泛的健康决定因素，多国政府首脑、联合国和世界卫生组织呼吁采取一种新的健康治理模式——"全社会模式"（whole-of-society approach），号召全社会所有行为主体和利益相关方的参与。

本质上，全社会参与的健康治理承认并促进所有相关利益相关方对紧急情况风险管理做出充分和有效的贡献。这些利益相关方包括个人、家庭和社区、政府、非政府组织、私营部门、宗教团体、媒体、学术界、研究机构和志愿协会，等等。全社会参与的目的在于强化私营部门、社会组织和个人的作用，通过让私营部门、社会组织、社区和个人参与，加强社区抵御威胁其健康、安全和福祉的能力。全社会参与治理模式超越了公共机构当局，影响、动员当地和全球的文化和媒体、农村和城市社区，以及所有相关的政策部门，如教育系统、交通部门、环境甚至城市设计。

尽管全社会参与模式近期才被广泛提起，但我们不难在国内健康治理实践中找到"全社会参与健康治理"的身影。中华人民共和国成立初期，为应对传染病，党和政府将群众路线应用到卫生治理中，开展实施了轰轰烈烈的爱国卫生运动，疾病防控最后取得显著成效。此后，爱国卫生运动一直是我国保障人民健康的重要法宝。通过积极开展包括城乡环境卫生综合整治、垃圾污水治理、厕所革命、健康知识普及、卫生城镇创建等的卫生工作，并以低的成本实现高的健康绩效。爱国卫生运动概念上强调政府主导、跨部门合作、全社会参与，本质上就是全社会参与的一种实践形式。面对新时期的健康挑战，爱国卫生运动的主题内容与时俱进，习近平总书记继续延用这一健康治理模式，提出"推动健康关口前移，建立体育和卫生健康等部门协同、全社会共同参与的运动促进健康新模式"的要求，为改善人民健康、健康中国建设奠定了重要基础。

第二节　多元主体参与健康治理

一、个体参与健康治理

（一）个人的健康权利

健康是一项人权，是实现人类尊严不可侵犯的基本原则所不可或缺的。许多国际条约和公约都认可了这一权利，如《世界卫生组织章程》（WHO）、《世界人权宣言》（United Nations General Assembly）和《经济、社会及文化权利国际公约》（United Nations General Assembly）均认可了这一项权利。健康权不仅与个人获得医疗保健和医疗设施有关，还包括可以带来健康生活的其他因素，包括对健康的保护，如安全的饮用水和适当的卫生设施、安全食品、充足的营养和住房、健康的工作和环境条件、与健康有关的教育和信息、性别平等。

根据联合国人权事务高级专员办事处和世界卫生组织（Office of the United Nations High Commissioner for Human Rights and WHO）的定义，健康权包括一系列不可剥夺的自由和权利，如享有卫生保障体系的权利。该体系为每个人提供平等机会，使他们享有可达到的最高健康水平、疾病的预防、治疗和控制权、获得基本药物、孕产妇、儿童和生殖健康。

过去的很长一段时间内，我国并未在法律上明确公民的健康权。直到 2020 年《中华人民共和国基本医疗卫生与健康促进法》（以下简称《卫促法》）颁布，多国才首次在法律层面上明确健康权的概念，这代表着我国卫生健康事业从"以治病为中心"转向"以人民为中心"。《卫促法》明确了公民的健康权主要包括获得基本医疗卫生服务权、基本医疗保险参与权、获得医疗救助权、获得健康教育权、免疫规划疫苗接种权、知情同意权、临床试验和医学研究参与权和知情同意权等。

（二）个人的健康责任及其重要性

当然，权利和义务是相互统一的。个体作为健康的最大受益者，理应承担个体健康的首要责任。每个人都是自己健康的第一责任人，对家庭和社会都负有健康责任。然而，人们通常只强调个人的健康权，容易忽略掉个人应承担的健康责任。1974 年，加拿大政府发表了拉隆德（Lalonde）报告，1979 年，美国卫生部门出台了《健康公民计划》（Healthy People），这两份报告对"个人健康责任"进行了初步的制度化表述，个人健康责任的观点首次出现在政治和医学的话语场景中。我国最早在《国家卫生计生委关于印发全民健康素养促进行动规划（2014—2020 年）的通知》中提到"个人健康责任"，随后"个人健康责任"开始在政策文件中被广泛提起。

《"健康中国 2030"规划纲要》明确个体和家庭应当承担的健康责任，包括但不限于：①正确认识健康。主动学习健康知识，自觉维护自身健康。理解生老病死的自然规律，了解医疗技术的局限性，尊重医学和医务人员，共同应对健康问题。②养成健康文明的生活方式。不吸烟、少喝酒、不酗酒、拒绝毒品；积极参加体育锻炼；关注并记录自身健康状况，定期健康体检。③掌握必备的健康技能。④科学就医。平时主动与全科医生、家庭医生联系，遇到健康问题时，及时到医疗机构就诊，早诊断、早治疗，避免延误最佳治疗时机。⑤合理用药。⑥营造健康家庭环境。

个体必须清楚承担健康责任的重要性。首先，健康保健服务对健康的影响可能远不及个体生活方式改变所带来的健康益处。世界卫生组织曾指出，影响健康的各种因素中，生物学因素占15%，环境影响占17%，行为和生活方式占60%，医疗服务仅占8%。因此，如果抛开个人健康责任，健康治理也将无从谈起。其次，健康或疾病通常具有外部性，一旦对他人健康产生负面影响，个体甚至可能要承担刑事责任。例如，为应对新冠疫情，佩戴口罩、遵守地区防疫规则就是个体必须承担的健康责任，反之可能触犯法律法规。

不少国家为鼓励个体主动履行健康责任，尝试将个体责任融入卫生政策制定中。例如，一些美国公司规定不吸烟者或完成减肥计划的人的健康保险费用更低，参与健康检查、健身计划和戒烟计划的员工甚至可以获得经济奖励。2005年，美国西弗吉尼亚州"医疗补助成员协议"明确将个人责任作为决定个人是否接受"基本计划"或"增强计划"的核心。该计划涵盖了提供非限定处方、糖尿病护理、戒烟方案、药物使用和精神健康服务等方面。为了接受增强计划，成员必须签署协议并遵守责任清单所规定的内容，包括听从医嘱、按时预约、非紧急情况不使用急诊，若违反这项协定可能导致福利降低。2007年，德国实施的《加强法定医保竞争法》针对某些生活方式引起的并发症，被保险人将不再享受免费治疗；慢性病患者和癌症患者面临更严格的合规要求或更高的自付费用。对此，有学者质疑，将个人健康责任作为医疗资源配置的基础，不大可能促进积极的行为改变，甚至可能加剧健康的不平等，导致整体健康状况的恶化。因此，如何把个体健康责任融入卫生政策，进而促使个体主动履行健康责任，是研究者需要持续关注的问题。

尽管多数人意识到吸烟、饮酒、久坐等不良生活方式与疾病之间存在很强的关联，但由于缺乏有效监督以及个人意识较为单薄，个体难以主动去履行健康责任。为此，我们有时需要依靠外部力量协助个体主动完成健康责任。例如，盐的过度摄入会增高血压，导致患中风、心脏病和肾脏疾病的风险增加。事实上，人类每天需要不到1克盐就可以维持正常的生理功能。然而，在世界范围内，人类平均每天吃10克盐。这远远超过了我们的需要，是世界卫生组织建议摄入量的两倍多。减盐有助于减轻心血管疾病等非传染性疾病患者的身体负担，目前被公认为最具成本效益的干预措施之一。

在中国，过度摄入盐的现象十分常见。饮食口味通常难以改变，因此我国鼓励个体主动履行减盐行为很难实现。对此，2017—2021年，乔治全球健康发展院在中国北方开展了一项大规模的减盐行动，对于推动个体履行健康责任具有一定的启发意义。首先，饮食是一个家庭的大事，项目通过对部分重点人群进行健康教育，进而带动其全家减盐。其次，青少年处于身体发育的关键时期，也是健康行为形成的关键时期。为此，该项目专门开发了减盐小程序，设计了线上教学课程，通过学校带动学生家长一起减盐。后续研究也证实，上述这种基于手机应用程序开展的学校教育课程，能够有效降低成人的盐摄入量。由此可见，合理有效地设计干预策略，对于促进个体主动履行健康责任同样极其重要。

二、企业参与健康治理

（一）员工的健康管理

就业和工作场所是健康的重要决定因素。企业可通过好的收入和社会关系对健康产生积极影响，也可通过恶劣的工作条件和工作压力对健康产生不利影响。现代企业的发展，促使员工的工作节奏发生很大的转变，"996"工作制或过度劳动使得员工健康面临严峻的挑战。为此，现代企业人力资源管理开始重视健康管理，以保障员工的健康。开展员工健康管理被认为是推进健康中国的重要抓手，是现代企业参与健康治理的重要方式。员工健康管理反映了人力资源管理从管理"物"向管理"人"的转变。人力资源管理模式的演进过程中，对"人"的重视日益凸显，人力资本成为企业最重要的财富，企业需要不断满足人的个性化需求。因此，健康管理本质上体现的是企业对员工的关怀，体现的是企业对人的尊重和对人力资本的重视。

企业应当投资员工健康，主要基于以下两个原因：首先，保障劳动者的健康权益是企业的法定责任。《中华人民共和国职业病防治法》明确规定"用人单位建立、健全职业病防治责任制，加强对职业病防治的管理，提高职业病防治水平，对本单位产生的职业病危害承担责任"。其次，对于企业而言，关注员工健康、开展科学有效的健康管理，不仅能及时干预和控制员工健康风险，避免负担过高的医疗费用，还能降低企业的成本，同时也会产生良好的社会效益。现代企业早已将提供健康保障视为留住人才、吸引人才的必备条件。

《2020中国职场员工健康风险报告》显示，员工普遍存在心理亚健康问题及不良的生活方式，半数员工认为自己健康状态不佳，65%员工认为自己的健康状态影响到了正常的工作和活动。在这种情况下，企业进行员工健康管理尤为必要。为进一步加强对劳动者的健康保护，政府倡导创建"健康企业"，并将其列为实施"健康中国"战略的重要举措。健康企业的建设主要包括四方面任务：一是建立健全管理制度。结合企业性质、工作内容以及劳动工作者的健康需求等，建立完善的各项规章制度，规范企业劳动用工管理。二是建设健康环境。完善企业基础设施，为劳动者提供布局设施完善、整洁卫生和人性化的工作生产环境；打造无烟环境；做好职业病危害预评价、职业病防护设施设计及竣工验收、职业病危害控制效果评价。三是提供健康管理与服务。设立紧急救援站、医务室，配备急救箱；实施人群分类健康管理；制定应急预案，防止传染病等传播流行；为企业员工提供心理咨询服务，组织开展健身活动。四是营造健康文化氛围。广泛开展健康知识普及活动，不断提高员工健康素养；关心员工身心健康，构建信任、宽容、和谐、平等的人文环境。

（二）健康生产管理

企业的主要职能是生产，因此企业能够通过生产管理影响公众健康。产品一旦生产出来，无论其流通到何处何地，企业作为"出品人"，其对所生产的产品都要承担相应的责任，对于食品药品企业来讲尤其如此。《中华人民共和国食品安全法》规定，食品生产经营者对其生产经营食品承担安全责任。食品生产经营者应当依照法律、法规和食品安全标准从事生产经营活动，保证食品安全，诚信自律，对社会和公众负责，接受社会监督，承担社会责任。《中华人民共和国药品管理法》规定，药品上市许可持有人依法对药品研制、生产、经营、使用全过程中药品的安全性、有效性和质量可控性负责。从事药品研制、生产、经营、使用活动，应当遵守法律、法规、规章、标准和规范，保证全过程信息真实、准确、完整和可追溯。产品安全一旦出现问题，企业不仅会失去公众的社会信任，还将受到法律的严惩。企业必须牢固树立"质量第一"的观念，把产品质量视为首要任务。

当然，现代企业参与健康治理并不简单局限于保证产品安全，还需要积极回应社会的健康诉求。例如，人们认识到高盐高糖高脂饮食是导致疾病的重要危险因素，希望购买到健康的食品。此时国家要求企业必须在食品包装上添加标签，顾客从而可以依据标签选择健康的食品。传统的食品标签，如营养成分表、分量和成分表，用于传达基本的营养信息。随着社会的进步，食品的营养成分和健康益处也越来越多地显示在包装上。相关研究也表明，食品标签能够对随后的食物消费产生了积极影响。

企业生产时排放有害气体，会对公众健康产生不利影响，也会对环境气候产生负面影响。科学界也几乎一致认为，由人类活动导致的全球气候变化严重威胁了人类生命安全和身体健康。因此，履行环境责任也是企业参与健康治理的重要方式。据世界卫生组织估计，2012 年全球有 1 260 万例死亡（占全球所有死亡人数的23%）可归因于可改变的环境因素；如不加以干预，2030—2050 年，每年因气候变化导致的直接死亡将达到 25 万人。1972 年联合国于瑞典斯德哥尔摩召开人类环境会议发表了《人类环境宣言》并通过了《人类环境行动计划》，提出人类在开发利用自然的同时也应当承担起保护自然的责任和义务。1999年，在联合国环境与发展会议召开的世界经济论坛中，联合国秘书长安南提出"全球协议"构想，再次提出企业应当承担环境社会责任。由于国际社会的积极倡导和努力，企业的环境责任问题引起了各国的高度关注。2020年9月，我国作出"力争2030年前实现碳达峰、2060年前实现碳中和"的战略决策。对此，中国企业应当主动承担保护环境责任，主动转变生产模式，为建设健康中国的、参与全球健康治理贡献力量。

（三）慈善事业

近年来，第三次分配被视为推进共同富裕的基础性制度安排。20世纪90年代前期，经济学家厉以宁在《股份制与现代市场经济》一书中明确指出，市场经济条件下的收入分配包括三次分配。第一次收入分配主要基于市场机制，第二次分配则主要基于行政机制的强制性调节。不同于前两次收入分配，第三次收入分配主要是指企业、社会组织、家族、家庭和个人基于自愿原则和道德准则，以募集、捐赠、资助、义工等慈善、公益方式对所属资源和财富进行分配。慈善事业作为第三次分配的主要方式，是前两次收入分配的重要补充。数据显示，企业捐赠金额一直占总额的60%以上，涵盖扶贫、教育、医疗卫生等诸多领域。其中，卫生健康是我国目前慈善捐赠的重要领域，占捐赠总额的30%以上。由此可见，开展慈善事业也是企业参与健康治理的重要途径。

中共十九届四中全会在坚持和完善中国特色社会主义制度、全面部署国家治理体系和治理能力现代化的总体战略中，特别提出要"重视发挥第三次分配作用，发展慈善等社会公益事业"。随着社会的进步和生活水平的提高，大量企业和高收入群体开始投身于慈善事业，因此具有良好的发展基础。同时，中国逐步建立了相应的法律体系，为税收激励体系、三次分配等提供了有力的支持。

企业可通过开展免费体检、普及健康知识、为贫困家庭提供医疗救助等形式参与健康治理。例如，美年健康企业是中国预防医学的龙头企业。近年来，凭借其医疗服务和连锁优势，美年健康在全国深入开展公益慈善项目，积极助力贫困地区疾病预防、健康促进和健康教育工作，包括为贫困地区群众提供免费体检、捐赠医疗物资，并在当地进行健康促进宣传，提高群众的健康意识；向凉山地区捐款用于艾滋病防控工作；发起"粉红丝带月"公益活动，积极关注女性健康问题，等等。其不仅赢得了社会的赞誉，还带动了众多企业参与到健康治理之中。慈善事业是现代企业参与健康治理的重要途径，有助于及时弥补政府健康治理能力的不足。

（四）PPP 模式

政府和社会资本合作（PPP），也被译为公司合作伙伴、公共/私人合作关系、公私合作伙伴模式、官方/民间的合作、公共民营合作制等。PPP 模式的发源地在英国，因此英国在 PPP 模式实践方面走在世界前列。自 20 世纪 80 年代起，PPP 模式开始进入健康相关领域，并逐渐在健康治理中发挥一定作用，如重大疾病防治、重大医学难题攻关、重大生命科学课题研究、基本医疗卫生服务等方面都实施了众多的 PPP 项目并取得了良好的经济效益和社会效益。

PPP 模式为健康治理提供了一种新的工作思路和方式，丰富了健康治理的机制和路径。在世界各国，提供公共卫生服务是政府的职责，而在由政府提供公共卫生服务的传统模式下，出现了不同程度的供给不足和低效的局面。为了更好地解决公共卫生事业问题，各国政府、国际卫生组织以及非政府组织在政策和行动上更加开放，越来越多地尝试向私人团体（如大型企业）谋求协助，积极地尝试在国家的公共卫生服务中引入私人部门。例如，我国老龄化越来越严重，如何完成老人看护、照顾，如何提供更专业化、个性化、平价的养老产品和服务，这些单靠政府或者个人无法完成，需要企业力量参与。在公共卫生领域开展的 PPP 项目，大多数是由地方政府或中央政府直接牵头，联合多方力量共同参与。PPP 作为一种风险分担机制，解决了部分健康项目的资金筹措问题，提高了治理效率；同时，PPP 作为一种沟通协调机制，相比单方面的由政府部门或私营组织参与健康治理，具有更强的灵活性，能够充分地发挥公私双方的优势。

通过建立起来的伙伴关系，私营资本可以向公共卫生事业输入 PPP 融资和先进的管理理念，实现公私双方的共赢。这一创新方式可以提高相关公共卫生产品质量与服务效率，对政府而言，有利于完善本土的健康治理机制，减少政府对公共卫生投入的压力，节省的资金可以用于其他继续解决其他卫生领域的问题，促进卫生事业的全面发展；对私营企业而言，参加 PPP 往往只需较少的成本投入，就能借助政府部门的强大支持获得可观的利润，并分担投资风险。

企业行为对于健康治理有利也有弊。有学者指出，企业的盈利目标会与医疗卫生事业的公益性产生冲突，会对政府决策造成干扰，影响其公共职能发挥。我们需要对企业参与 PPP 的成功经验进行总结，使其有助于未来新项目的建设；同时我们也要认识到企业行为对健康治理的消极影响，从而可以对该领域中同类项目建设和实施中的潜在风险保持警惕。

169

三、专家学者参与健康治理

尤其在知识经济时代,专家学者及其组织在公共治理中扮演着十分重要的角色。专家学者是政府决策咨询的主力军,其政策建议是推动科学决策的重要一环。随着医药健康治理问题的复杂化,政府和政策制定者也迫切需要专家学者为其提供专业指导。参考既有文献,我们将"专家学者"宽泛地定义为那些具有较高的知识水平和特定领域的专业知识,并通过其知识影响决策过程的特殊政策行动者。

专家学者及其组织在健康治理领域主要发挥三个方面作用:

第一,进行知识生产、促进科技文化发展。我国疫情防控座谈会上,习近平总书记特别强调"人类同疾病较量最有力的武器就是科学技术,人类战胜大灾大疫离不开科学发展和技术创新"。专家学者具有知识信息的比较优势,能够较好地进行知识生产,推动科技创新。例如,专家学者的知识生产有助于提高人类的健康认知,提高医疗水平,增强人类应对外部威胁的能力,进而有助于改善人类健康、延长人类预期寿命。

第二,专业知识传承、培养卫生健康人才。这也是专家学者参与健康治理的重要渠道。科技发展需要一代又一代的知识传承,没有专业知识的传承,健康治理水平也会停滞不前。例如,新冠疫情的暴发,一定程度上暴露出我国公共卫生人才的短板。因此,要解决疫情的蔓延以及做好应对未知疾病的准备,政府未来培养更多的卫生治理人才,以及时满足社会发展需求。

第三,建言献策,提高政府解决健康治理问题的能力。药物研发和治疗疾病通常多限于自然科学领域,但建言献策几乎适用于所有的领域,所有的专家学者可立足于自身专业知识参与到健康治理之中。人类在与疾病、自然灾害打交道的过程中,科学家、医生、流行病学专家等专业的作用必不可缺。在某一个关键时刻或某一个特定情形下,专家学者做出的专业判断对整个事件的发生、发展及预后起到关键作用。新冠疫情对国内多个方面产生了巨大冲击,为做好疫情防控工作,政府成立了全国新冠疫情专家组,其中包括经济学家、医生、流行病学家、政府官员等多个学科、多种职业的人员,以进一步加大对疫情形势分析研判力度。再如近年来,国家为解决药品贵问题,开展了国家医保谈判工作。谈判之前,需要专家学者协助计算药品的大致价格。其中,药物经济学的专家学者结合患者的获益程度,提出药物经济学测算的底价;基金测算组的专家学者测算药品纳入目录对医保基金的压力。国家医保局结合两者,确定与药企谈判的底价。

四、媒体参与健康治理

电视、广播、户外媒体以及互联网的快速发展，极大地提升了媒体的影响力，并对健康治理产生了极大的影响。首先，媒体通过向公众传达与健康相关的信息，影响个体的健康认知，进而改变个体的健康行为。其次，媒体可以在特定的时间，强调特定的新闻文本，以影响公众和政策制定者如何看待或思考某些问题。媒体通过塑造公众舆论，又反过来对政策制定者施加压力，要求他们做出回应。例如，《华盛顿邮报》曾报道一名年轻患者在大学基因治疗实验中死亡的情况，自此政府开始加强对参加临床试验患者的保护。尽管媒体可能对政府决策产生积极影响，但尚且缺乏可靠的证据指导。未来需要开展更多研究，以更好地了解媒体对卫生决策过程的影响，以及媒体干预成功的环境。

同样，媒体对具体问题的报道也可能扭曲公众的看法，以不利的方式改变个体行为。例如，相当多的证据表明，在电影和电视中观看到吸烟画面是导致年轻人开始吸烟的主要因素。当媒体向年轻人展示不健康生活方式的图像时，那些健康促进活动的健康效果就会大打折扣。随着新媒体的出现，"健康谣言"和"虚假健康广告"也层出不穷，极大地阻碍了国民健康素养的提升。这些虚假健康信息，如不加强甄别，轻者造成患者延误就医，重者可能引发群体性恐慌。这对政府和社会发出的信号是明确的：一方面，限制年轻人在媒体上接触不健康的行为，并利用这些渠道促进健康行为。另一方面，严格把控媒体的健康信息发布资格，加强媒体对健康信息的审核，切实减少健康谣言对社会生活的影响。

媒体有助于将特定的健康问题列入国家议程，但科学家和媒体在科学传播方面的歧义，通常使得两者间的关系陷入一种紧张局势。科学家抱怨新闻媒体为吸引关注，过于简化复杂的科学问题，违背了科学传播的基本规范。例如，为了创造一个兴趣角度，媒体可能会寻找个人故事和个案，尽管这可能会扭曲在更广泛的统计背景下才有意义的研究结果。反之，媒体则认为科学家过于沉溺于深奥的行话中，无法简单而有力地解释他们的工作。为解决媒体与科学家间的矛盾，一些国际基金会曾专门为对健康问题感兴趣的媒体提供学习奖金，以便提升媒体报道质量，使他们能够就广泛的健康问题与公众、科学家开展对话。这也启发政府必须行动起来，主动打破不同参与主体间的沟通屏障，构建起有效的全社会参与网络。

171

五、社会组织参与健康治理

社会组织指的是"政府体系之外具有一定程度公共性质并承担一定社会功能的各种组织制度形式的总称",具有非政府性、非营利性、公益性、志愿性四个方面的基本属性。与卫生相关的社会组织在我国卫生治理过程中的作用已日益凸显,成为承接政府职能转移的重要载体和不可或缺的治理主体之一。首先,社会组织可以为健康治理提供更多的问题解决途径和方法,是公共领域内政府管理和市场调节的有益补充。其次,受资源限制,社会组织更关注和代表众多"小众群体的利益",反而可以提出更具体、更专业的知识和观点。此外,社会组织提供的服务也更具灵活性,具有更好的"社会营销"效果。

参与健康治理的社会组织具有多种形式,包括利益集团(如环境保护组织)、从业者组织、社区组织、与健康状况相关的社会组织(患者群体、病友会)、国际非政府组织。与社会组织的组织形式一样,其活动类型也因社会、法律、经济、政治背景、机会和参与者的不同,呈现形式上的多样化。根据活动特点,我们可以将其活动形式主要归类为参与政策活动、提供服务和参与治理三类。

相比于其他社会组织,非政府组织的影响力更大。非政府组织(non-governmental organization,NGO)是指那些不由政府举办、管理或者与政府没有隶属关系的非营利导向的以公共利益为导向的以公共利益为目标的组织。例如,世界卫生组织、联合国儿童基金会。NGO 职能与各国政府组织相辅相成,既可促进各国政府管理工作的科学化和管理效率提高,也可促进各国合理处理社会问题,有一定的督促制衡作用。在全球健康治理中,NGO 发挥着"参与全球健康决策""提供卫生服务""支持当地卫生体系建设",以及"动员群众参加"等作用。自 20 世纪以来,我国 NGO 发展迅速,尤其在公益教育、扶贫和环境保护等方面十分活跃,但卫生领域相对较少。与发达国家相比,中国 NGO 行业结构在公共卫生领域覆盖面小。新冠疫情的暴发引发了社会各界对公共卫生和疾病防控的极大关注,这可能为 NGO 在公共卫生领域发展带来新的契机。

第三节　全社会参与的健康治理网络

前文介绍了政府、个体、企业、专家学者、媒体及非政府组织在健康治理工作中的职责。当然，健康治理并不限于这些社会主体，我们无法向读者一一列举。应当注意的是，"全社会参与"并非指把所有社会主体聚集起来，而是指将有助于解决健康问题的社会主体联合起来，构建一套有效的行动框架。

一、"健康信息"治理

如前所述，媒体信息在健康治理过程中发挥着关键作用。但应对错误媒体信息传播不止需要媒体和政府部门，还需要更多社会主体的参与。新冠疫情的暴发，促使人类第一次大规模使用媒体来保证人们的安全、知情权和生产力。疫情期间，网络上出现大量不实说法、不可靠的信息，可能损害公众的身心健康，威胁来之不易的卫生成就，并导致卫生措施执行不力。同时，虚假信息会造成公开讨论趋于极端化，放大仇恨言论，加剧冲突、暴力行为和提升侵犯人权风险。对此，世界卫生组织采取全社会参与的治理模式，在全球和区域层面发起了各种行动，与公众、社交媒体平台、信息技术部门、卫生政策制定者、社会组织、联合国组织等众多主体开展合作，以应对新冠疫情虚假信息传播的问题①。

具体行动措施包括以下几点：

第一，产出并传播事实与准确信息。社会需要及时地获取关于 COVID-19 的可靠信息。为此，世卫组织建立了一个新冠疫情信息网络。多个技术团队和社交媒体团队通过该网络紧密合作，跟踪并应对处理错误信息、传言和谣言，为相关行动提供专门的信息及证据。当然，这些证据的形成离不开学术界的研究人员提供的严谨的科学证明。

例如，在乌干达报告国内第一例新冠确诊病例后，该国北部某些社区认为该病毒是由邪灵引起的，并举行了"驱灵"仪式，希望"将邪灵赶回西方"。这些社区

---

① Q&A: How to combat the infodemic with digital solutions to reduce health risks during the COVID-19 pandemic and beyond [EB/OL]. (2022-06-27) [2023-10-04]. https://www.who.int/europe/news/item/27-06-2022-q-a--how-to-combat-the-infodemic-with-digital-solutions-to-reduce-health-risks-during-the-covid-19-pandemic-and-beyond.

内针对外国人的仇恨言论开始增多。乌干达政府将世卫组织提供的预防措施翻译成当地语言，旨在提高各个社区对该病毒的正确认识，尤其在一些难以获得数字信息的偏远地区。

第二，与企业合作。世卫组织与 WhatsApp、Facebook 等社交媒体合作，推出专门信息服务，分享有关 COVID-19 的重要指南。这些服务涵盖多个语种，包括阿拉伯语、英语、法语、印地语、意大利语、葡萄牙语和西班牙语。这些信息服务易于使用，覆盖超过 20 亿用户，人们可以直接获取。世卫组织还与乐天公司旗下的语音通话应用 Viber 合作，推出新型交互式聊天机器人，用多种语言向人们传播有关 COVID-19 的准确信息。这项合作有望让 10 亿人直接通过智能手机用当地语言获取世卫组织的信息。

在联合国儿童基金会的支持下，世卫组织和国际电信联盟共同呼吁全球所有电信公司加入倡议，充分发挥通信技术的作用。通过发送短信拯救生命，抗击新冠疫情。据估计，全球仍有约 36 亿人无法使用互联网，而其中大多数人生活在低收入国家。在这些国家，平均每 10 个人中，只有 2 个人能够使用互联网。而这些短信将覆盖数十亿因无法使用互联网而获取不到信息的人。

第三，与媒体工作者合作。为对抗 COVID-19 的相关虚假信息，国际新闻工作者中心（ICFJ）为疫情前线的全球新闻工作者提供支持，以确保他们向各地社区提供准确、可靠、可验证的公共卫生信息。教科文组织传播与信息助理总干事穆兹·查楚克说："在发展中国家，媒体的工作环境本来就充满挑战，新冠疫情只会让他们的处境更加艰难。对部分社区媒体来说更是如此，他们的能力和资源往往不足，但又服务着最弱势的群体。"

教科文组织曾在印度、加勒比和非洲地区开展了几项行动措施，用于对抗虚假信息，包括：①提供培训材料，指导记者对疫情进行报道；②协助非洲东部和南部社区无线电台，以更好地报道 COVID-19 带来的挑战；③支持社区媒体与灾害管理部门紧密合作，以覆盖部落和边缘化社区；④增强九个东加勒比国家的 50 名媒体专业人员的权力，让他们能进行有效的事实核查，驳斥关于 COVID-19 的虚假信息和耸人听闻的报道。

第四，动员其他社会组织。联合国与世界各地成千上万的社会组织紧密合作，这些组织大多与联合国全球传播部有关。全球约有 1 900 个组织可获取联合国传播部的每周通讯。传播部邀请世界各地的非政府组织分享他们的故事，重点介绍他们对 COVID-19 响应做出的贡献，以及他们如何利用世卫组织的指导方针开展活动。传播部还鼓励所有非政府组织采取科学行动，分享解决方案，激发团结互助的精神。

二、健康城市

"健康城市"的概念始于 20 世纪 80 年代，为了应对快速城市化给人类带来的诸多挑战，提高城市抵御疾病的能力，世界卫生组织倡导实施"健康城市"战略行动。城市不仅仅是追求经济增长的经济体，还应该有助于保障人类健康、有生命的有机体。世卫组织将健康城市的概念定义为一个健康的人群、环境和社会相结合的一个有机整体，能够不断扩大其资源，使城市居民能互相支持，以发挥最大潜能[①]。加拿大多伦多市是世界上最早实施健康城市项目的城市，其通过制定相关措施，取得了十分显著的效果，健康城市项目随后在其他国家的多个城市掀起热潮。2015年，我国发布《"健康中国 2030"规划纲要》，明确将健康城市作为建设健康中国的重要抓手。

1989 年创建的国家卫生城市活动，为健康城市的建设奠定了很好的基础。但本质上，两者存在很大的差异。卫生城市可能更重视污水垃圾处理等基础设施建设，而健康城市的创建目的在于为居民提供健康的居住环境，其关注的范围更加广泛，涉及城市的方方面面。世界卫生组织发布健康城市建设的十大标准，包括提供清洁、安全的环境；稳定、长期可持续的生态系统；强大、相互支持的社区；公民高度参与和控制影响其生活、健康和福祉的决定；满足全市人民的基本需求；人们获得各种各样的经验和资源，并有机会进行各种各样的接触和交流；多元化、活力和创新的经济；保护文化遗产并尊重所有居民的各种文化和生活特征；人人都能获得适当的卫生保健服务；良好的健康状况[②]。中国健康城市建设研究报告（2021）从健康环境、健康社会、健康服务、健康文化、健康产业、健康人群六个方面，阐述健康城市的建设成效。武占云等学者也总结既有健康城市的评价体系，认为健康城市内涵包括五个方面：健康经济、健康社会、健康文化、健康环境和健康管理。

健康城市的概念源自人类对健康内涵、健康决定因素认识的不断扩展。随着更多的健康影响因素出现，健康城市的建设内容也将随之不断扩大。健康城市是一项极其复杂的工程，其治理内容是多层级、多领域、多维度的。尤其面临重大公共卫生事件冲击时，如果仅仅依赖传统的政府管理手段，城市很难形成有效的抵御屏障。此时，政府、私营部门、非政府组织、社区、家庭应联合起来，贯穿影响城市健康

[①]　参见上海财经大学医疗健康服务中心提出的健康城市概念。

[②]　Healthy cities vision ［EB/OL］. (2018-04-05)［2022-10-04］. https://www.who.int/europe/news-room/fact-sheets/item/healthy-cities-vision.

的全部维度。近年来，为了有效助推健康中国和健康城市的实现，政府还陆续提出了开展实施"健康家庭""健康学校""健康社区""健康乡镇"等细胞工程项目。其背后的逻辑就是，将健康责任一步步落实到每一级，进而有效推动全社会成员的参与。

三、健康国家战略

健康国家战略反映国家对国民健康的价值观和发展愿景。近几十年来，美国、英国、日本、新加坡等多个国家已将促进居民健康上升到国家战略地位。其中，美国是最早实施健康国家战略的国家之一。1980 年，为应对减少可预防的疾病以及缓解医疗费用快速增长，美国率先制定了健康国家战略，并发布了"健康公民计划1990（Healthy-People 1990）"，旨在确定公共卫生优先事项，以帮助美国各地的个人、组织和社区改善健康和福祉。随后，每隔10 年更新一次国家健康战略，目前已更新至第 5 版——"健康公民计划 2030（Healthy-People 2030）"。由于国家健康是一项极其烦琐复杂的工程，要实现这一目标，单靠某一个部门是无法完成的，因此健康公民计划实施过程中特别强调社会的广泛参与。首先，健康公民计划的更新迭代都会吸收来自全国各地的意见，进而不断完善、细化战略发展目标。其次，健康公民计划注重与其他非卫生部门间的合作，其任务由 42 个联邦部门工作组共同负责。最后，注重发挥社区和私营部门等其他社会组织的作用，以解决社会健康问题。

相比于国外发达国家，我国的健康国家战略制定较晚，且存在一定的不足。2008 年，卫生部发布的《"健康中国 2020"战略研究报告》是中国布局健康国家战略的开始。健康国家战略是一个长期、持续发展的项目，但目前我国居民健康素养尚且较低以及制度设计不完善等原因，"健康中国 2030"目标的实现任重道远。相比其他国家的健康国家战略，健康中国的制度设计可能还需要从以下几个方面补充：首先，"健康中国"的设计过程缺乏公众的参与，进而导致公众缺乏对健康中国战略的认识和理解。其次，尽管健康中国明确了政府、社会、个人所需承担的责任，但健康治理仍主要依靠卫生部门的参与。一方面是因为规划不够明确，地方政府对此缺乏响应，另一方面是因为缺少促进民间组织参与的政策制度设计。因此，完善相关的制度设计，进而构建有效的全社会参与网络是未来亟待完善的地方。

本章案例——"健康中国"战略下的温江大健康产业实践

一、健康产业

健康是人类永恒的追求。没有良好的身体健康，其他事情将无从谈起。我们必须清楚看到，在人们衣食住行得到满足之后，健康将成为人民的主要追求。为不断满足人类对健康的各种诉求，健康产业由此发展起来。健康产业是指"以医疗卫生、生物技术、生命科学为基础，以维护、改善和促进人民群众健康为目的，为社会公众提供与健康直接或密切相关的产品的生产活动集合"。健康产业的涵盖内容众多，包括医药保健、健康咨询、健康管理、休闲健身等。健康产业具有巨大的市场发展潜力，其被经济学家称之为全球"财富第五波"。

在发达国家，健康产业已经发展成熟，并已经成为促进经济发展的重要动力。中国的健康产业起步较晚，占 GDP 的比例较低。然而，随着我国人口老龄化的持续加深以及社会经济的快速发展，健康产业也将迎来新的发展阶段。数据显示，2021年，中国 65 岁以上人口数量已达 2 亿，占总人口的 14.2%[①]。老年人作为健康弱势群体，是医疗保健消费的主要群体，因此人口老龄化将拉动健康产业快速升温。其次，随着生活水平的提高，大众的消费将不再局限于日常生活消费，还包括养老、健康管理、医疗服务、文化娱乐、金融理财等领域。全民医保的覆盖、资本市场的成熟、政策制度的扶持、科技创新以及疫情冲击下居民健康意识的变化，将促使个体家庭更加关注健康保健，为健康产业带来前所未有的发展契机。

《"健康中国 2030"规划纲要》预测，我国健康服务业总规模于 2020、2030 年超过 8 万亿元和 16 万亿元。2021 年易凯资本的中国健康产业白皮书显示，我国 2021 年健康产业已初步达到 10 万亿元左右的规模[②]。目前，国内早已有多个城市（如北京、上海、深圳、武汉）开始布局健康产业，抢占大健康产业的红利。近年来，温江作为成都大健康产业的承载区，在大健康产业发展上积累了丰富的经验，并取得显著的发展成绩。2021 年，温江区因多年深耕生物医药健康产业受到国务院办公厅通报表扬，被认定为"大力培育发展战略性新兴产业、产业特色优势明显、技术创新能力较强、产业基础雄厚"。那么，温江区何以脱颖而出？探究其经验可能有助于为其他地区发展提供有价值的参考。

[①] 参见 2021 年度国家老龄事业发展公报。
[②] 参见《2022 易凯资本中国健康产业白皮书——核心观点篇》。

二、温江的健康产业

温江是 4 000 多年前古蜀鱼凫王国发祥地，自古以"四河穿流、江水温润"而得名，素有"金温江"的美誉。全域面积 277 平方千米，管理服务人口 102 万，辖 9 个镇、街道，是成都中心城区的重要组成部分。在发展健康产业之前，温江的产业种类繁多，包括电子信息、食品饮料、印刷包装、生物制药，等等。产业定位不准确，难以形成集聚效应。而温江又作为成都市的重要组成部分，承担着重要的战略职责，面临着资源有限和经济发展的重压。温江区某负责人表示，"温江在深刻剖析自身条件的基础上，清楚地认识到，温江需要的是集中力量，发展前景广阔、科技含量高、资源消耗少、环境污染少的朝阳产业。"

温江发展大健康产业，拥有独特的优势。其一，成都拥有全国领先的医疗水平，资源整合能力强大。其二，人口总量大，市场广。其三，四川省中药材近 5 000 种，可服务于康养产业。其四，电子产业发达，有利于医疗 IT 发展。此外，温江因为独特的环境优势，曾先后获得"国际花园城市""全球生态恢复和环境保护杰出成就奖"等美誉，发展高端商务、休闲旅游、健康医疗、体育等服务业有着得天独厚的优势。温江区某负责人分析，高端、绿色的发展道路是温江实现区域高质量转型升级的必经之路。在资源和要素有限的条件下，发挥每一份资源的价值，最佳战略选择就是大健康产业。2015 年，温江区聘请麦肯锡公司对产业进行整体规划，以产业基础优势和生态优势为依托，率先在全国提出医学、医药、医疗"三医"融合的发展理念。自此，"三医"融合的 DNA 深深刻入温江的基因。2016 年，《"健康中国 2030"规划纲要》发布，提出"普及健康生活、优化健康服务、完善健康保障、建设健康环境、发展健康产业"五个方面的战略任务，证明温江选择健康产业是正确的。

2017 年 7 月，成都市政府提出统筹布局建设 66 个产业功能区，核心要义是优化空间布局，重塑城市经济地理，形成主导产业明确、专业分工合理、差异发展鲜明的产业版图。其中，温江区被确认为成都市的健康产业功能区。2017 年 12 月，温江区启动《成都健康产业功能区规划》的编制，邀请波士顿咨询公司（BCG）在麦肯锡咨询公司规划的基础上进行产业规划中期评估。几年以来，温江作为成都健康产业的主阵地，坚持"三医融合"的发展理念，围绕全球健康产业五大发展趋势，打造"三医+"产业体系，并提出发展目标：2022 年引领西部，成为中西部健康产业龙头；2025 年跻身全国一流，成为全国融合应用标杆；2035 年建成世界级的健康产业高地。

三、政府、企业、高校合力构建产业生态

（一）政府扶持产业发展

产业集聚有助于形成产业规模效应，是推进地区经济发展的关键步骤。过去，温江分布着几十家医药企业，产业链条零散，缺乏关键配套，产业要素之间难以形成紧密协同，进而无法形成产业规模效应。近年来，温江区政府认识到健康产业涉及学科多，坚持引入、培养大健康产业，并且尤其重视"链主"企业的培育，引导上下游企业合理分工，旨在降低协作配套成本，提升产业核心竞争力。如今，温江健康产业链已基本形成精细化分工。在医药研发上，温江引入以药明康德为首的上百家企业；在药械制造方面，引入科伦药业、罗欣药业等众多知名企业；此外，还聚集希氏异构这样的知名智能医疗企业以及几十家医疗机构。以药明康德为例，2018年，药明康德生命健康产业园在温江开建，吸引众多中下游企业"慕名而来"。原来，药明康德是全球领先的开放式能力与技术平台，为全球制药、生物技术以及医疗器械等领域提供从药物发现、开发到市场化的全方位一体化的实验室研发和生产服务，能够通过高性价比、高效率的服务平台帮助企业降低生产周期、研究成本。当然，这样的例子还有很多。再如，百裕制药负责人曾表示，"公司研发水平的提升，得益于和同在成都医学城的四川康城生物科技有限公司的合作"。企业无须跑很远的路，在本地就可以高质量实现研发外包、动物实验、临床实验等几大研发创新的关键环节。

目前，温江规划布局了成都医学城、成都健康服务业集聚区、成都都市现代农业高新技术产业园三大产业功能区，汇聚了药明康德、科伦药业在内的近300家优质的生物医药行业领军企业和医疗研发机构，健康产业聚集优势凸显，目前是成都市健康产业要素最齐全的地方。

钟治晖是四川大学华西医院的一名研究员，也是康城生物的董事长。身份的转变让他压力倍增，从前他只需要一门心思做研究，现在需要考虑更多的细节和格局。经过考虑后，钟治晖将公司搬至温江发展。钟治晖说，与康城生物寻求专业化道路相同，温江经历了多年的探索和尝试后，以全域深耕大健康产业为发展的落脚点，提出"三医融合"发展理念，着力打造专"医"之城，就此诞生吸引了药明康德、科伦等有底蕴、有实力的龙头企业入驻。选址温江便是基于此，产业扎堆不仅可以帮助提升效率，在园区内可以形成上下游合作关系，也将极大节省外出寻求合作的经济成本。

温江政府深刻认识到抓住人才，才是抓住健康产业发展的关键。近年来，温江区政府积极优化营商环境，强化创新资源要素供给，以推进健康产业稳定发展。

179

第一，优化营商环境。营商环境的优劣是影响市场主体积极性的关键，因此温江把营商环境作为区域核心竞争力来塑造，并将改善政务服务作为优化营商环境最有力的支撑。不断提升营商环境的"含金量"，将"乙方"思维贯穿服务始终，提升部门主动服务意识。例如，温江区在审批事项、环节、频次等方面做"减法"，推进温江的行政审批从"容缺"向"可缺"，再到"可缺"向"取消"转变。还有，温江区针对在监督检查、风险评估、项目促建等过程中发现的安全隐患、市场风险、企业违约等事项，开展上门提醒，将政务服务范围延伸和服务阶段前移。聚焦于企业发展需要，着力降低人工和能源成本、制度性交易成本，加快构建企业全生命周期服务机制。

成都通德药业有限公司党支部书记总经理李晓琳说："基于温江良好的营商环境、优厚的产业政策，通德信心百倍，将继续扎根温江，与成都医学城一起高歌猛进。"四川春秋开发建设集团董事长冉仕春说："作为温江本土民营企业中的一份子，我们享受到了温江发展为企业带来的红利。温江有高效、透明、公正、健康稳定的营商环境，政府部门经常走访企业，无论是手续的办理，还是投资补助、贷款贴息等服务都非常到位，真正做到了为企业排忧解难。"

温江区秉持改革创新精神和竭诚服务的态度，赢得企业和市民的口碑，提振企业投资信心稳定发展预期，塑造全国知名的温江服务品牌。近年来，温江区把建设国际化营商环境作为温江"头号工程"，相继荣获"中国国际化营商环境建设示范区""2019 中国营商环境百佳试点县市""国家发改委营商环境评价企业样本采集区""成都市 2020 年区（市）县对标创新工作第一名"等称号。这些无疑都证实了温江优良的营商环境。

第二，强化创新要素供给。温江聚焦于健康产业发展，深化人才、技术、资金、土地、生态五大要素的供给，实现要素资源与产业发展的精准匹配。多年来，温江区将健康产业作为支柱性产业大力发展，形成了相对完善的产业生态圈。百裕制药温江基地总经理高志文表示，"温江区委区政府，以及成都医学城（科技园）管委会给了我们很多的扶持，从研发到我们产品落地，每一个步骤，温江都有一定的扶持政策，让我们更有信心。同时随着成都医学城产业的集聚，大家创新发展的活力日益迸发，现在的大环境对于我们，创新要比以前更容易了。随着成都医学城的发展壮大，百裕也在不断地发展壮大，我们有信心也有决心，跟随温江持续把医药产业做大做强，然后从成都走向国际。"

温江区不仅尽心服务入驻企业，而且出台了许多优惠政策吸引人才。温江区委某工作人员表示，"要想补足产业链上的关键环节，吸引人才是第一位的。"为此，温江政府每年安排不低于 1 亿元的成都医学城人才专项资金，用于吸引和鼓励高层次人才创新创业。在人才服务上，"人才新政 30 条"在薪酬奖励方面，根据高层次人才个人和所在企业实际贡献，按年工资性收入分五个档次给予最高 7 万元/年的个人薪酬奖励；在购房补贴上，对重点关注的 4 类人才，将给予个人最高不超过 50 万元的购房补贴；在租房补贴上，将给予个人最高不超过 4 万元/年的租房补贴。另外，"人才新政 30 条"还特别注重对高层次人才本人及其家属的关怀，在子女入学、医疗保健、就业服务等方面给予优先服务。

"最优质的资源给予最优秀的企业，最崇高的礼遇给予最优秀的人才。"这句话正成为温江引人聚才的真实写照。罗欣安若维他药业（成都）有限公司董事长孙博弘："在选择温江之前，我们曾在全国多个城市进行考察，最终决定将西南总部落户温江。因为温江有良好的'三医'产业氛围，可以就近实现研产销的协作，还因为温江有良好的营商环境，为企业提供了很好的产业政策、人才政策、税收政策等，这也是很多企业选择落户温江的原因。"

（二）企业创新驱动发展

创新，是企业发展的第一动力，是产业发展的活水。大健康产业本身也是一个创新要素高度聚集的产业。自提出'三医融合'发展理念以来，温江"三医"企业坚持创新理念，不断推出一系列创新成果。例如，在成都市卫健委同意开展新冠病毒核酸检测的 6 家机构中，博奥晶芯、诺森、凯普 3 家企业均来自温江区成都医学城。由博奥晶芯联合清华大学、四川大学华西医院共同设计开发的"呼吸道病毒核酸检测试剂盒"，还获国家药监局应急医疗器械审批批准，是四川省第一个获得国家医疗器械注册证的新冠病毒核酸检测产品、全球首款能在 1.5 小时内检测包括新型冠状病毒（2019-nCoV）在内的六项呼吸道病毒核酸检测芯片试剂盒。

再如，四川微康朴澜医疗科技有限责任公司独有纳米材料喷墨冷冻干燥技术，可将免疫荧光诊断试剂处理为冻干球形态的企业，碟式联检产品的研发注册进度，领先国内外产品 3~5 年。还有，2021 年由百裕制药生产的百裕畅利伐沙班片、科伦药业生产的马来酸阿法替尼片获批。百裕制药在温江已扎根 16 年，从一家只有几十人规模的小企业，发展到拥有上千名员工，年产值超十亿元的规模化企业。企业迅猛的发展离不开对药品研发的持续投入。百裕每年会投入营收的 10%~15% 进行产品的研发，除了刚刚上市的利伐沙班片，预计还将有 3 个以上产品获批上市，目前在研药品多达 50 余个。

据不完全统计，在 2020 年成都市公布的新冠疫情防控企业能力清单之中，成都医学城多家企业上榜，如百利、百裕、海思科等 7 家企业的 18 个预防类药物；博奥、峰际、博欣等 13 家企业的 21 个病毒检验试剂、检验设备和检测服务；科伦、希氏异构、华健未来等 17 家企业的 21 项新冠肺炎治疗药物研发项目；艾医生、神农堂、航天中兴等 25 家企业的 29 个防护和病毒消杀产品，均充分展示了成都医学城疫情防控中的温江"硬"实力。

目前，成都医学城已经聚集了医药健康企业 420 余家，药明康德、科伦药业、罗欣药业、海思科药业、博奥生物、华西医院等一批多元化的药企、机构加速产业聚集，形成了配套齐全、链条完整的健康产业生态圈。德勤、生物谷、中信证券等知名机构将成都医学城评为"中国生物医药最具潜力园区""中国生物医药最具特色园区""中国最佳医疗健康产业园区"。

（三）高校促进创新

高校和科研机构作为"创智之脑"，在温江的产业链完善和产业生态圈的构建上，起到了极大的助推作用。温江汇集了西南财经大学、四川农业大学、成都中医药大学等 20 余所高等院校，85 个国家和省部级重点实验室和研发机构，还与国内多所顶尖高校建立合作关系，拥有丰富的智力和科技资源。高校拥有丰富的智力资源，能够为温江区健康产业提供持续的创新输出。康城生物董事长钟治晖认为，只要打造好创新驱动的生态系统，自然会产出好的成果。

近年来，温江区围绕"三医两养一高地"的建设，积极探索实践"一个脑袋两只手"协同创新模式，加快环高校知识经济圈的建设，推动驻温高校成果就地转化。具体可概括为"高校的创智之脑+政府的引导之手+企业的市场之手"，即高校负责创新和智力转化，企业提供资金支持，政府提供政策扶持，共同推动高校创新成果的转化。

2020 年 6 月 30 日，电子科技大学"三医+人工智能"科技园在成都医学城破土动工。此项目将重点聚焦"三医"+新一代人工智能领域中的关键性、前瞻性技术，开展智慧医疗、可穿戴设备、医疗大数据、智能诊断等相关产业的研究与产业化。这是温江在布局"三医+人工智能"新经济体系中的重要一环。电子科技大学"三医+人工智能"科技园，是温江与各类高校开展校地合作的重要成果之一。

成都医学城内的中医大健康谷项目，由成都中医药大学与温江本土企业四川春秋开发建设集团合作，深度融合周边校院企地资源，依托中医大的教学、科研、人才优势和企业的资本及市场化运营优势，立足中医药、服务大健康，打造中医药科技成果孵化、转化及以大健康为主题的创新创业基地。该基地投入使用以来，已入驻国际中医药数字化工程中心等平台，涉及中医药饮品、中医药美容产品、中医药文创产品、脑卒中保健食品、眼养疗、穿戴式设备、应急医疗通讯保障系统等创新创业项目。

四、总结

自 2008 年发展成都医学城以来，温江对健康产业的认识不断更新。纵观全球健康产业发展和消费观念变化，温江区从医学、医药、医疗融合发展，到大力推动生物技术、医疗人工智能、价值医疗、全程健康、医药工业 4.0 健康产业新技术、新模式、新趋势的发展。温江依靠成都医学城、成都健康服务业集聚区、成都农高园三大市级主体功能区，积极探索实践"政产学研"的协同创新发展模式，构建全域健康产业生态圈，推动众多科技创新成果在温江落地生根。

随着信息技术的发展和创新形态的演变，以用户创新、开放创新为特征的面向知识社会的创新 2.0 受到越来越多的重视，用户在创新进程中的主体地位开始凸显。因此，用户参与治理将是未来，一方面可以依法监督企业生产活动，另一方面也可帮助企业了解产品的不足、促进产品创新。温江区发展健康产业，就是让中国的老百姓用上温江造的世界最好的药，在温江享受到世界最好的医疗服务，就是要为民众提供最优质的健康生活解决方案。因此，在温江未来的发展道路上，不仅需要政府、企业以及高校的合作协调，民众作为受益者也应该积极参与，推进温江健康产业的发展。

五、问题与思考

1. 结合协同治理理论，说明政产学研在温江健康产业发展中的作用。

2. 简要说明"全社会参与"与"政府主导健康治理"的差异。

3. 您还知道哪些全社会参与的健康治理案例？

参考文献

[1] 郭晓斐，喻达. 健康中国背景下公民健康权的保障与促进 [J]. 中国肿瘤临床与康复，2021，28（11）：1371-1374.

[2] 何隽. 迈向卫生公平：WTO 中的药品知识产权 [J]. 清华法治论衡，2014（2）：101-116.

[3] 江亚洲，郁建兴. 第三次分配推动共同富裕的作用与机制 [J]. 浙江社会科学，2021（9）：76-83，157-158.

［4］蒋建湘，徐舒婷，姚永峥.企业环境责任探析［J］.浙江学刊，2010（6）：150-154.

［5］厉以宁.股份制与现代市场经济［M］.上海：商务印书馆，1994.

［6］刘硕，张士靖.美国健康战略及其对"健康中国2020"的启示［J］.医学信息学杂志，2011，32（9）：2-6.

［7］鲁新，方鹏骞.全球健康治理［M］.北京：人民卫生出版社，2016.

［8］毛群安.从卫生运动到健康中国：写在中国共产党建党100周年之际［J］.健康中国观察，2021（6）：26-28.

［9］钱熠，王伟，张明吉，等.非政府组织在全球健康治理中的作用研究［J］.中国卫生政策研究，2016，9（11）：5-10.

［10］王鸿春，曹义恒，卢永.中国健康城市建设研究报告（2021）［M］.北京：社会科学文献出版社，2021.

［11］王名，蓝煜昕，王玉宝，等.第三次分配：理论、实践与政策建议［J］.中国行政管理，2020（3）：101-105，116.

［12］武占云，单菁菁，马樱婷.健康城市的理论内涵、评价体系与促进策略研究［J］.江淮论坛，2020（6）：47-57，197.

［13］杨立华，何元增.专家学者参与公共治理的行为模式分析：一个环境领域的多案例比较［J］.江苏行政学院学报，2014（3）：105-114.

［14］杨立华，李晨，唐璐.学者危机和学者身份重塑：当代中国学者的现实及超越［J］.公共管理与政策评论，2014，3（4）：64-72.

［15］杨智红.我国健康权宪法保护的实现［J］.山西省政法管理干部学院学报，2010，23（1）：4.

［16］尹纯礼，吴静雅，邹佳彤，等.中美国家健康战略比较分析及启示［J］.中国卫生政策研究，2017，10（5）：45-52.

［17］张维，杨敬宇，化得良.社会组织参与卫生治理的形式与途径探析［J］.医学与哲学（A），2018，39（8）：61-64.

［18］张喆，贾明，万迪昉.合作参与度和嵌入度对合作效率影响研究：以中国医疗卫生领域内的PPP合作为例［J］.管理学报，2009，6（2）：192-201.

［19］中央纪委国家监委网站.三次分配：促进共同富裕［EB/OL］.（2021-08-20）［2022-10-16］.https://www.ccdi.gov.cn/yaowen/202108/t20210820_248673.html.

［20］ALBERTSEN A. Personal responsibility in oral health：ethical considerations

［J］. The journal of forensic odonto-stomatology, 2012, 30 (11): 12-20.

［21］ANASTASIOU K, MILLER M, DICKINSON K. The relationship between food label use and dietary intake in adults: A systematic review ［J］. Appetite, 2019, 138: 280-291.

［22］ASARIA P, CHISHOLM D, MATHERS C, et al. Chronic disease prevention: health effects and financial costs of strategies to reduce salt intake and control tobacco use ［J］. Lancet (London, England), 2007, 370 (9604): 2044-2053.

［23］BAYEFSKY A. The UN human rights treaty system in the 21 century ［M］. Boston: BRILL, 2000.

［24］BEARD T C. The dietary guideline with great therapeutic potential ［J］. Australian journal of primary health, 2008, 14 (3): 120-131.

［25］CZABAŁA C, CHARZYŃSKA K, MROZIAK B. Psychosocial interventions in workplace mental health promotion: An overview ［J］. Health promotion international, 2011, 26 (1): 70-84.

［26］DAHLGREN G, WHITEHEAD M. Policies and strategies to promote social equity in health Background document to WHO - Strategy paper for Europe ［J］. Institute for futures studies, arbetsrapport, 1991, (14): 1063-1069.

［27］DAHLGREN G, WHITEHEAD M. The Dahlgren-Whitehead model of health determinants: 30 years on and still chasing rainbows ［J］. Public health, 2021 (199): 20-24.

［28］FRIESEN P. Personal responsibility within health policy: unethical and ineffective ［J］. Journal of medical ethics, 2018, 44 (1): 53-58.

［29］HAINES A, KURUVILLA S, BORCHERT M. Bridging the implementation gap between knowledge and action for health ［J］. Bulletin of the World Health Organization, 2004, 82 (10): 724-731.

［30］HE F J, ZHANG P, LUO R, et al. App based education programme to reduce salt intake (AppSalt) in schoolchildren and their families in China: parallel, cluster randomised controlled trial ［J/OL］. BMJ, 2022, 376 ［2022-11-01］. https://www.bmj.com/content/376/bmj-2021-066982.

［31］Huber M, Knottnerus J A, Green L, et al. How should we define health? ［J］. BMJ, 2011, 343.

［32］KENT B, NICHOLAS M, GILL W. Making Health Policy ［M］. New York: McGraw-Hill Education (UK), 2012.

［33］KJELLSTRÖM S, GOLINO H. Mining concepts of health responsibility using text mining and exploratory graph analysis ［J］. Scandinavian journal of occupational therapy, 2019, 26 (6): 395-410.

［34］MINKLER M. Personal responsibility for health? A review of the arguments and the evidence at century's end ［J］. Health education & behavior, 1999, 26 (1): 121-141.

［35］NELKIN D. An uneasy relationship: the tensions between medicine and the media ［J］. Lancet, 1996, 347 (9015): 1600-1603.

［36］ORTENZI F, MARTEN R, VALENTINE N B, et al. Whole of government and whole of society approaches: call for further research to improve population health and health equity ［J］. BMJ Global Health, 2022, 7 (7): e009972.

［37］PILZER P Z. The New Wellness Revolution: How to make a fortune in the next trillion dollar industry ［M］. New York: John Wiley and Sons, 2010.

［38］POWLES J, FAHIMI S, MICHA R, et al. Global, regional and national sodium intakes in 1990 and 2010: A systematic analysis of 24 hurinary sodium excretion and dietary surveys worldwide ［J］. BMJ open, 2013, 3 (12): e003733.

［39］ROSS C E, MIROWSKY J. Does employment affect health? ［J］. Journal of health and social behavior, 1995, 36 (3): 230-243.

［40］SCHMIDT H. Personal responsibility for health-developments under the German healthcare reform 2007 ［J］. European journal of health law, 2007, 14 (3): 241-250.

［41］SHANGGUAN S, AFSHIN A, SHULKIN M, et al. A meta-analysis of food labeling effects on consumer diet behaviors and industry practices ［J］. American journal of preventive medicine, 2019, 56 (2): 300-314.

［42］STEINBROOK R. Imposing Personal Responsibility for Health ［J/OL］. New england journal of medicine, 2006, 355 (8): 753-756.

［43］THE LANCET. Media power: for good and for ill ［J］. The Lancet, 2010, 376 (9748): 1196.

［44］Torrats-Espinosa G. Using machine learning to estimate the effect of racial segregation on COVID-19 mortality in the United States ［J］. Proceedings of the national academy of sciences, 2021, 118 (7): e2015577118.

［45］WAKEFIELD M A, LOKEN B, HORNIK R C. Use of mass media campaigns to change health behaviour ［J］. The Lancet, 2010, 376 (9748): 1261-1271.

［46］WATTS N, ADGER W N, AGNOLUCCI P, et al. Health and climate change: policy responses to protect public health ［J］. The Lancet, 2015, 386 (10006): 1861-1914.

［47］WORLD HEALTH ORGANIZATION. Everyone's business: Whole-of-society action to manage health risks and reduce socio-economic impacts of emergencies and disasters: operational guidance ［R］. World Health Organization, 2020.

第七章
全生命周期的健康治理

本章要点内容:

1. 了解全生命周期健康理念与全生命周期健康治理;

2. 理解与熟悉不同生命周期阶段健康的特征、发展规律及相应的治理策略;

3. 思考与探索全生命周期健康理念在健康治理中的实践应用。

第一节　全生命周期健康理念

全生命周期健康的理念是在多学科的交叉融合中不断演化发展而来的,它在生物系统研究和医学与健康系统研究的基础上,融合了流行病学、毕生(life span)人类发展心理学、生命历程(life course)社会学、表观遗传学、复杂系统等领域的研究进展,在 21 世纪形成了一些较为完整的理论框架。在全生命周期健康或生命历程健康发展(life course health development)的理念下,健康是受到遗传、物理环境、社会和经济情况、家庭生命周期(family lifecycle)、个人生命史和行为选择等等多方面影响下的结果。健康追求的不是一时的状态,而是累积效应下的毕生的健康轨迹(health trajectories)和适应性发展,为了实现全生命周期的健康收益最大需要遵循不同生命阶段(life stages)在生理、心理、行为等方面的发展规律来进行健康投资和制度设计。

2016 年,在党中央、国务院召开的全国卫生与健康大会上,习近平总书记发表了重要讲座,提出"要把人民健康放在优先发展的战略地位,努力全方位全周期保障人民健康"。随后中共中央、国务院印发《"健康中国 2030"规划纲要》,提出

"推进健康中国建设"的国家战略，"全方位、全周期维护和保障人民健康"就是战略指导思想之一，"共建共享"是基本路径，"全民健康"是根本目的；为达成全民健康的目的，要"立足全人群和全生命周期两个着力点，提供公平可及、系统连续的健康服务，实现更高水平的全民健康"。具体地，即对全人群的阐述是指健康服务"要惠及全人群"，要使包括健康、亚健康、患者人群等在内的"全体人民享有所需要的、有质量的、可负担的预防、治疗、康复、健康促进等健康服务"，"突出解决好妇女儿童、老年人、残疾人、低收入人群等重点人群"或弱势人群的健康问题；对全生命周期的阐述是指健康服务"要覆盖全生命周期，针对生命不同阶段的主要健康问题及主要影响因素，确定若干优先领域，强化干预，实现从胎儿到生命终点的全程健康服务和健康保障，全面维护人民健康"。党的十九大报告更是将实施健康中国战略纳入国家发展的基本方略，并要求"为人民群众提供全方位全周期健康服务"。这是我国首次把全生命周期健康提升到国家战略高度，为实现全民健康提供了重要的理论指导，是加快健康中国建设的重要战略思想。

第二节　妇幼健康治理

一、妇幼健康治理概述

（一）妇幼健康概况

1. 妇幼健康的内涵

妇女儿童健康被认为是全民健康的基石，是衡量社会文明进步的标尺，是人类可持续发展的基础和前提。生殖、孕产妇、新生儿和儿童健康涵盖了整个生命历程的健康问题，从怀孕和分娩前和怀孕期间的青春期女孩和妇女，到新生儿和儿童。《"健康中国2030"规划纲要》提出，要覆盖全生命周期，针对生命不同阶段的主要健康问题及主要影响因素，确定若干优先领域，强化干预，实现从胎儿到生命终点的全程健康服务和健康保障，全面维护人民健康。从怀孕前开始一直到产前、新生儿出生、儿童期，不良因素的暴露会一直累积，影响大脑发育、早期学习能力，儿童早期的发育迟缓更有可能持续一生。

2. 妇幼健康主要内容

妇幼健康主要是指孕产妇和婴幼儿健康。为了能完整地介绍生命早期阶段，本小节将一并讨论生殖健康和学龄前儿童健康。

（1）生殖健康。20 世纪 90 年代，国际上提出"生殖健康"这一概念。1994 年国际人口与发展大会号召各国都能实现"人人享有生殖保健服务"。生殖健康涉及整个生命所有阶段的生殖过程和功能，包括获得安全、有效和负担得起的生育管理方法的权利和获得适当保健服务的权利。生殖健康具有多重含义，一是人的生育能力和科学且自愿控制生育的能力；二是拥有正常、安全的性生活，不必担心意外怀孕或感染性传播疾病；三是没有生殖系统相关疾病。

（2）孕产妇健康。WHO 将孕产妇健康（maternal health）定义为产妇安全生产，在怀孕、分娩和产后期间的身体和心理都处于健康状态。安全孕产、孕产妇营养和心理健康一直是产妇健康治理的重点。

（3）婴幼儿健康。按照国家基本公共卫生服务项目对婴幼儿的界定，婴幼儿指 0~36 月龄的儿童。婴幼儿是婴儿与幼儿的统称，一般指 0~3 周岁的小龄儿童。出生后至 28 天为新生儿（newborn），出生后至未满 1 岁为婴儿（infant），1 周岁至未满 3 周岁为幼儿（younger child）。婴幼儿期是身体各器官系统不断发育成熟的重要时期。

（4）学龄前儿童健康。国家基本公共卫生服务项目将学龄前儿童界定为 4~6 岁的儿童。这一阶段对人生健康与发展至关重要，是神经发育、动作、思维、特别是语言发展的重要时期。儿童是国家的未来、民族的希望，儿童健康是经济社会可持续发展的重要保障。儿童期是知觉、认知、语言、运动各种感觉和自我调节能力的有序发展时期。

（二）妇幼人群健康特征和健康发展需要

历经多年的探索和努力，我国妇幼健康水平进一步提高。

1. 妇幼健康核心指标持续改善

我国女性期望寿命增长，2020 年，中国女性的期望寿命为 80.88 岁，比世界女性平均水平高出 4 岁。《中国妇幼健康事业发展报告》中提到，孕产妇死亡率、婴儿死亡率、5 岁以下儿童死亡率均有下降，地区之间的差距缩小。新中国成立之初，我国孕产妇死亡率高达 1 500/10 万，婴儿死亡率高达 200‰。而 2020 年，全国孕产妇死亡率为 16.9/10 万，婴儿死亡率为 5.4‰，5 岁以下儿童死亡率为 7.5‰。

2. 产前检查和母婴阻断工作成效显著

产前检查率持续提高，1996 年全国产检率为 83.7%，2018 年上升至 96.6%，农村从 80.6% 上升到 95.8%。性传播疾病预防成效显著，孕产妇艾滋病、梅毒和乙肝的检测率稳定在 99% 以上，艾滋病母婴传播率从干预前的 34.8% 下降到 2018 年的 4.5%，先天梅毒报告病例数下降幅度超过 70%，乙肝感染孕产妇所生儿童的乙肝免疫球蛋白注射率达到 99.7%，有效避免和减少了儿童新发感染。住院分娩率持续提高，农村地区、西部地区住院分娩率都超过 99%，地区差异基本消除。2008—2018 年，剖宫产率从 28.8% 上升到 36.7%，位居亚洲国家之首。

3. 计划免疫工作持续推进

《国家免疫规划疫苗儿童免疫程序及说明（2021 年版）》中规定了十余种儿童必须接种的疫苗，包括乙肝疫苗、卡介苗、脊髓灭活疫苗、百白破疫苗等。当儿童月龄或年龄达到对应疫苗的起始接种时间时，应尽早接种，未按推荐时间完成接种的应在 14 岁前完成接种。根据国家卫健委新闻发布会消息，2019 年我国已建立覆盖国家、省、市、县四级的免疫规划监测管理体系以及县、乡、村三级预防接种服务网络，且适龄儿童免疫规划疫苗接种率保持在 90% 以上。

4. 出生缺陷预防工作取得一定成果

《中国妇幼健康事业发展报告》中提到，2007—2017 年出生缺陷导致 5 岁以下儿童死亡率由 3.5‰ 降至 1.6‰。全国围产期神经管缺陷防治成效显著，发生率由 1987 年的 27.4/万 下降至 2017 年的 1.5/万，降幅达 94.5%。

虽然中国妇幼健康工作取得巨大进展，但在各领域仍然存在亟待解决的问题：

一是妇女生殖健康仍有可提高空间。部分妇女遭受性侵和暴力，女性生殖意愿受到干预。孕产妇在妊娠全过程中面临妊娠期肥胖、微量元素缺乏、早产、孕期大出血、产后抑郁等一系列健康问题。同时还存在着农村产科卫技人员知识和技术不足、缺少多学科护理、对孕产妇心理健康重视不足等问题。

二是婴幼儿出生缺陷发生率仍较高。2018 年《全国出生缺陷综合防治方案》中指出，中国出生缺陷总发生率约为 5.6%，出生缺陷发生率与世界中等收入国家的平均水平接近，但中国人口基数大，出生缺陷发生总数庞大。中国最常见的出生缺陷是先天性心脏病，中国卫生部 2012 年的监测数据显示，冠心病占中国所有出生缺陷的 40.95%。先天性心脏、多指（趾）、唇裂伴或不伴腭裂、神经管缺陷、先天性脑积水是我国围产儿前几位高发畸形。唐氏综合征、先天听力障碍、地中海贫血等出生缺陷都具有极大的危害性，受到政府和社会的高度关注。

三是儿童成长环境不佳，缺乏对早期疾病的干预。儿童时期暴露于危险因素中会影响成年后获得慢性疾病的情况。儿童时期所处环境对成年后患病风险有较大影响，该时期遭受家庭虐待或者其他家庭不良影响容易导致成年后的精神障碍和更高的慢病风险。城镇化的推进，青年劳动力外出打工，导致大量留守儿童缺失家庭照护和陪伴，更容易产生心理健康问题。对儿童时期产生的慢性疾病进行及时的干预和追踪有助于降低疾病发生风险，但当前儿科医生、卫生技术人员短缺、基层医疗服务发展不全面限制了早期的疾病干预。

（三）妇幼健康治理目标和意义

2000 年 9 月联合国千年首脑会议上，各国领导人通过了《联合国千年宣言》，承诺建立新的全球伙伴关系，确立了八项千年发展目标（Millennium Development Goals，MDGs），包括消除极端贫穷和饥饿，实现普及初级教育，赋能女性并促进两性平等，降低儿童死亡率，改善孕产妇保健，与艾滋、疟疾和其他疾病作斗争，确保环境的可持续能力，建立促进发展的全球伙伴关系。千年发展目标将妇幼健康放在极为重要的位置，明确了全球应实现的具体量化目标。基于这些目标要求，各国更加重视妇幼健康治理和弱势人群的需求。2000 到 2015 年，全球妇幼健康都得到了实质性改善。

2015 年联合国大会第七十届会议通过了《2030 年可持续发展议程》，呼吁各国为实现 17 项可持续发展目标（Sustainable Development Goals，SDGs）行动。其中，与妇幼健康有关的内容包括"消除饥饿，实现粮食安全，改善营养状况和促进可持续农业""确保健康的生活方式，促进各年龄段人群的福祉""实现性别平等，增强所有妇女和女童的权能"。其具体目标中提道：2030 年，将全球孕产妇死亡率减至每 10 万活产少于 70 人，消除新生儿和 5 岁以下儿童可预防的死亡率，消除艾滋病毒、结核病、疟疾和被忽视的热带疾病等流行病，防治肝炎、水传播的疾病和其他传染病等各项期望在 2030 年以前完成的目标，也是各国健康治理的主要目标。

中国通过一系列治理措施来提高妇幼健康水平，提出《"健康中国 2030"规划纲要》《健康中国行动（2019—2030 年）》《健康儿童行动提升计划（2021—2025年）》《中国妇女发展纲要（2021—2030 年）》等战略规划，期望"覆盖城乡的儿童健康服务体系更加完善，基层儿童健康服务网络进一步加强，儿童医疗保健服务能力明显增强，儿童健康水平进一步提高"；"妇女全生命周期享有良好的卫生健康服务，健康水平持续提升，妇女人均预期寿命延长，人均健康预期寿命提高"。《"健康中国 2030"规划纲要》提出，2030 年中国人均预期寿命将达到 79.0 岁，孕产妇死亡率小于 12/10 万，5 岁以下儿童死亡率小于 6‰，婴儿死亡率小于 5‰。除了这些健康水平指标要求外，还提出与健康生活、健康服务与保障、健康环境、健康产业有关的指标。这些都需要提高健康治理水平来实现。

二、妇幼健康治理策略

由于健康治理治理主体多元化、治理机制多样化、治理策略创新化、治理手段多样化的特点，妇幼健康治理也有多个参与主体和多样创新治理的策略措施。

（一）多主体系统治理

妇幼健康治理涉及人群和部门广泛，同时需要社会权力更多地参与秩序整合，这些任务仅凭一个组织或者组织间简单合作都无法完成，在进行决策治理时必须考虑不同专业、信息、技术和意见的合作方共同参与。妇幼健康治理主题涉及政府部门、卫生机构、企业、非政府组织、自组织、国际卫生组织等。政府是妇幼健康治理的主体，政府通过获取某一时期、地区的妇幼健康资源状况，建立覆盖全目标人群的妇幼健康服务体系、制定公共政策和确立未来发展目标。随着多主体共同治理实践的深入，妇幼健康治理不再是卫生健康委员会单部门的职责。

（二）构建问责机制，评价治理水平

问责制用于解释政策实施结果，并提出纠正措施。在规定各组织部门职权范围和责任后，需要明确这些组织部门之间的关联。《妇女、儿童和青少年健康全球战略（2016—2030 年）》认为问责制是"降低可预防疾病的死亡率，使妇女、儿童和青少年能够享有良好健康，同时在促进转型变革和可持续发展方面发挥充分作用"的九个关键行动领域之一。国际社保协会在马拉维开发了社区积分卡（Community Score Card，CSC）来评估、监测和评价地方政府服务的提供情况。政策实施地的孕产妇孕期、社区卫生工作人员家访率、避孕药品使用率、服务满意度均有提高。CSC 将卫生服务的供需方聚集在一起，搜集服务用户和提供者的反馈，共同进行问题识别和解决方式分析，并在持续的质量改进过程中解决这些问题。

（三）健康融入所有政策

将健康融入所有政策理念以通过加强政府的公平性和可持续的、系统的方法，采取部门间行动，从而制定健康和公平的公共政策，与"综合治理"这一概念有共通之处。这个概念已经被写入第八届全球健康促进大会的成果文件和基本背景文件。中国将这一理念写入了新时期卫生与健康工作方针，制定政策时必须要有健康的意识，人的健康不仅是经济社会发展的基石，又是经济社会发展的重要目的之一。入

193

托入学儿童预防接种证明查验是健康融入所有政策的重要实践。该政策以提高适龄儿童国家免疫规划疫苗接种率，加强托育机构、幼儿园和学校传染病防控为目的，涉及卫生健康行政部门、教育行政部门、疾病预防控制机构、托育机构、幼儿园和学校、接种单位多个部门的共同行动。

（四）建立公私伙伴关系

公私伙伴关系基于公共部门组织与公共部门以外的任何其他组织之间的相互承诺的工作安排和同一目标，需要公共、私营部门和志愿部门的共同努力，且各部门对结果承担共同的责任，是跨部门解决社会问题的最必要反应。美国疾病预防控制中心在波多黎各塞卡病毒流行期间，与疾病预防控制中心国家基金会合作建立避孕接入网络，有效减少了该地区孕产妇妊娠期塞卡病毒感染与不良分娩现象。

三、妇幼健康治理实践和系统变革

（一）中国妇幼健康治理实践和经验

1. 政府主导：领导部门重视

党中央和政府始终重视妇幼健康工作，在政策顶层设计中给予妇幼保健工作极大重视，这种强大的领导能力也是中国妇幼健康取得成功的重要保障。

重视卫生服务体系建设，确保覆盖所有妇女儿童享受医疗卫生服务。《中国0~6岁儿童生存发展策略——从证据到行动》中提到，我国已经形成了以妇幼保健机构为核心、以基层医疗卫生机构为基础、以大中型医疗机构和相关科研教学机构为技术支持的妇幼健康服务体系。涵盖县、乡、村的三级妇幼保健网提高基层女性医疗保健服务可及性，有效提高孕产妇产检率、住院分娩率，帮助危重症新生儿快速转运、减少新生儿出生缺陷。

为了完善妇幼健康政策法规制度，国家卫生健康委从2017年开始部署实施了以保障母婴安全、加强预防和减少孕产妇和婴儿死亡为核心的母婴安全5项制度，包括：妊娠风险筛查与评估制度、高危孕产妇专案管理制度、危急重症救治制度和孕产妇死亡个案报告制度以及重点地区的约谈通报制度，这些重要举措的实施带来了各项重要妇幼指标的改善。

2. 推动技术应用：发挥信息化作用

借助互联网平台，增强服务能力，提高管理和治理水平。互联网与妇幼健康领域融合产生"互联网+健康"服务。以浙江舟山市为例，舟山市妇幼保健院结合妇幼专科特点开展互联网+妇幼护理服务，与公安部门、信息技术、保险行业等多领域共同合作，借由 App 和公众号，通过线上下单所需服务，专家上门指导，实时定位监控，服务过程全程记录，参与服务提供人员均经过规范化培训并购买各类保险。5G 网络发展赋能妇幼专科医联体建设，为远程会诊、远程治疗、远程教学培训提供更坚实的技术基础。上海交通大学医学院利用 5G 与区块链技术结合，构建出生缺陷罕见病防控体系，减少新生儿出生缺陷，提高人口素质。国家卫生健康委员会妇幼健康司曾经通报过"云上妇幼"的一些典型案例，这些案例的具体做法可以分为五项：一是广泛开展线上咨询；二是积极开展智慧服务；三是深入开展远程医疗；四是有效开展健康管理；五是探索应用新技术新设备。

3. 推动系统变革：建设整合型妇幼健康服务体系

2020 年发布的《医疗联合体管理办法（试行）》介绍了医联体的四种模式：城市医疗集团、县域医共体、专科联盟、远程医疗协作网。各地都进行过不同妇幼医联体建设的实践，且都凭借各类模式的特点实现了整合区域医疗资源，促进优质医疗资源和妇幼健康人才下沉，提升基层医疗机构妇幼保健服务能力。

医疗集团依托资产重组、合资、合并、兼并等形式，由多个医院共同参与，以共同的工作章程、技术、理念为联结，通过发挥联合优势整合区域资源，为医疗人员提供教学、进修的条件，促进区域间妇幼保健机构共同发展，推进分级诊疗建设。县域医共体的合作程度更深，包括法人、人事、物资、医保支付、质量控制、信息系统建设的统一。但是妇幼保健大专科、小综合的模式对区域内资源整合和政策倾斜提出了更高的要求。专科联盟是凭借专科协作作为纽带形成的区域间特色专科协作组织，妇幼专科联盟通常由市级或县级妇幼保健院牵头，辖区内不同级别医疗机构参与。部分地区妇幼专科联盟的建设仍然停留在学术交流的阶段，各主体协作不足。远程医疗协作网使医联体成员实现资源共享，二、三级医疗机构可以为基层医疗机构提供远程病例会诊、疾病诊断、教学培训等服务。

（二）全球妇幼健康治理实践和经验

1. 注重地区性卫生系统发展

地区性卫生系统通常包括医院及初级保健设施，由地区卫生管理小组指导，主要目的是促进初级卫生保健的管理实施，提高人群健康水平，而地区治理水平欠佳会影响卫生干预措施的实际效果和资源配置效率。

各国家和地区都采取不同地区改善方案来提高地区治理水平。南非部分地区建立了新的地区和分区治理机制，建立了一个监控和响应单元（Monitoring and Response Unit，MRU）。该单元由三部分组成：管理人员、临床医生和信息官员，涵盖社区和地方卫生系统。MRU 要求每月在分区和地区举行会议，会前初级保健机构和医院需要准备常规指标的联合报告，以了解妇幼健康预防措施对生存指标的影响。MRU 还包含 24 小时报告和 48 小时孕妇审查系统和孕产妇、5 岁以下儿童死亡系统，信息官员向管理人员和临床专家提供信息，再由管理人员和专家提出解决方案。因此，MRU 在没有引入外部资源的情况下，实现了地区妇幼卫生健康的改善。

2. 倡导互助赋能

互助赋能最初是妇女为了获得小额信贷或者促进生计成立自助团体（Self-Help Group，SHG），也被称为妇女赋权小组，由多人到几十人聚集在一起进行互助，并且定期展开会议讨论有关工作、收入、信贷和储蓄、农业生计、健康或性别有关的问题。

妇女团体互助实践在妇幼健康领域取得了一定成果。2006 年印度比哈尔地区建立妇女 SHG，并于 2015 年在 SHG 中引入了有关孕产妇健康和新生儿健康的培训会议，会议由一名受过基础教育并对传授妇幼保健知识感兴趣的女性主持，培训内容包括孕产妇护理、新生儿护理和母乳喂养等。生活在同一个村庄的妇女聚集在一起，共同参与孕产妇护理和新生儿护理的健康讨论，学习正确的做法，特别是母乳喂养、延迟给婴儿洗澡和脐带清洁护理等。这样不仅有助于提高女性的妇幼健康知识水平，还有助于增进群体成员之间的联系，发挥集体效能，减少不正确的行为。参与 SHG 的女性在怀孕期间更注重产前保健，能够在产后改善新生儿的护理方式，进一步降低新生儿的死亡率。

3. 政府首脑重视，跨部门合作

澳大利亚首都直辖区（Australian Capital Territory，ACT）为了应对儿童超重和肥胖的问题，采取了类似将健康融入所有政策的方法。首先，确定一位有志于改善肥胖问题的首席部长。其次，确定三个活动小组，包括计划范围界定组、行动商定组、行动实施组，各组为不同阶段递进工作。工作进展的审核和下阶段工作启动由首席部长组织的战略委员会批准。确定工作计划后向工作组提供能够预防肥胖的一系列措施以及措施有效的证据，并评估这些措施实施中的难易程度。最后，确定行动清单。ACT 确定了六个行动主题：工作场所，如减少食品店，增加体育设施；城市规划；学校；食品环境；社会包容；评估。每项行动有确定的领导部门，各部门对选拔出的首席部长负责，整个政府共同为减少儿童体重超重现象而努力。

第三节 儿童青少年阶段健康治理

一、儿童青少年阶段健康治理概述

（一）儿童青少年健康基本概念

"儿童青少年"年龄段划分因不同国家、地区以及不同研究有所不同。联合国《儿童权利公约》将儿童（children）定义为"18岁以下的任何人"，世界卫生组织的定义是，青少年（adolescents）是指10至19岁的人。国内《中国儿童青少年身体活动指南》将6~17岁定义为儿童青少年。本书在综合大样本研究报道与关于儿童青少年成长相关研究报告的基础上，参考国家卫生健康委员会2018年2月发布的《学龄儿童青少年超重与肥胖筛查》中的定义，将儿童青少年年龄段区间定义为6~18周岁，主要是在校学习的小学和中学阶段的学生。

青春期是童年和成年期之间的生命阶段，被认为是"第二敏感发育期"，在此期间，他们的健康轨迹发生了变化，这是人类发展的一个独特阶段，也是奠定健康基础的重要时刻。青春期是一个人生理、心理发展变化的关键时期，青少年经历了身体、认知和心理社会的快速成长。青春期大脑发育的模式会对个人如何思考、行为和与世界接触，产生深远而持久的影响。在青春期获得的来自教育、经济、家庭、社会和文化的受益和风险的持续性对有效育儿以及下一代的成长和发展至关重要。

年轻人（young people）是指10至24岁的年龄组。成年初显期（emerging adulthood）是指18岁到25岁的人生阶段。与青春期相比，成年初显期可以更自由地追求新奇和强烈的体验，因为在这一阶段父母的监控相对较少，并且他们可以比成年人更自由地追求这些体验，因为他们不受角色的限制。由于经济发展，许多年轻人接受教育的时间更长，结婚更晚，第一个孩子出生时间更晚，向父母角色的过渡变得越来越长。

证据表明，对从受孕到两岁的关键发育阶段（最初的1 000天）以及接下来的7 000天的关键阶段进行投资，十分必要。目前，这个时期是人类历史上青少年人口最多的时期，有12亿10~19岁的青少年，占世界人口的16%以上。在撒哈拉以南非洲，青少年占该地区人口的23%。一半以上的青少年生活在亚洲，其中3.44亿人生活在南亚，2.96亿人生活在东亚和太平洋地区。国际计划组织的报告显示，每年

197

有120万青少年死亡，其中大部分死于可预防和可治疗的原因。因此，青少年需要相关的保健服务和政策，以促进有利和安全的环境，保护和改善他们在青春期的健康和发展。

童年的经历和环境的其他方面对成年人的健康和幸福有很大的影响。然而，青春期是人生过程中社会决定因素变化最快的时期。根据生命历程理论，人类成年后遇到的很多健康问题都源于生命早期的经历。

（二）儿童青少年人群健康特征和健康发展需要

1. 儿童期和青春期的心理、情感发展和社会发展特征

儿童中期生长和巩固阶段（5~9岁），此时感染和营养不良仍然是发展的主要制约因素，死亡率高于青少年生长突增期（10~14岁），此时体重大幅增加，与青春期相关的重大生理和行为变化青少年成长和巩固阶段（15岁至20岁出头），带来进一步的大脑重组，与探索和实验相关，并引发对健康具有终身决定作用的行为。

青春期早期（10~14岁）在生物学上以青春期和青春期荷尔蒙迅速上升对身体形态、性和大脑发育的影响为主。从心理学上来说，它的特点是对同伴影响的抵抗力低，对未来的定位模糊，对风险的感知能力不足，经常导致冒险行为的增加和自我调节能力低。学校和家庭环境是至关重要的社会环境。

青春期后期（15~19岁）也以青春期成熟为特征。此时，大脑继续处于极度活跃的发育状态，特别是在前额叶皮层的发育和大脑网络之间连接性的增强方面。青少年大脑发育的这一阶段其执行和自我调节能力将持续发育。在人生的这个阶段，家庭的影响变得明显不同，青少年享有更多的自主权。同样，教育环境依然很重要。

虽然生物学影响儿童青少年的健康和发展，但社会环境，包括家庭、媒体、学校和社区，也对他们的健康有很大影响。社会和文化规范，特别是关于性别、种族、性取向或残疾的规范，决定了社会行为模式，并可能限制或促成日常选择、需求和期望。

如今儿童、青少年的发展是在家庭、同龄人、学校、社区、媒体和更广泛的文化影响的复杂网络中进行的。随着新媒体的影响和社会环境的转变，引发了更多要素参与青少年的青春期发展。这种更广泛的社会参与是健康发展的一个重要方面，这对于青少年在童年形成的价值观和思想的形成是一种考验。不仅社会影响的范围更大、更复杂，而且青春期的延长也增加了这些影响的持续时间和意义。

健康人力资本被认为是决定整个生命过程中健康轨迹的一组资源，这些资源通常在青春期和成年期达到顶峰。身体健康状况在20岁左右达到顶峰，并一直保持高

水平，直到 30 岁左右，然后稳步下降。20 多岁健康水平最高的人更有可能终生保持身体健康，更有可能随着年龄的增长，使用医疗服务的次数较少。青少年的心肺健康、肌肉力量也预示着晚年各种原因的死亡率和心血管疾病的发病率。青春期对于骨骼健康方面也同样重要。骨密度是晚年骨质疏松症及其并发症的主要决定因素，在青少年后期至 20 多岁达到顶峰。

神经发育对青春期的健康和支撑整个生命过程的能力都有影响，跨越 20 岁到 30 岁。人的认知能力在童年后期到 20 多岁时达到顶峰，然后在 30 岁左右开始缓慢下降。教育程度是中年认知能力的一个重要而独立的预测因素，青少年时期的认知能力可以预测以后的身体健康和寿命，并对认知能力下降起到保护作用。神经发育的成熟对情绪发展和青少年未来作为父母、公民和工作者发挥作用的能力产生深远影响。

2. 重点健康问题和健康风险

儿童、青少年的死亡率在下降，但这个下降速度低于 5 岁以下儿童，以及青少年面临更大的死亡风险。因为他们在性发育过程中伴随着相关的荷尔蒙变化和更多的冒险行为。这些风险加上更高的独立性和更大的流动性，导致可预防的伤害死亡率相对较高。流行病学和人口结构的快速转变反映了从传染性疾病向非传染性疾病转变的影响，这些转变影响了儿童青少年的健康状况。流行病的转变通常会增加儿童青少年的其他健康问题，包括道路交通伤害和自杀问题。儿童营养不良是造成儿童死亡的主要原因，它增加了儿童死于肺炎、腹泻和其他感染的风险。暴力和武装冲突，也是影响儿童青少年健康状况的重要原因。心理健康问题，包括自残和自杀，是更为重要的问题。这在一定程度上可能反映出，在传染性、营养性、生殖和性健康问题减少之后，心理健康问题变得更加突出。儿童青少年的心理健康问题也不容小觑。艾滋病毒（HIV）是青少年，尤其是南部和东部撒哈拉以南非洲的青少年迄今为止从流行病学转变中获益较少的另一个原因，HIV 的新感染主要集中在青少年。

随着人口老龄化和疾病类型的转变，识别儿童青少年的健康风险更为重要。158 个在青春期常见的非传染性疾病风险包括吸烟、缺乏运动、肥胖、酗酒、非法使用药物和不良饮食等。吸烟是晚年非传染性疾病的主要危险因素，绝大多数非传染性疾病在青春期发病。儿童青少年主动吸烟会立即对健康造成不良后果，包括上瘾、肺功能减退和肺生长受损以及哮喘。酒精使用障碍通常开始于儿童青少年时期。危险饮酒，包括早期和频繁饮酒和醉酒，与不良的心理、社会和身体健康后果有关，儿童青少年时期饮酒可能会对大脑发育和功能产生负面影响。有研究显示，成年人饮酒与 8 种不同的健康风险有关，包括高血压、出血性中风和吸烟心室颤动、各种肝病和胰腺炎等。怀孕期间多饮酒会造成显著的跨代际危害，表现为胎儿酒精综合征。一般来说，男性酗酒的比例远高于女性。人对烟草、酒精和其他药物的使用通常是从青春期开始的，在成年初期逐渐升级为更高风险地使用和依赖。毒品使用、吸毒是精神障碍的一个风险因素，并可能引发精神病，它与大脑发育障碍、低身高和体重、焦虑发作、短期记忆丧失和其他认知障碍等问题有关。

超重和肥胖的发生率通常在青春期中期开始上升，并持续到成年早期，特别是肥胖。由于青春期肥胖强烈地预示着成年肥胖和超重的发病率，因此青春期是采取干预行动的关键生活阶段。

对于 10～14 岁的儿童青少年来说，健康的主要风险与水、个人和环境卫生有关。15～19 岁的儿童青少年的风险通常与饮酒和不安全性行为等危险行为有关。不良饮食、身体活动少和性虐待是从儿童时期和青春期就开始出现的新挑战。妊娠并发症和不安全流产是 15～19 岁女孩死亡的主要原因，15～19 岁的女孩比任何其他年龄组的儿童青少年意外怀孕率都高。

（三）青少年健康治理目标和意义

2018 年通过的《联合国青年战略》（The UN Youth Strategy）强调青年在执行可持续发展目标 SDGs 中的作用，并优先考虑他们获得优质教育和卫生保健服务的机会。《妇女、儿童和青少年健康全球战略（2016—2030）》旨在可持续发展目标范围内改善健康状况，该战略认为青少年健康是 2030 年议程取得全面成功的核心，该战略提出对儿童青少年健康、教育和参与的投资为包括青少年在内的全社会创造了社会、人口和经济利益。全球战略强调了青少年面临的卫生和社会挑战，并列出了在不同级别和不同部门应对这些挑战所需的循证卫生和社会干预措施，以便能有效和公平地落实这些措施。

从 2016 年起，国家卫生健康委员会与联合国儿童基金会共同合作开展儿童青少年健康与发展项目（2016—2020 年），该项目的总目标是到 2020 年，促进我国儿童青少年的健康与发展，提升青少年人群的健康福祉。中国通过一系列战略规划提出了具体的治理目标，规划战略包括《"健康中国 2030"规划纲要》《健康中国行动（2019—2030 年）》《健康中国行动——儿童青少年心理健康行动方案（2019—2022 年）》《中长期青年发展规划（2016—2025 年）》等，提出具体的目标有：持续提升青年营养健康水平和体质健康水平，青年体质达标率不低于 90%；有效控制青年心理健康问题发生率，青年心理健康辅导和服务水平得到较大提升；儿童青少年总体的近视率每年力争降低 0.5 个百分点等。除了这些具体的指标，我国还有关于个人和社会的倡导性指标，动员全社会参与到治理中来。

二、青少年健康治理策略

（一）多方利益相关者参与治理

社会决定因素是解决儿童青少年健康治理的关键，它要求多方利益相关者共同参与到健康治理对策中来。政府、医疗机构、学校、社区、家庭、非政府组织、青少年个人等利益相关者共同参与到儿童青少年健康治理中来，形成上下联动、多方参与的治理格局。

政府在儿童青少年健康治理中发挥主导作用，政府制定儿童青少年健康治理顶层制度、法律和政策，提供相应治理平台，促进跨部门合作，缓解各部门冲突，对家庭、社区、学校和卫生服务进行投资，它是所有地方儿童青少年卫生行动的基本要素。医疗机构满足儿童青少年的卫生服务需要，注重新出现的卫生需求，促进心理健康知识的普及，高质量的卫生工作者培训和建设青少年友好卫生设施。学校是儿童青少年健康治理的主渠道，是治理方针、政策、措施等的具体执行者和落实者。学校作为儿童和青少年生活和学习的场所，与家庭联系在一起，融入更广泛的社区，对每个学生的健康都有重要影响。学校还提供了一个促进健康的平台，从提供基本的健康知识，包括全面的性教育和将健康风险降至最低的生活方式，以及促进心理健康。社区为儿童青少年的健康成长提供良好的环境，重视社区环境和社区文化建设，形成社区良好的社区文化，引导儿童青少年健康成长。家庭在儿童青少年健康治理中发挥着关键作用，在儿童青少年学习如何应对青春期和青春期前后出现的新的情绪体验方面，家庭发挥着核心作用。儿童青少年参与到健康政策和健康计划制订中来具有重要作用，他们能够为设计、实施和评估有助于其健康和福祉的政策、方案和制度做出贡献。社会媒体进一步扩大了同龄人和青年文化在各国儿童青少年生活中的作用，大众媒体宣传和社会媒体都可以促进健康知识的普及。不同的联合国机构（如世界卫生组织、儿童基金会、UNAIDS、教科文组织、人口基金、世界银行）以及各种全球非政府组织（如救助儿童会、人口理事会）制订与儿童青少年健康和福祉相关的现行政策和指导方案。

（二）进行跨部门合作

政府通过卫生部门内部以及社会、经济和环境部门的综合行动，加快健康和可持续发展方面的进展，各部门之间也会协调。建立起全面覆盖儿童青少年健康治理目标的网络治理结构，既需要单个部门采取行动，也需要在不同部门之间进行协调，单个部门通过与其他部门展开深层次交流与合作，实现跨部门之间业务协同，从而制定有关儿童青少年的健康政策，实施儿童青少年的健康干预与治理，促进整个过程的互联互通。

三、儿童青少年生命阶段健康治理实践

（一）中国儿童青少年健康治理实践和经验

我国始终高度重视儿童青少年健康工作，通过顶层设计和宏观规制形成全方位制度和全面政策引导。我国将治理重点转移到伤害、风险行为、心理健康和弱势儿童。目前建立了以政府主导，以体育、教育和卫生等多部门协同治理的多元主体共同参与的健康治理体制。政府相关部门强调学校体育课和课外锻炼，健全国家儿童青少年体质健康监测评价机制；在儿童青少年中广泛开展体育活动；通过多种形式大力推行儿童青少年的健康教育，普及健康知识；加大对儿童青少年的健康服务，整合优化服务资源，共同改善健康环境。

1. 儿童青少年健康政策的合力加大

《"健康中国 2030"规划纲要》确立了"以促进健康为中心"的大健康观、大卫生观，提出将这一理念融入公共政策制定实施的全过程，统筹应对广泛的健康影响因素，全方位、全生命周期维护儿童青少年的健康。在大健康理念的指引下，国家加强对卫生计生、体育健身、环境保护、食品药品、公共安全、健康教育等领域政策措施的统筹规划，形成促进儿童青少年健康的合力。我国政府推出了一系列规划纲要和行动计划。中国有 27 种已知的有效干预措施的立法，来防止伤害导致的儿童青少年死亡。《"健康中国 2030"规划纲要》和《中国儿童发展纲要（2011—2030 年）》（国发〔2011〕24 号）都呼吁采取措施，防止儿童和青少年使用烟草和酒精。2018 年，教育部门和卫生部门共同启动了一项预防和控制儿童和青少年近视的计划，目标是到 2030 年每年至少减少 5% 的近视率。《国家卫生计生委关于印发各级妇幼健康服务机构业务部门设置指南的通知》中对我国各级妇幼保健机构青春期保健科室和服务内容设置有了明确规定。

2. 儿童青少年健康政策的执行监督

2019 年《健康中国行动（2019—2030 年）》发布的同时，国务院办公厅印发

了《健康中国行动组织实施和考核方案》，将主要健康指标纳入各级政府绩效考核指标，对落实健康指标进行监督。儿童青少年健康政策执行落实受到重视，政策措施落实情况被纳入相关部门考核，促进了我国儿童青少年健康政策的高效执行。

（二）全球儿童青少年健康治理实践和经验

1. 澳大利亚儿童青少年身体素养治理实践和经验

澳大利亚为促进儿童青少年身体素养，建立了《澳大利亚身体素养框架》（Australian Physical Literacy Framework），形成了完善的治理体系。澳大利亚的治理实践中，通过多元主体治理目标和政府层面的治理体系保障了儿童青少年身体素养促进工作的政策环境和制度需求，高质量的服务指导和"家庭、学校、企业、社会"多方联动，调整儿童青少年身体促进的多方位、多维度的治理方式，合理的绩效监测和成熟的评估机制优化了儿童青少年身体素养促进工作的运行结构，提升了工作成效。

（1）指向趋同。多元治理主体之间协同治理，共同推进儿童青少年身体、心理、社会和认知素养的提高，将体育活动与改善身心健康联系起来，指导儿童青少年的体育素养促进实践，并促进各主体发布的有关儿童青少年的体育活动政策的有效整合。

（2）持续激励。澳大利亚政府考虑不同经济地位、生活环境、民族群体等可能产生的影响，形成点、线、面的分级治理网络，实现不同机构间研究资源的及时共享和交流，有助于发现问题并及时解决问题，从而促进治理网络不断改进。

（3）指导跟进。澳大利亚政府通过制定相应的政策，研究各级儿童青少年身体素养促进方案实施的现实情况和效果，及时提供有针对性的、高质量的服务指导，以促进更多的儿童青少年积极参与到体育活动中去。

（4）整体干预。"家庭、学校、企业、社会"多元主体之间积极的联动实现了最大化的资源共享，有助于实现协同干预儿童青少年身体素养促进的整体程序，从而形成以学校体育为主，以家庭、社区、社会、政府等多元主体为一体的协同发展机制，多渠道拓展儿童青少年身体素养促进的布局和路径，实现对儿童青少年身体素养的整体干预。

（5）监测保障。澳大利亚积极构建儿童青少年身体素养促进的绩效监测与质量保障体系，定期对实施情况进行结果监测，分析存在的问题，寻找影响实施质量的因素及解决路径。

（6）评估反馈。澳大利亚采用动态性的儿童青少年身体素养促进评估机制，对身体素养促进质量和成效及时进行评估，反馈运行结果与问题，及时发现各治理主体存在的不足。

2. 美国儿童青少年的健康保险治理实践和经验

美国制定了较为完善的儿童青少年的健康保险政策，美国儿童青少年的健康保险政策共有两种，分别是医疗救助计划（Medicaid）和儿童健康保险计划（State Children's Health Insurance Program，SCHIP）。Medicaid 是美国政府为低收入儿童、成年人、老年人和残疾人提供的公共医疗保险计划。SCHIP 于 1997 年由美国国会颁布的《社会保障法》通过，将健康保险范围扩大到低收入家庭的子女，主要目的是为那些不符合 Medicaid 救助条件又承担不起商业健康保险费用家庭的儿童提供保险计划，SCHIP 可采取与成年人联保等措施实现强制参保。

（1）跨层级治理。美国是一个联邦制国家，依据联邦制原则运行，联邦政府和州政府相互制约又相互配合，共同管理 Medicaid 和 SCHIP。Medicaid 由美国联邦政府提供，所有州根据联邦条例必须为家庭收入在联邦贫困线（Federal Poverty Level，FPL）133% 以下的 6 岁以下儿童和家庭收入低于 FPL100% 的 6~18 岁儿童提供医疗救助计划。SCHIP 费用由政府和家庭共同承担，联邦政府向州政府提供资金。各州之间的儿童健康保险计划政策可以不同。各州可以有三种实施 SCHIP 的方案：一是将其作为医疗补助计划的扩展；二是作为单独的保险计划；三是两者结合使用。

（2）主体责任明晰，全社会共同参与。制定相应的法律，明确落实相应责任，以法律形式来规范 Medicaid 和 SCHIP 并具体明确各方责任，能使其更加有效、健康的运行。政府的职责主要是提供行政的管理和基础的服务，提供一部分资金。但政府的职责有限，市场仍然是医疗资源分配中的主导力量，形成了政府、保险公司、参保人三方的互动局面。

（3）全生命周期的医疗保障。Medicaid 和 SCHIP 基本覆盖全生命周期，提供了较为完善的医疗保障。2010 年美国通过了《平价医疗法案》（Affordable Care Act，ACA），该法案允许拥有雇主赞助保险的个人继续为受抚养子女提供保险直至 26 岁，提高了医疗保险覆盖面的连续性，确保了青少年晚期和成年初显期获得医疗保健的机会。

（4）独立全面的政策评估。联邦政府会根据项目评估结果对 Medicaid 和 SCHIP 进行修正和完善。SCHIP 实施以来，一共有过两次国会授权的 SCHIP 评估并建立了专项评估模型：1997 年《平衡预算法案》要求各州评估 SCHIP 并向美国医疗保险和医疗补助服务中心（Centers for Medicare and Medicaid Services，CMS）提交评估报告；1999 年出台的《平衡预算细化法案》中，国会规定 SCHIP 做一个独立的综合性的研究；2010 年根据《再授权法案》开展了专项评估模型工作。这些评估均以合同委托的方式交由第三方评估机构实施。

第四节　中老年阶段健康治理

一、中老年健康治理概述

（一）中老年健康基本概念

1. 中老年与人口老龄化

中老年是指人类生命周期中处于青年以后的阶段。根据世界卫生组织对年龄的划分标准，45~59 岁为中年（老年前期），60 周岁及以上为老年人。其中，60~74 岁为年轻的老年人（the young old），75~89 岁为老老年人或年迈的老年人（the old old），90 岁以上为非常老的老年人（the very old）或长寿老年人（the longevous）。也有文献将 65~74 岁定义为最年轻老年人（youngest-old），75~84 岁为中等老老年人（middle-old），85 岁以上为最老老年人（oldest-old）。

人口老龄化，指老年人口占总人口的比率不断上升的一种过程。一个国家或地区人口老龄化的程度通常用老龄人口的系数来反映，即老年人口在总人口中所占的百分比。进入老龄化社会的标志是看一个国家或地区 60 周岁及以上或 65 周岁及以上的人口占总人口的比例是否达到划分标准来定义的。1956 年联合国在《人口老龄化及其社会经济后果》中指出，当一个国家或地区 65 周岁及以上老年人口数量占总人口比例超过 7% 时，意味这个国家或地区进入老龄化社会。当这一比例达到14% 时，则为深度老龄化社会，超过 20% 时，则进入超老龄化社会。

2. 积极老龄化与健康老龄化

针对世界各国人均期望寿命不断延长，老年人口不断增多，国际社会给出的回应也在不断更新和发展。1990 年，世界卫生组织在哥本哈根世界老龄大会上提出"健康老龄化"的概念，强调提高老年人的生命质量，旨在以老年人的健康和医疗保健支出为出发点，延长人类的生理年龄和心理年龄，缩短带病生存期，保持较好的身体机能状态直到生命结束。2002 年，在第二次世界老龄问题大会上，世界卫生组织提出"积极老龄化"（active ageing），并将其定义为"为提高老年人的生活质量，尽可能优化其健康、社会参与和保障机会的过程"。2015 年，世界卫生组织在《关于老龄化与健康的全球报告》中进一步提出"健康老龄化"（healthy ageing）的概念，将其定义为"发展和维护老年健康生活所需的功能发挥（functional ability，

205

也译作功能和功能发挥）的过程"，其中核心概念功能发挥是指使"个体可以按照自身观念和偏好来生活和行动的健康相关因素"，包括个人"内在（可行）能力"（intrinsic capacity）和相关环境特征以及两者之间的相互作用，旨在创造出适宜的环境和机会，让人们在一生中能够去实现和实践他们认为有价值的事情。

"积极老龄化"以生命历程为视角，强调老龄化是一个过程，既包含了"健康老龄化"的含义，又表达了更丰富的内涵，强调以更加主动的姿态应对老龄化社会，鼓励老年人在家庭和社会参与中继续实现人生价值。健康是保障老年人进行社会参与的基础，"健康老龄化"和"积极老龄化"是我国协同推进积极应对人口老龄化国家战略和健康中国战略的必然要求。

为了应对老龄化程度加深，满足老年人医疗卫生服务和养老服务的双重需求，2015年3月，国务院办公厅印发《全国医疗卫生服务体系规划纲要（2015—2020年）》，正式提出"医养结合"，内容包括"推进医疗机构与养老机构等加强合作""支持有条件的医疗机构设置养老床位""发展社区健康养老服务"等。

2. 老年人健康评估

随着医学模式的转变和老年人群健康理念的拓展，对于老年人健康的评估日趋综合化、多维度化。中华医学会老年医学分会和中华老年医学杂志编辑部共同提出《中国健康老年人标准（2013）》，将健康老年人定义为："①重要脏器的增龄性改变未导致功能异常；无重大疾病；相关高危因素控制在与其年龄相适应的达标范围内；具有一定的抗病能力。②认知功能基本正常；能适应环境；处事乐观积极；自我满意或自我评价好。③能恰当处理家庭和社会人际关系；积极参与家庭和社会活动。④日常生活活动正常，生活自理或基本自理。⑤营养状况良好，体重适中，保持良好生活方式。"

根据2017年中华医学会老年医学分会等发表的《中国老年综合评估技术应用专家共识》，老年综合评估（Comprehensive Geriatric Assessment，CGA）是指采用多学科方法评估老年人的躯体情况、功能状态、心理健康和社会环境状况等，并据此制订以维持及改善老年人健康和功能状态为目的的治疗计划，最大限度地提高老年人的生活质量。其具体内容主要包括以下几方面：①躯体功能状态评估，包含日常生活活动能力、平衡和步态、跌倒风险等评估；②营养状态评估；③精神、心理状态评估，包括认知功能、谵妄、焦虑、抑郁等评估；④衰弱评估；⑤肌少症评估；⑥疼痛评估；⑦共病（comorbidity）评估；⑧多重用药评估；⑨睡眠障碍评估；⑩视力障碍评估；⑪听力障碍评估；⑫口腔问题评估；⑬尿失禁评估；⑭压疮评估；⑮社会支持评估；⑯居家环境评估。

（二）中老年人群健康特征和健康发展需要

1. 衰老

衰老是指生长过程中，机体所出现的组织结构退化、生理功能减弱及衰退等自然现象。人在衰老的过程中通常还会经历社会和心理等其他方面的重大变化，比如社会角色和地位的变化、面对亲人的离世等。衰老的基本生物学机制是细胞衰老（cellular senescence）。美国国家医学图书馆的控制词表中给出的定义是："衰老是细胞不可逆地停止分裂并进入永久生长停滞状态而不经历细胞死亡的过程"，主要诱因是未修复的 DNA 损伤或其他细胞应激因素。除了生理方面的变化，衰老可以分为生理性衰老和病理性衰老两类，生理性衰老是指成熟期后出现的生理性退化过程，病理性衰老是由于各种外来因素（包括疾病）所致的老年性变化。正常的生理性衰老不是一种疾病，而是多种疾病的一个显著的危险因素，包括心肌梗死、中风、癌症、骨关节炎和一些其他与衰老相关的疾病。要正确对待生理性衰老，应对人口老龄化过程中病理性衰老带来的各种健康风险和挑战。

2. 衰弱

在老年综合征方面，衰弱（frailty）常见于高龄和共病的老年人。根据《老年人衰弱预防中国专家共识（2022）》，衰弱是指"老年人以肌少症为基本特征的全身多系统（神经、代谢内分泌及免疫等）构成的稳态网体系受损，导致生理储备下降、抗打击能力减退及应激后恢复能力下降的非特异性状态，是最具临床意义的老年综合征"。衰弱作为各类重大疾病、慢性疾病发展为不良后果的中间桥梁，更易发生在躯体缺陷较多的老年群体中。伴随人口老龄化的迅速发展，老年衰弱病因复杂、危害较大，需要引起关注。

3. 心理健康

中老年人的心理健康同样是实现"健康老龄化"不可或缺的重要内容。人在中年阶段，除了面临着内分泌失调、免疫力降低、易感疲劳等生理状况变化，还面临着子女教育、赡养老人以及工作等带来的心理压力，对其身心健康都带来了巨大的挑战。而老年人由于社会角色的转换、独居等各种原因，更容易感到孤独。除了孤独以外，抑郁症在老年人群中也是一种常见的疾病。

4. 慢性病方面

中国中老年人常见的慢性非传染性疾病有高血压、心脑血管疾病、慢性阻塞性肺部疾病（Chronic Obstructive Pulmonary Disease，COPD）、糖尿病、癌症、关节炎、胃部疾病和肝肾部疾病等。超过 40% 的 50 岁以上的中老年人具有多病共存（multimorbidity 或 Multiple Chronic Conditions，MCCs）现象，并且患病率随着年龄的增长而增加。在 60 岁以上的老年人中，代谢系统疾病和心脑血管系统疾病的患病比例急速上升，时患有 2 种疾病的老年人超过 1/3，且女性慢性病聚集数量高于男性。伴随着老龄化程度加深，中老年人慢性病患病率仍在持续增长，老年人在医疗服务及照护服务方面存在迫切的需求，慢性病管理的建档工作以及建档之后的随访工作仍需进一步完善。

5. 传染病

中老年人最常见的传染病有病毒性肝炎、肺结核、流感、性传播疾病（Sexually Transmitted Diseases，STDs）和新型冠状病毒性感染（Coronavirus Disease 2019，COVID-19）等。其中性传播疾病主要有艾滋病（AIDS）和梅毒（syphilis），近年来在老年人群中发病率呈较快上升趋势。年龄的增长会对免疫系统产生负面影响，因此免疫功能低下的老年人更易受到传染病和新型流行病的威胁。

6. 跌倒

跌倒是中国 65 岁以上老年人的首位伤害死因，因为跌倒可能引起多种并发症和过早死亡。跌倒后不仅会给老年人带来恐惧，而且可能造成擦伤、髋部骨折或头部创伤等，易引起独立生活能力下降甚至终生残疾，降低生活质量。2013 年至 2020 年，中国 60 岁及以上老年人群与跌倒相关的死亡率从 9.412/10 万上升至 13.770/10 万。

7. 失智

老年人认知功能障碍和痴呆（或失智症，dementia）的患病率有明显的逐年提升的趋势。在发病率上女性显著高于男性，它表现为在 50 岁以后认知功能开始出现问题，80 岁以后的患病率显著提高。据国际阿尔茨海默病组织（Alzheimer's Disease International，ADI）估计，2019 年全球有超过 5 000 万人患有痴呆症，其中中国痴呆患者约占全球痴呆病例的 1/4。

8. 失能

广义的失能包含了失智问题。根据 2001 年 WHO 发布的《国际功能、伤残和健康分类》（International Classification of Functioning, disability and health, ICF），失能被定义为包含身体结构和功能损伤、活动和社会参与受限的一个总结性术语。根据老龄委员会 2016 年《第四次中国城乡老年人生活状况抽样调查成果》的数据，全国失能、半失能老年人大约有 4 063 万人，占老年人口的 18.3%。

在社会调查中，我们通常使用日常生活自理能力（Activities of Daily Living，ADL）量表综合构造失能指数来反映老年人的失能情况，包括基本日常生活活动能力（Basic Activities of Daily Living，BADL）和工具性日常生活活动能力（Instrumental Activities of Daily Living，IADL）。前者的评估指标包括6项：进食、穿衣、室内活动（上下床、站立行走）、洗澡、如厕、梳洗，这6项功能状态体现了个体基本自我照护能力。IADL的评估内容包括洗衣、做饭、外出购物、打电话、服药、使用交通工具和理财等8项独立居住必备的功能。BADL得分常用于进一步划分失能等级，有1~2项回答"做不了"，视为轻度失能；3~4项"做不了"为中度失能；5~6项失能为重度失能。根据这个划分标准，中国老龄科学研究中心在2006年开展的全国性调查发现，城乡家庭居住老年人中有6.4%为失能老年人，其中轻、中、重度失能分别为5.4%、0.3%、0.7%；重度失能者占所有失能老年人的比例约为5%。国家卫生服务调查（NHSS）则沿用了世界健康调查（WHS）测量总体失能的指标，即工作或家务的困难程度，调查结果发现：2003年中国60岁以上老年人有中度以上困难的失能比例为10.6%，2008年上升至16.9%；其中城市地区从9.7%上升至12.8%，农村地区从11.2%上升至19.0%；估计做家务困难、中度困难及以上的老年人总数将达1.4亿。

（三）中老年健康治理面临的问题与挑战

随着老年人口的增加，老龄化进程进入快速发展阶段。中老年人群对健康服务的需求逐渐呈现多样化、多层次的特点，给中老年健康治理带来了巨大挑战。WHO在《世界老龄与健康报告2015》（World Report on Ageing and Health 2015）中提出为了实现"健康老龄化"这一目标需要优先行动的领域：

1. 卫生系统在应对中老年人多方面的保健需求时缺乏协调

卫生系统提供的医疗保健服务是以生物医学为基础的方法来诊断和治疗有时限的健康问题，强调发现问题并解决问题，当面对急性疾病或传染病时，这种方法很有效。但从长期健康和功能的角度看，这样的服务以碎片化的方式管理健康问题，并且缺乏护理提供者、环境和时间之间的协调。可能造成的结果是，保健和其他服务不仅不能充分满足老年人的需要，而且会给老年人和卫生系统带来巨大的损失。就像世界上大多数卫生系统的情况一样，把重点放在治疗疾病上，没有考虑他们可能患有多种疾病，导致老年人无法获得改善其功能所需的帮助。

2. 长期护理体系亟须完善

在21世纪，没有一个国家可以不拥有一个全面的长期护理系统，但是许多国家在长期护理筹资的可持续性、长期护理劳动力被低估，缺乏支持和培训、护理服务过时且碎片化等方面存在问题。虽然适用于每个国家或环境的长期护理体系是不同的，但是长期护理体系的建立不仅仅是政府的责任，还需要在与家庭、社区、机构、其他护理提供者和私营部门建立合作伙伴关系的基础上，由政府管理这种伙伴关系，确保服务质量，向最需要的人提供服务。

3. 建设老年人友好的环境仍需多部门参与

每个人都应该有机会在一个对老年人友好的环境中变老，"健康老龄化"进程认为，所有部门应有一个共同的目标：建立和保持老年人的功能、能力。比如，满足老年人基本需求的财务安全方面，老年人的财务保障可以有多种来源：养老金、社会保险福利、收入、资产和代际转移。在高收入国家，高收入家庭更有可能从多样化的来源获得收入，较贫穷的家庭更依赖社会保障收入。但在低收入国家，获得社会保险福利和其他社会安全网的机会特别有限。

4. 在对老龄相关概念的测量和理解方面仍存在差距

在实现"健康老龄化"的过程中仍存在认识和研究差距，包括在如何定义、衡量和分析关键概念方面缺乏共识；在对老年人口健康状况和需求的了解，以及需求是否得到满足方面仍有不足；没有考虑到老年人对社会的贡献的经济分析。

二、中老年健康治理策略

（一）政府主导，提供政策引领

政府在中老年健康治理过程中发挥主导作用，可以通过制订中老年健康相关计划和制定相关政策法规，应用各种方式对中老年健康各种机构及其活动进行调节和控制。

新中国成立初期，与老年人相关的政策主要有保护老年人的合法权益，包括覆盖企业职工和机关事业单位职工的退休待遇和医疗保障制度，以及针对农村特困老人的社会救助制度，初步体现"老有所养、老有所医"的内涵。改革开放后，中国积极参与老龄问题世界大会，建立医疗保障制度、社会养老保障制度、社会养老服务制度等市场化改革，是这个时期老龄政策的重要内容。2000年，《中共中央、国务院关于加强老龄工作的决定》，首次提出"建立以家庭养老为基础、社区服务为依托、社会养老为补充的养老机制"，逐步构建多元养老服务体系。在此背景下，部分城市开始尝试建立"9073"养老服务体系，上海市人民政府在2007年1月24日颁布的《上海民政事业发展"十一五"规划》中率先提出"全市户籍老年人中，90%由家庭自我照顾，7%享受社区居家养老（照顾）服务，3%享受机构养老服务"。从 2012 年国家将"积极应对人口老龄化"作为一项长期战略任务写入《老年人权益保障法》以来，党和国家相继出台大量积极应对人口老龄化的规划性文件，如《"健康中国 2030"规划纲要》中明确提出推动老年卫生服务体系建设等多项措施，旨在促进"健康老龄化"；《中共中央关于制定国民经济和社会发展第十四个五年规划和二〇三五远景目标的建议》明确提出实施积极应对人口老龄化国家战略；《中共中央 国务院关于加强新时代老龄工作的意见》提出"把积极老龄观、健康老龄化理念融入经济社会发展全过程"等，老龄政策、观念的变化标志着我国老龄政策体系日趋完善。

（二）多方主体协同参与

中老年人群健康治理需要政府、中老年人自身及家人、社区、医疗机构、企业和科研院所等多方参与。

中国政府计划建立以居家养老为基础，社区养老、机构养老为辅助的社会养老服务体系，坚持政府主导，鼓励社会参与。通过政策法规来明确政府、社会、社区和家庭的定位及其之间的关系一直是老年健康治理的要点。多方主体协同参与可以使不同的主体更有效地发挥自身优势。比如，鼓励政府和社会资本合作建设养老机构，一方面，可以充分发挥企业在资金、技术、管理和运营方面的专业优势，帮助政府解决在养老行业面临的财政支出、职能转换等一系列问题。另一方面，政府对于服务标准的定制和养老机构运行的监管，可以为养老机构行业的发展提供良好的环境，向社会提供更多高质量的养老服务。再比如，企业和科研院所的合作和参与，在研发老年人医疗辅助、家庭照护、残障辅助、康复辅具等智能产品和可穿戴设备，提升产品的适老化水平方面发挥着重要作用。

相关的多主体参与中老年健康治理的模式如"传统养生体育+医疗+养老"的健康干预模式，该模式围绕老年人群，将社区和养老机构作为组织和活动场所，以预防和康复为重点，整合社区、养老机构、医院和体育相关专业机构的优质资源，使包含老年人、社区、机构养老服务工作人员、医疗专家与老年相关体育专业人员在内的健康促进团队以及研究者之间形成一种伙伴关系，共同解决现行养老框架下老年慢病的运动健康促进问题。再比如，"时间银行"，时间银行（Time Bank）最早由美国经济学家埃德加·卡恩（Edgar S. Cahn）提出的补充性货币系统——"Time Dollar"发展而来的。在中国，时间银行被看作志愿活动的一种，具体指低龄老人为高龄老人提供服务，并将服务的时间累积，当低龄老人迈入高龄阶段时，再从"储蓄机构"中提取对等的服务时间。以南京市栖霞区的"姚坊门时间银行"的多主体参与为例，它由姚坊门慈善基金会资助成立，街道办事处发起，姚坊门居家养老服务中心运作，与中信银行合作，参照商业银行的运作理念，实行刷卡支取，吸引志愿者注册，最后实现向居民提供服务。

（三）完善中老年人健康相关政策法规，建立问责机制

目前，专门针对保护老年人这一特殊群体制定的法律是《中华人民共和国老年人权益保障法》，此外，《中华人民共和国宪法》《中华人民共和国民法通则》《中华人民共和国婚姻法》《中华人民共和国继承法》《中华人民共和国刑法》以及《中华人民共和国劳动法》等重要法律法规中，也都对保护中老年人合法权益做出了相应的规定。例如，根据《中华人民共和国婚姻法》第二十一条规定："子女对父母有赡养扶助的义务。子女不履行赡养义务时，无劳动能力的或生活困难的父母，有要求子女付给赡养费的权利。"但是一些老年健康基础标准、医疗服务标准、公共卫生标准、社会支持标准、医养结合服务管理标准等还不完善。例如，在方便老年人生活的无障碍环境建设方面，我国目前关于无障碍的各项规定散见于法律、行政法规、地方性法规、部门规章中，体系性较差、执行性不强，公交车上几乎没有设置无障碍踏板，部分公共场所无障碍洗手间的配备也相对匮乏。

除了制定完善相关政策法规，也要加强建立问责机制。仍以无障碍设施的建设为例，若没有统一的部门监管，责任划分不明确，无处问责，无障碍设施就会因老化、建设不到位、管理不健全而被挤占、损坏，造成诸多"障碍"。例如，为了加强对无障碍设施的监督管理，四川省人民政府在《四川省无障碍环境建设管理办法》中规定："残疾人联合会、老龄工作委员会等组织可以邀请残疾人、老年人等社会成员及其家属以及人大代表、政协委员、专家学者担任督导员和评价员，监督评价无障碍环境的建设与管理情况。对违反无障碍环境建设与管理规定的行为，任何单位和个人有权向无障碍设施的所有权人或者管理人反映，或者通过拨打政务服务热线等方式进行投诉、举报，接到投诉、举报的部门应当及时处理，并将处理情况反馈投诉人、举报人"。

（四）顺应信息化，提高老年人的社会参与

大数据、人工智能、5G等创新技术对传统行业带来的颠覆性变革，数字时代不仅拓宽了"积极老龄化"的内涵，也将重新定义其实现路径和最终归宿。如何在信

息化时代保护老年人的权利，促进公平发展，消除老年数字鸿沟，提高老年人的社会参与，进而实现可持续的包容性治理成为一个重要问题。在发展智慧养老的同时，尊重老年人的个人意愿，确保营造线上适老化（年龄友好的数字设备设施）与线下适老化（完善配套线下服务措施）相结合的生活环境。

三、中老年健康治理实践和系统变革

（一）中国的中老年健康治理实践和经验

1. 政府主导——政策支持

"实施积极应对人口老龄化国家战略"是在《中华人民共和国国民经济和社会发展第十四个五年规划和二〇三五年远景目标纲要》中首次明确提出的，是积极老龄化理念在国家战略上的全面应用。政府主导，就是要落实各级政府对公益性老龄事业发展的财政投入、资源配置、政策引导、规划引领、法律规制、监管督促等方面的职责。将积极老龄观、健康老龄化理念融入经济社会政策的方方面面，大力强化老年人社会保障、养老服务、健康支撑，加强全龄人群和全生命周期的养老储备。

2022年10月，为积极应对人口老龄化，按照党的二十大决策部署，党中央再次明确了积极应对人口老龄化的战略目标，强调需要充分调动政府、市场、社会、家庭和包括老年人在内的各方面力量的积极性，发挥有为政府兜底线作用，推动养老产业和养老事业协同发展，培育老龄消费市场，形成积极应对、全民行动的新态势，满足老年人多样化、个性化需求，着力增强老年人的获得感、幸福感、安全感。

2. 构建医养结合的综合治理体系

医养结合作为创新型养老模式，能够为老年人提供连续的、综合的、适宜的整合型健康养老服务。养老机构难以满足庞大数量的老年人的医疗护理、慢性病管理需求，医养结合可以较好地缓解该问题带来的弊端，同时避免患慢性病老年人长期住院的现象。对我国医养结合养老模式实践逻辑解释如图7-1所示，该模式以"基于主体互动、实现价值共生"为主体行为逻辑，即以主体间资源的交换和整合为基础，最终实现多方利益共生。多层次复杂的主体互动贯穿医养服务生产的整个过程，多方主体通过交流和利用一系列理念、知识、规则和资源促进并达成利益共生，同时这一过程又包括多个环节。

213

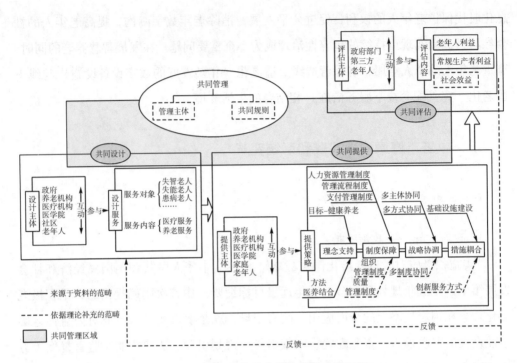

图 7-1　我国医养结合养老模式实践逻辑

资料来源：封铁英，南妍. 医养结合养老模式实践逻辑与路径再选择：基于全国养老服务业典型案例的分析 [J]. 公共管理学报，2020，17（3）：113-125，173.

尤其注意的是，在整个治理过程中要充分发挥老年人参与医养结合养老服务生产的主观能动性，重视政府、社会与老年人的互动，鼓励多方沟通渠道致力于支持老年人自我服务机制的建立，并且强调老年人参与共同规则的制定，构建为医养服务的共同生产的信任网络。

"互联网+"的兴起为医养结合打下了坚实的技术基础，在现代物联网和人工智能技术的支持下，医养结合机构应积极搭建网络信息化平台、引入智能化医养设备，推动智慧健康养老。经过数年的实践，上海市拓展了医养结合的理论概念与实践范畴，在加大社区健康服务、提高家庭医生签约比率、拓宽家庭医生服务覆盖范围、完善老年照护需求和空间、增加硬件资源的保障力度和提升服务质量等方面实现优化，并结合自身具体情况，从多个层面形成了符合本地区特色的医养结合政策体系和实践治理逻辑。其对于智慧养老服务保持积极态度，通过建立信息化健康档案和医养结合服务数据库，努力实现服务的精准匹配，实现"养老-医疗"服务资源的整合与发展。

3. 全民健身

国家体育总局在《全民健身促健康，全民健康促小康》中指出，全民健身是全体人民增强体魄、健康生活的基础和保障，其在提高人民群众身体素质和健康水平、促进人的全面发展、丰富人民群众精神文化生活等方面都有着不可替代的作用，为全面建成小康社会提供了重要保障。2008年北京奥运会的胜利召开掀起了全民健身活动的高潮，人们对健身活动的参与意识极大加强，与此同时，广场舞以独特的健身方式和广泛的群众基础脱颖而出，迅速发展为群众健身锻炼的主要途径之一。研究表明，广场舞对女性身体或心理都有显著的积极促进作用。

2012年国务院印发的《国家基本公共服务体系"十二五"规划》明确群众体育公共体育服务范围内容为公共体育设施建设、场馆开放与管理制度、全民健身计划实施、健全全民健身组织服务体系、扶持社区与青少年体育俱乐部建设、壮大社会体育指导员队伍与开展全民健身志愿服务、推广广播操工间操等全民健身方法、群众性体育活动开展、建立国家省市三级健身指导站指导科学健身、国家体育锻炼标准落实、学生体质监测、残疾人体质测定。实践上，我国公共体育服务正处在由政府一元治理的"举国体制"向参与协同治理转型时期，非政府主体正自下而上地生长，并逐步分化为政府、市场、社会组织、居民体育自治组织（社区）和个人等混合治理主体，混合治理主体的生长也为转型期的中国公共体育服务提供了参与协同治理的社会环境。

国家政策的支持对全民健身的发展起着重要的推动作用。2014年，国务院印发的《关于加快发展体育产业 促进体育消费的若干意见》首次提出将全民健身上升为国家战略。2015年党的十八届五中全会《中共中央关于制定国民经济和社会发展第十三个五年规划的建议》，首次提出健康中国战略，特别提出要"发展体育事业，推广全民健身，增强人民体质"。2021年，《国务院关于印发全民健身计划（2021—2025年）的通知》要求县级以上地方人民政府应将全民健身事业纳入本级经济社会发展规划，制订出台本地区全民健身实施计划，完善多元投入机制，鼓励社会力量参与全民健身公共服务体系建设，引导全民健身治理组织架构、场景应用、治理方式等全面推进。

（二）国外的中老年健康治理实践和经验

1. 日本的长期护理保险

长期护理保险（Long Term Care Insurance，LTCI）制度的实施经历了长达十年的过程，该过程始于"促进老年人健康和福利十年战略"的引入，被非正式地称为"黄金计划"，将照顾体弱老人的问题列入公共议程，并向地方政府提供赠款，以根据既定目标大幅增加长期护理提供者的供应。日本的 LTCI 系统于 2000 年实施，目的是在提供大多数正式护理的医院环境之外提供长期护理服务。服务分为两类：长期护理福利和预防福利（2006 年增加，起次要作用）。长期护理福利包括广泛的家庭和机构福利，包括家政、个人护理、护士访问和康复。该系统还涵盖了租赁和购买专门批准的辅助设备的成本，这些辅助设备可帮助受益人进行日常活动。

以社区为基础的综合护理是一种将医疗和长期护理与类似于世界其他综合护理系统的方法相结合的护理系统，其代理人包括使用者（老年人）、护理人员（家庭或其他）、社区居民、直辖市、县和市政府、国家、长期护理提供者、私营企业、非营利组织、社区协会。日本的政策制定者决定，应该在这些层面上建立一个发挥主导作用的实体，表明三个层次（系统、组织和临床整合）中任何一个层面的整合不足都可能阻碍整个整合过程。

该系统的三个主要专题分别为：一是涉及在家中提供的医疗服务，有责任积极促进与每个社区内医疗领域（初级和次级保健）的互动。二是支持提供长期护理服务的系统和增加住宿护理院。每个地方政府应具体说明自己的战略，以建立一个综合支助系统以确保执行长期护理计划以及其他有关医疗服务和住房的计划。此外，保险公司应与以社区为基础的综合护理中心、非正规部门和非营利组织合作制定这一战略。三是涉及预防保健和日常生活支助服务计划，这两项计划将社区居民作为志愿人员，在社区综合护理中心和保健中心工作的保健护士的监督下工作。

以社区为基础的综合护理中心在社区护理中发挥着重要作用。自 2006 年以来，利用长期护理保险制度和税收提供的资金，市政当局逐步在每个地区建立了一定数量的综合护理中心，这些中心为社区老年人群提供各种预防性护理服务，满足居民不同的护理需求。

第五节　全生命周期健康治理与卫生健康系统变革

全生命周期健康的理念不仅应用在不同生命阶段的健康问题治理中，也已经开始应用在不同国家的健康治理和卫生健康体系变革中。《"健康中国 2030"规划纲要》是中国卫生健康系统变革和新时代健康治理的指引。该规划除了在战略思想和目标部分，还在三处提及了"全生命周期"相关的具体目标或措施。首先，在公共卫生服务部分，强调"到 2030 年，实现全人群、全生命周期的慢性病健康管理"

的目标。然后，在维护残疾人健康部分，强调"开展全人群、全生命周期残疾预防，有效控制残疾的发生和发展"。最后，在建设健康信息化服务体系部分，提出"持续推进覆盖全生命周期的预防、治疗、康复和自主健康管理一体化的国民健康信息服务"。这些建设目标和措施都在推进全生命周期健康理念下的整体卫生系统变革和整合健康服务体系中构建。为了落实健康中国战略出台的《健康中国行动（2019—2030年）》强调健康治理，要从干预健康影响因素、维护全生命周期健康和防控重大疾病等三方面入手，从个人、社会、政府三方面展开，涉及个人、家庭、社区、学校、企事业单位、医疗卫生机构、政府等各个主体，是实施健康中国战略的"路线图"和"施工图"，努力使群众不生病、少生病，切实提高人民健康水平。

美国学者设想了基于生命周期健康发展框架下的新一代卫生系统的特征：健康将被定义为培养实现目标、满足需求、强化储备的可行能力，卫生系统追求的目标是优化整体健康而不是伤残或单纯增加寿命，卫生系统从传统的医疗服务或保健护理机构为主转变为社区问责的卫生发展系统（community accountable health development system）。因为健康不只是由医疗或护理服务机构决定的，个人和社区将成为健康和卫生系统的共同设计者，与卫生保健提供方一起优化人群健康和福祉。美国洛杉矶市中心附近在2013年左右试点的木兰社区倡议（Magnolia Community Initiative），是与社区合作下卫生健康系统变革的典型案例。它致力于通过改善社区内儿童及其家庭的条件和长期健康轨迹来优化人口健康结果。该倡议是由来自不同服务部门的70个组织组成的自愿网络，其中包括县级机构、公立学区、以患者为中心的医疗之家、开端计划（Head Start Program）早期教育公共服务以及其他社会和经济支持计划与合作居民。它将人口健康视为复杂社区系统的共同责任。网络合作伙伴努力将他们的资源整合到一个连续性的健康支持计划中，他们利用对健康决定因素（以及差异的根本原因）的共同理解，作为一个单一系统来创造影响整个生命历程中福祉的条件和行为。合作伙伴旨在通过合作来动态协调他们提供的卫生和相关服务和支持保障，而非通过建立单一的正式组织结构来自上而下地推动变革。他们会通过协作学习来改进跨组织的患者沟通和转诊，通过跨部门学习活动来积累有关全生命周期健康的理论和实践知识并建立共识，通过定期共享社区数据和信息来鼓励系统思考、显示实时每月实施进度、促进对结果的共同责任，并让合作伙伴经历共同的变化过程而不掉队，让家庭和居民对工作进度充分知情，通过为合作伙伴提供装备促进持续性创新和改进。经过这种治理方式和过程，这个很复杂的社区系统在当地能够运行并促进集体行动，推进了社区健康系统的整合和实现了改善人群健康水平的

217

目标。

2016 年，新加坡卫生部提出了三个基本转变来指导医疗保健系统的长期转型。这些转变被概括为所谓的三个超越——即超越医疗保健到全民健康，超越医院到社区，超越质量到价值。这些转变的背后的驱动力对未来医疗保健系统（health-care system）理解的变化，他们认为有效应对该系统的压力不应该从仅传统的健康理念去考虑，更应该从根本上去回应个人在全生命周期（或历程）中更为广泛的健康和与健康相关的社会需求。

随着对全生命周期健康治理研究和理解的深入，相信未来将在更多国家和地区的卫生健康系统变革中看到全生命周期健康概念和框架在健康治理中的应用。

本章案例——澳大利亚老年人运动公园项目

澳大利亚老年人运动公园项目，又称 ENJOY（exercise intervention outdoor project in the community for older people）项目，是澳大利亚在 2018—2020 年开展的一个提高老年人参与体育活动的积极性和健康水平的社区户外运动干预项目。通过建造运动公园，为老年人提供一个具有包容性、无障碍、有趣和独特的运动环境，支持老年人参加诸如平衡、行动能力、身体功能等的户外运动训练，以促进老年人的身心健康。

一、背景

世界人口正在迅速老龄化，65 岁以上人口的数量将在未来 40 年翻一番，达到总人口的 25% 左右。老年通常以出现影响健康和福祉的复杂健康问题为特征，保持足够的身体活动水平可以降低老年人出现健康问题的风险。世界卫生组织（WHO）发布的《2020 年运动和久坐行为指南》建议老年人每周至少进行 150~300 分钟的中等强度有氧运动，作为每周运动的一部分，老年人每周应至少 3 天做的是多种类型的体育活动，重点放在功能平衡、中等或更大强度的力量训练上，以增强功能状态、防止跌倒。然而，尽管有强有力的证据表明锻炼对老年人的健康有好处，许多老年人仍然没有进行足够的体育活动。一方面是老年人自身的健康问题限制了他们的功能性活动和行动能力，另一方面是公共场所的户外运动基础设施很少是为满足老年人需求而设计的。例如，在适合老年人的户外空间和相关体育活动设备的设计时需要仔细考虑：用于支撑的扶手（如果需要），平台高度（与标准台阶/楼梯高度相似或更低），以及针对平衡（不稳定/不平坦的表面）、机动性和日常功能运动（如楼梯、从坐到站、活动范围）的设备站的添加。

澳大利亚同样面临严峻的人口老龄化问题，根据澳大利亚统计局（Australian Bureau of Statistics，ABS）数据，2021年澳大利亚65岁及以上人口约为424.7万人，占总人口的比重为16.5%，预计到2057年，将有880万老年人（占总人口的22%）。在体育活动的参与方面，年龄大于65岁的澳大利亚人中，仅有25%符合身体活动指南发布的标准，低水平的身体活动明显导致澳大利亚老年人的身心健康状况不佳。

为顺应"健康老龄化"发展，提高老年人的健康水平，澳大利亚地方政府决定实施ENJOY项目，旨在满足老年人在社区中进行身体活动的需求，以及为老年人打造老年人友好型户外空间。其首要目标是：推广创新型户外运动器材，为老年人提供活动机会，使当地市政委员会和老年人组织能够利用老年人运动公园独立地接受和提供体育活动项目。更重要的是，在公共场所及老年人护理和独立生活的设施内安装专门设备，促进更广泛社区的老年人更多地使用。

二、第一阶段：实施过程

老年人运动公园（seniors exercise park）是一种专门为老年人设计的多代户外游乐场设备用于改善力量、平衡、关节运动以及整体移动性和功能。它包括多个针对特定功能或运动（上肢和下肢）的设备站，如肩部运动范围，静态和动态平衡（不稳定的表面），上下楼梯行走的功能运动以及坐立。高级运动公园符合澳大利亚游乐场设备国家标准，并已根据澳大利亚法规通过安全评估和测试。地板表面是防滑橡胶（软落物），适用于任何游乐场设备。软落体设计用于吸收跌倒的冲击力，防止在操场环境中受伤。它由双层结构组成，耐磨层是可见的顶部表面，下层是由再生橡胶制成的减震层。一些可行性研究证明，该运动公园对老年人使用是安全的。

（一）建设

ENJOY项目的运动公园设备首先安装在两个公共场所和一个老年人退休护理设施中：墨尔本汤姆斯敦的巴里路公园（隶属于惠特尔西市议会）、墨尔本霍珀斯十字路口的中央公园社区中心（隶属于温德姆市议会）和墨尔本圣赫勒拿的利斯公园（维多利亚旧殖民者协会）。

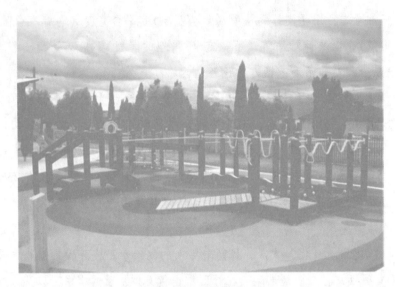

图7-2 墨尔本汤姆斯敦的老年人运动公园

资料来源：LEVINGER P，DUNN J，PANISSET M，et al. Challenges and lessons learnt from the ENJOY project：recommendations for future collaborative research implementation framework with local governments for improving the environment to promote physical activity for older people［J］. BMC public health，21（1）：1192.

老年人运动公园的主要参与者包括地方政府委员会的积极老龄和残疾小组、社区发展小组，以及医疗保健和休闲中心的提供者，不同部门在老年人运动公园计划中发挥了不同的作用。提升或发展户外康乐区通常由社区基建小组负责，主要负责场地的实际设计、公园内的位置、建筑和相关基础设施的要求以及户外设备的选择和分配。年龄和残疾、积极老龄组、体育和娱乐组或同等级别的团队负责为老年人提供服务，包括体育活动项目。通过培训相关保健专业人员（如运动生理学家、物理治疗师、合格运动指导员等），以及对理事会内部工作人员提供持续支持和培训来更好地推动这一项目实施。

在建设和管理维护过程中，仅依靠地方政府负责经常性支出可能存在问题。虽然会有一次性捐款或资金用于资本支出，但用于将设备和周围环境维持在较高水平的经常性支出较难满足。然而值得注意的是，议会对老年人运动公园的长期支出承诺，与他们目前对儿童游乐场和其他议会基础设施的资金没有区别。**ENJOY** 项目采用的方法是与已经获得场地翻新（基本工程）资金的地方政府合作，这样地方政府就有了合理的规划和预算。

（二）使用

参与者计划在公园中从事9个月的体育活动，其中包括持续3个月由合格的运动教练（经资格认可的运动生理学家或物理治疗师）提供的监督锻炼计划和6个月的维护阶段。

这项为期 12 周的监督锻炼计划每周两次，一次时长为 60~75 分钟。每次训练包括 5~7 分钟的热身训练，然后在设备站进行 45~75 分钟的训练，最后进行 5~7 分钟的冷却练习。锻炼课程每次将包含 3~4 名参与者，运动难度的初始水平根据参与者的能力量身定制，并以安全为首要考虑。训练项目的调整（增加强度和难度）将视乎个别参加者的进度而定。每 1~2 周将逐步向参与者介绍额外的练习。指导人员将根据临床判断确定运动进展的时间，包括考虑明显的疲劳水平和运动困难程度。参与者还将被问及该练习对他们来说有多难，以及他们在练习时的感觉，这将进一步帮助工作人员根据其个人情况循序渐进地调整练习。

在 6 个月的维护阶段，参与者可以选择是否继续使用老年人运动公园，要么在自己喜欢的时间锻炼（独立的、没有监督的进入和使用运动公园），要么在监督的时间锻炼（在有监督的情况下每周两次在运动公园锻炼，但无正式或有组织的团体活动）。为了增加社交互动和乐趣，组织者还会在运动后安排早、下午茶。

（三）实施过程中的一些挑战和经验

该项目是由澳大利亚政府指导，同时需要社区的大力支持，从而去协调和平衡相关合作机构之间的利益关系，以此达到各主体之间的和谐配合。所以，针对实施过程中各个主体所面临的一些具体挑战，相关研究给出了一些具体经验可供借鉴。表 7-1 总结了澳大利亚老年人运动公园项目的挑战、经验教训和建议。

表 7-1　澳大利亚老年人运动公园项目的挑战、经验教训和建议

相关机构	挑战	经验教训和建议
地方政府内部合作、供应商特征	地方政府结构和沟通；地方政府内部有时相互孤立，在老年人运动公园振兴计划的过程中缺乏相互沟通	①了解理事会内部的结构，并确定在初步规划阶段（基建及积极老化）的相关队伍、部门；②及早确定哪个部门将负责现场管理
	合作协议	建议签订正式协议，以确定双方的承诺和期望
	游乐场遮阳篷政策；通常缺乏资金和政策会阻碍安全遮阳罩的安装	教育和倡导委员会员工采用、更新遮阳政策，确保城市规划者将遮阳纳入户外场地设计
	时间灵活性和预算限制；研究进行时间和现场建设工作之间缺乏一致性	①在进行预先规划的同时，应考虑到地方政府要求的冗长的内部程序；②采用灵活的方法进行研究设计，以实现实际执行

表7-1(续)

相关机构	挑战	经验教训和建议
社区方面	专业户外设备安全使用的优先区域，设备可能被其他年龄段的人使用，这可能会对老年人造成冲突和安全风险	需要在现场设置优先标识和工作人员应具备清晰沟通能力，以提高所有年龄段的公众安全使用的意识
	社区参与和老年人参与	在整个研究项目中，鼓励老年人的参与和最终用户的参与
	针对老年人的推广和沟通策略网络平台可能不适合老年人使用	建议确定与老年人相关的战略，以便更好地覆盖社区

该项目是地方政府和社区参与合作的良好案例，体现了治理的主体多元化，很多方面也可用于指导与地方政府和其他利益相关者组织的合作研究工作，这些包括有效的沟通、正式的书面协议、明确的共同目标、灵活的时间表以及围绕长期管理和维护承诺的计划。同时，描述的项目实施的概念框架，具有普遍适用性，针对该项目提出的挑战和建议也可发挥指导意义。

三、第二阶段：项目扩展

ENJOY 项目取得的成果表明，老年人运动公园在改善老年人的身体功能和福祉方面是有效的，可以成为促进老年人体育活动的重要公共卫生基础设施投资。另外，与地方政府和社区结成伙伴关系，可以通过体育活动在促进社区健康方面发挥重要作用。如果能够更广泛地实施这一举措，在社区中纳入更多专门设备，从而进一步促进地方政府的参与，可能会带来更大的公共卫生效益。此外，有效的沟通、战略规划以及社区和老年人参与方法对成功实施也很重要。

ENJOY 健康地图（ENJOY map for health）建立在之前的工作和教训之上，是 ENJOY 项目的扩展，为了更好地改善建筑环境，促进老年人的体育活动。ENJOY 健康地图旨在评估老年人健身公园设施和相关能力建设活动对老年人公园游览、公园体育活动和社区体育活动项目实施的影响，在澳大利亚维多利亚州的六个市，通过推广和社区能力建设活动，将安装专门的老年人运动公园设备。该项目在六个参与场址各分四个阶段，预计分三个区块实施，每个区块交错开始两个场址。每个区块将涉及创建和激活两个老年人友好站点（两个城市）。每个理事会将经历四个阶段：网站建设和开发、推广和营销、能力建设和培训、评估和可持续发展。项目在每个地点约用 18 个月，评估场地翻新和设备安装对公园参观、体育活动参与和老年人参与的影响。这其中将包括对公园用户的直接观察，对公园用户的现场拦截调查，在线访问监测平台（使用在线应用程序"ENJOY-ME-APP"），以及审查参与伙伴和或各自的当地健康、休闲提供者提供的体育活动计划。

每个阶段的具体任务包括：

（一）第一阶段（3~6个月）：场地建设和发展

场地位置的选择，选择一个合适的、安全的、老年人友好的场地，设计一个老年人友好的户外空间，安装老年人运动设备。

（二）第二阶段（3~6个月）：推广和营销

通过正式发布、社区活动（老年人周、健康博览会、开放日等）、使用各种平台（社交、数字媒体）、媒体发布等，增强社区参与和了解新网站。

（三）第三阶段（3~6个月）：能力建设和培训

为专职卫生专业人员、议会工作人员、社区团体举办培训班；为高级领导设计培训模块；通过在线平台（ENJOY-ME-APP）设计和提供资源。

（四）第四阶段（3~6个月）：评价和可持续性

评估项目的数量和类型，以及使用老年人运动公园锻炼的老年人数量；观察和记录公园和运动设备的使用情况。

在线应用程序"ENJOY-ME-APP"是一个创新的电子监测跟踪平台，用来监测老年人运动公园每个站点的游客使用和访问情况。该在线平台包括一个包含具体锻炼指导、视频和安全提示的在线应用程序。二维码将被放置在每个站点的教学标牌和运动器材上，参观者可以用手机扫描二维码，通过一个安全的云平台注册。从移动设备上扫描二维码将引导用户到一个地址（类似于从移动设备访问网站），参观者将能够访问网站，浏览相关视频和信息。电子监测跟踪平台将监测总体使用情况，收集使用频率、日期和时间等信息。电子监护跟踪平台的设计和测试将在项目的头3~6个月进行。体育活动项目的审查和审核、有关项目的类型和数量的信息将由委员会（积极老龄小组或同等人员提供）提供给研究小组。参与合作伙伴或各自的当地健康、休闲提供者可能会提供不同的方案模式，这些信息将在每个站点15至18个月的最后阶段收集。

该项目将涉及6个议会，5个在墨尔本市区，1个在维多利亚地区，包括：诺克斯市议会、班尤勒市议会、弗兰克斯顿市议会、博隆达拉市议会、贝塞德市议会、巴拉瑞特市议会（维多利亚地区）。该项目的设计旨在分阶段实施（在三个街区，每个街区两个议会），每个议会根据议会的地盘升级计划，在特定时间内提名进行地盘翻新。每个参与委员会将在以下街区分配中安装老年人运动公园，作为公园场地升级（翻新）的一部分：第一街区——班尤勒市议会（艾芬豪公园，艾芬豪）和巴拉瑞特市（普莱森特山保护区，普莱森特山）。第二街区——贝塞德市议会（汉普顿托马斯圣保留地）和诺克斯市议会（诺克斯菲尔德卡灵顿公园）。第三街区——博隆达拉市（维多利亚公园，基尤）和弗兰克斯顿市议会（威汉姆公园，弗兰克斯顿）。一些地点除了安装老年人运动公园和其他设施（如喷泉和遮阳区），还计划进行儿童游戏空间的升级。因此，各个场地的大小、周边区域和设施以及额外的娱乐设备，可能会有差异。

四、问题与思考

1. 结合案例，针对 ENJOY 项目实施中遇到的问题与挑战，请思考它该如何解决这些问题。

2. 结合案例，老年人运动公园的建造实施是如何体现老年人健康治理的？

参考文献

[1] 陈坤，李士雪. 健康老龄化的理念演变与实现路径 [J]. 理论学刊，2017 (3)：87-92.

[2] 陈伟，李增宁，陈裕明. 中国中老年健康状况蓝皮书 [M]. 北京：中国劳动社会保障出版社，2017.

[3] 丁建定，陈静. 中美儿童公共医疗保险体系比较研究 [J]. 社会保障研究（北京），2016，23 (1)：127-137.

[4] 杜建军，罗琳. 青少年锻炼行为促进模型建构与干预策略研究 [J]. 武汉体育学院学报，2017，51 (3)：61-69.

[5] 封铁英，南妍. 医养结合养老模式实践逻辑与路径再选择：基于全国养老服务业典型案例的分析 [J]. 公共管理学报，2020，17 (3)：113-125，173.

[6] 高鹏，杨翠迎. 上海市医养结合的政策过程与实践：基于"过程-工具"的分析 [J]. 社会保障研究，2021 (6)：23-34.

[7] 衡永乐，沈嵘，杜宣宁. 妇幼健康领域专科联盟建设的实践与体会 [J]. 中国医院管理，2018，38 (12)：95-96.

[8] 胡祖斌. 妇幼保健院集团化建设的思考 [J]. 中国妇幼保健，2012，27 (1)：10-12.

[9] 李光辉，黄醒华. 生殖健康与母亲安全 [J]. 中国实用妇科与产科杂志，

2003（1）：6-9.

[10] 李海舰，李文杰，李然. 中国未来养老模式研究：基于时间银行的拓展路径 [J]. 管理世界，2020，36（3）：76-90.

[11] 浦雪，耿书培，柴培培，等. 儿童健康保险政策的国际经验及启示 [J]. 卫生经济研究，2018（1）：43-46.

[12] 钱军程，陈育德，饶克勤，等. 中国老年人口失能流行趋势的分析与建议 [J]. 中国卫生统计，2012，29（1）：6-9.

[13] 沈晓，庞可歆，孙弋涵. 专科医院联盟建设研究：以深圳市妇幼保健机构健联体为例 [J]. 卫生经济研究，2022，39（3）：60-63.

[14] 宋新明. 生命周期健康：健康中国建设的战略思想 [J]. 人口与发展，2018，24（1）：3-6.

[15] 唐刚，彭英. 多元主体参与公共体育服务治理的协同机制研究 [J]. 体育科学，2016，36（3）：10-24.

[16] 王焕，魏培晔. 时间银行能否带来可持续志愿参与？：基于一项混合研究 [J]. 中国行政管理，2021（10）：115-122.

[17] 王会儒，姚忆. "传统养生体育+医疗+养老" 的老年健康干预模式构建 [J]. 中国体育科技，2017，53（3）：8-13.

[18] 王丽敏，陈志华，张梅，等. 中国老年人群慢性病患病状况和疾病负担研究 [J]. 中华流行病学杂志，2019，40（3）：277-283.

[19] 王名，蔡志鸿，王春婷. 社会共治：多元主体共同治理的实践探索与制度创新 [J]. 中国行政管理，2014，（12）：16-19.

[20] 赵富学，吕钶，李林. 澳大利亚青少年身体素养促进的问题聚焦与治理实践研究 [J]. 成都体育学院学报，2021，47（5）：24-30

[21] 赵君，丁雪，陈永超，等. 县域医共体背景下浙江省县级妇幼保健机构发展比较分析 [J]. 中国卫生政策研究，2022，15（2）：71-77.

[22] 赵霞，孙宏艳，张旭东，等. 《中长期青年发展规划（2016—2025 年）》实施以来我国青年健康政策与工作进展分析 [J]. 中国青年研究，2020（12）：38-47.

[23] 郑晓瑛，陈功. 中国青少年生殖健康可及性调查基础数据报告 [J]. 人口与发展，2010，16（3）：2-16.

[24] ARNETT J J. Emerging adulthood：A theory of development from the late teens through the twenties [J]. American psychologist，2000，55（5）：469.

225

［25］BLACK M M, WALKER S P, FERNALD L C H, et al. Early childhood development coming of age: Science through the life course ［J］. Lancet, 2017, 389 (10064): 77-90.

［26］BLACK R E, LEVIN C, WALKER N, et al. Reproductive, maternal, newborn, and child health: Key messages from Disease Control Priorities 3rd Edition ［J］. Lancet, 2016, 388 (10061): 2811-2824.

［27］BLUM R W, BASTOS F I, KABIRU C W, et al. Adolescent health in the 21st century ［J］. Lancet, 2012, 379 (9826): 1567-1568.

［28］BRINKERHOFF D W, BRINKERHOFF J M. Public-private partnerships: Perspectives on purposes, publicness, and good governance ［J］. Public administration and development, 2011, 31 (1): 2-14.

［29］CAMPBELL J C, IKEGAMI N. Long-Term Care Insurance Comes to Japan: A major departure for Japan, this new program aims to be a comprehensive solution to the problem of caring for frail older people ［J］. Health affairs, 2000, 19 (3): 26-39.

［30］CAMPISI J, KAPAHI P, LITHGOW G J, et al. From discoveries in ageing research to therapeutics for healthy ageing ［J］. Nature, 2019, 571 (7764): 183-192.

［31］CARLSON D L, LENNOX K B, LYNCH J L, et al. The affordable care act, dependent health insurance coverage, and young adults' health ［J］. Sociological inquiry, 2014, 84 (2): 191-209.

［32］CHANDRA-MOULI V, FERGUSON B J, PLESONS M, et al. The political, research, programmatic, and social responses to adolescent sexual and reproductive health and rights in the 25 years since the International Conference on Population and Development ［J］. Journal of adolescent health, 2019, 65 (6): S16-S40.

［33］DOHERTY T, TRAN N, SANDERS D, et al. Role of district health management teams in child health strategies ［J］. BMJ, 2018, 362: k2823.

［34］FANG E F, XIE C, SCHENKEL J A, et al. A research agenda for ageing in China in the 21st century (2nd edition): focusing on basic and translational research, long-term care, policy and social networks ［J］. Ageing research reviews, 2020, 64: 101174.

［35］FORREST C B, RILEY A W. Childhood origins of adult health: a basis for life-course health policy ［J］. Health affairs, 2004, 23 (5): 155-164.

［36］GEORGE A, JACOBS T, VED R, et al. Adolescent health in the Sustainable Development Goal era: Are we aligned for multisectoral action? ［J］. BMJ global health,

2021, 6（3）：e004448.

[37] HALFON N, HOCHSTEIN M. Life course health development：an integrated framework for developing health, policy, and research [J]. Milbank quarterly, 2002, 80 （3）：433-479.

[38] HALFON N, LARSON K, LU M, et al. Lifecourse health development：past, present and future [J]. Maternal and child health journal, 2014, 18（2）：344-365.

[39] HALFON N, LONG P, CHANG D I, et al. Applying a 3.0 transformation framework to guide large-scale health system reform [J]. Health affairs, 2014, 33（11）：2003-2011.

[40] INCHLEY J, CURRIE D, YOUNG T, et al. Growing up unequal：gender and socio- economic differences in young people's health and well-being. Health behaviour in School-aged Children（HBSC）study：international report from the 2013/2014 survey [M]. Copenhagen：WHO Regional Office for Europe, 2016.

[41] LANGFORD R, BONELL C, KOMRO K, et al. The health promoting schools framework：known unknowns and an agenda for future research [J]. Health education & behavior, 2017, 44（3）：463-475.

[42] MEHTA K M, IRANI L, CHAUDHURI I, et al. Health layering of self-help groups：impacts on reproductive, maternal, newborn and child health and nutrition in Bi-har, India [J]. Journal of global health, 2020, 10（2）：021007.

[43] MGOLO MWALE P, MSISKA T, CHINKHOTA K, et al. From effectiveness to sustainability：understanding the impact of CARE's Community Score Card? Social account-ability approach in Ntcheu, Malawi [J]. Health policy and planning, 2021, 36（1）：i59-i68.

[44] MIKKELSEN B, WILLIAMS J, RAKOVAC I, et al. Life course approach to prevention and control of non-communicable diseases [J]. BMJ, 2019（364）：l257.

[45] NELSON L J. The theory of emerging adulthood 20 years later：a look at where it has taken us, what we know now, and where we need to go [J]. Emerging adulthood, 2021, 9（3）：179-188.

[46] PATTON G C, OLSSON C A, SKIRBEKK V, et al. Adolescence and the next generation [J]. Nature, 2018, 554（7693）：458-466.

[47] PATTON G C, SAWYER S M, ROSS D A, et al. From advocacy to action in global adolescent health [J]. Journal of adolescent health, 2016, 59（4）：375-377.

[48] PATTON G C, SAWYER S M, SANTELLI J S, et al. Our future: a Lancet commission on adolescent health and wellbeing [J]. Lancet, 2016, 387 (10036): 2423-2478.

[49] PENGILLEY A J, KELLY P M. Building the machine: the importance of governance in obesity policy [J]. Frontiers in public health, 2018 (6): 221.

[50] QIAO J, WANG Y, LI X, et al. A Lancet Commission on 70 years of women's reproductive, maternal, newborn, child, and adolescent health in China [J]. Lancet, 2021, 397 (10293): 2497-2536.

[51] ROMERO L, MENDOZA Z V, CROFT L, et al. The role of public-private partnerships to increase access to contraception in an emergency response setting: the Zika contraception access network program [J]. Journal of women's health, 2020, 29 (11): 1372-1380.

[52] SCHNEIDER H, GEORGE A, MUKINDA F, et al. District governance and improved maternal, neonatal and child health in South Africa: pathways of change [J]. Health systems and reform, 2020, 6 (1): e1669943.

[53] SHANKARDASS K, MUNTANER C, KOKKINEN L, et al. The implementation of Health in All Policies initiatives: a systems framework for government action [J]. Health research policy and systems, 2018, 16 (1): 26.

[54] STARRS A M, EZEH A C, BARKER G, et al. Accelerate progress-sexual and reproductive health and rights for all: report of the Guttmacher-Lancet Commission [J]. Lancet, 2018, 391 (10140): 2642-2692.

[55] STRONG K L, PEDERSEN J, JOHANSSON E W, et al. Patterns and trends in causes of child and adolescent mortality 2000-2016: setting the scene for child health redesign [J]. BMJ global health, 2021, 6 (3): e004760.

[56] TAN C C, LAM C S P, MATCHAR D B, et al. Singapore's health-care system: key features, challenges, and shifts [J]. Lancet, 2021, 398 (10305): 1091-1104.

[57] TREMBLAY M S, COSTAS-BRADSTREET C, BARNES J D, et al. Canada's physical literacy consensus statement: process and outcome [J]. BMC public health, 2018, 18 (2): 1034.

[58] TSUTSUI T. Implementation process and challenges for the community-based integrated care system in Japan [J]. International journal of integrated care, 2014, 14: None.

［59］YAO S S, CAO G Y, HAN L, et al. Prevalence and patterns of multimorbidity in a nationally representative sample of older Chinese：results from CHARLS ［J］. The journals of gerontology：series A, 2020, 75 （10）：1974-1980.

［60］ZHANG K, QI J, ZUO P, et al. The mortality trends of falls among the elderly adults in the mainland of China, 2013-2020：a population-based study through the National Disease Surveillance Points system ［J］. Lancet regional health - western pacific, 2022 （19）：100336.

常用术语中英文对照表

A

active ageing 积极老龄化

Activities of Daily Living，ADL 日常生活自理能力

Affordable Care Act，ACA 平价医疗法案

Agent Based Model，ABM 自主行为者建模

Alzheimer's Disease International，ADI 国际阿尔茨海默病组织

Average Treatment Effect，ATE 平均处理效应

B

between centrality 中间中心度

Basic Activities of Daily Living，BADL 基本日常生活活动能力

C

case study 案例研究

cellular senescence 细胞衰老

clustering 聚类

community accountable health development system 卫生发展系统

consistency 一致性

crisp set 清晰集

cross over point 交叉点

Centers for Medicare and Medicaid Service，CMS 美国医疗保险和医疗救助服务中心

Chronic Care Model，CCM 慢性病护理模式

Chronic Obstructive Pulmonary Disease，COPD 慢性阻塞性肺部疾病

Clinical Pathway，CNP 临床路径

Comprehensive Geriatric Assessment，CGA 老年综合评估

Community Score Card，CSC 社区积分卡

Coronavirus Disease 2019，COVID-19 新型冠状病毒感染

D

degree centrality 度数中心度

dementia 痴呆

ensemble learning 集成学习算法

Exponential Random Graph Model，ERGM 指数随机图模型

E

exercise intervention outdoor project in the community for older people 老年人运动公园项目

European Centre for Disease Prevention and Control，ECDC 欧洲疾病预防和控制中心

European Spatial Development Perspective，ESDP 欧洲空间发展视角

F

family lifecycle 家庭生命周期

frailty 衰弱

full membership 完全隶属

full nonmembership 完全不隶属

fuzzy set 模糊集

Federal Poverty Level，FPL 联邦贫困线

H

healthy ageing 健康老龄化

health-care system 医疗保健系统

health governance 健康治理

health promotion 健康促进运动

health trajectories 健康轨迹

health stewardship 健康管理职能

human resources 健康人力资本

Health in All Policies, HiAP 将健康融入所有政策

Health for All Policies, HfAP 让健康服务于所有政策

Healthy Public Policy, HPP 健康公共政策

Human Immunodeficiency Virus, HIV 人类免疫缺陷病毒

I

innovative care for chronic conditions, ICCC 慢性病创新护理

intrinsic capacity 内在（可行）能力

Instrumental Activities of Daily Living, IADL 工具性日常生活活动能力

International Classification of Functioning, disability and health, ICF 国际功能、伤残和健康分类

International Network for Social Network Analysis, INSNA 社会网络分析国际网络

L

life course 生命历程

life course health development 生命历程健康发展

life span 毕生

life stages 生命阶段

Lead Organization – Governed Networks, LO 领导组织

Long Term Care Insurance, LTCI 长期护理保险

M

maternal health 孕产妇健康

meta-analysis 元分析

meta-governance 元治理

medical Products 卫生产品与技术

Machine Learning, ML 机器学习

Magnolia Community Initiative 木兰社区倡议

Millennium Development Goals, MDGs 千年发展目标

Monitoring and Response Unit，MRU 监控和响应单元

Multiple Chronic Conditions，MCCs 多病共存

N

nodes 节点/行动者

nonlinear dynamical systems，NDS 非线性动态系统

National Health Service Survey，NHSS 国家卫生服务调查

Network Administration Organization，NAO 网络行政组织

NHS England 英国国家医疗服务体系

P

positional 位置的

Partnership for Maternal，Newborn and Child Health 孕产妇、新生儿和儿童健康伙伴关系平台

Q

qualitative comparative analysis，QCA 定性比较分析

R

reinforcement machine learning 强化机器学习

Randomized Controlled Trail，RCT 随机对照试验

Rural Development Council，RDC 农村发展委员会

S

seniors exercise park 老年人运动公园

semi-supervised machine learning 半监督机器学习

supervised machine learning 有监督机器学习

support vector machine 支持向量机算法

shared participant-governed networks 共享参与

syphilis 梅毒

Sexually Transmitted Diseases，STDs 性传播疾病

Self-Help Group，SHG 自主团体

Social Network Analysis，SNA 社会网络分析

State Children's Health Insurance Program，SCHIP 儿童健康保险计划

Sustainable Development Goals，SDGs 可持续发展目标

System Dynamics，SD 系统动力学

T

ties 联系

time bank 时间银行

the UN Youth Strategy 联合国青年战略

U

unsupervised machine learning 无监督机器学习

Universal Health Coverage，UHC 全民健康覆盖

W

whole-of-government 全政府治理

World Health Organization，WHO 世界卫生组织

World Health Survey，WHS 世界健康调查